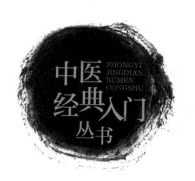

中医经典入门丛书

ZHONGYI
JINGDIAN
RUMEN
CONGSHU

金匮要略白话解

〔汉〕张仲景 原著

刘俊 符佳 蔺晓源 主编

U0129865

化学工业出版社

·北京·

内容简介

本书是对汉·张仲景所著《金匮要略》的白话文解释,编排上分为【原文】【白话解】【解析】,对一些难解字句进行了【注释】。本书尊重原著,并查阅了大量历代、近现代的文献资料,注释简明扼要,白话解通俗易懂,适合广大中医药初学者、爱好者学习,也可供中医药院校学生、中医药临床工作者参考。

图书在版编目(CIP)数据

金匮要略白话解/刘俊,符佳,蔺晓源主编 . —北京:化学工业出版社,2024.7

(中医经典入门丛书)

ISBN 978-7-122-45377-8

Ⅰ.①金… Ⅱ.①刘…②符…③蔺… Ⅲ.①《金匮要略方论》-研究 Ⅳ.①R222.39

中国国家版本馆 CIP 数据核字(2024)第 069583 号

责任编辑:邱飞婵　　　　　　文字编辑:李　平
责任校对:宋　夏　　　　　　装帧设计:关　飞

出版发行:化学工业出版社
　　　　　(北京市东城区青年湖南街 13 号　邮政编码 100011)
印　　装:河北延风印务有限公司
850mm×1168mm　1/32　印张 10¾　字数 290 千字
2024 年 6 月北京第 1 版第 1 次印刷

购书咨询:010-64518888　　　售后服务:010-64518899
网　　址:http://www.cip.com.cn
凡购买本书,如有缺损质量问题,本社销售中心负责调换。

定　　价:49.80 元　　　　　　版权所有　违者必究

编写人员名单

原　　著　　张仲景（汉）

主　　编　　刘　俊　　符　佳　　蔺晓源

副主编　　陈思思　　汪　甜　　文　静

编　　者　　刘　俊　　符　佳　　蔺晓源　　陈思思

　　　　　　汪　甜　　文　静　　宁状状　　周　姝

　　　　　　陈思清　　刘　琴　　韩运宗　　陈龙彪

　　　　　　魏星旭　　张海月　　罗　倩　　管　洁

前言

中医的生命力在于临床疗效，而提高临床疗效的捷径，就是继承前人宝贵的诊疗理论和丰富的临床经验。古今大凡著名医家，无一不是在熟读古籍、继承前人经验的基础上而成为一代大家的。从古到今，中医的书籍汗牛充栋，限于时间原因，不可能全面读到，只能选择性地读，如何在有限的时间阅读更多可靠、实用的书籍，成为现在中医初学者需要思考的问题。

每门专业都有相应的经典著作，中医更是如此，学习传统中医的捷径，就是从中医经典著作入手，目前公认的中医经典著作主要包括《伤寒论》《金匮要略》《黄帝内经·素问》《黄帝内经·灵枢》《温病条辨》。由于这些经典著作文辞深奥，阅读时有一定困难，往往会有"寻思旨趣，莫测其致"和"览之者造次难悟"之感。若没有扎实的文言文基础水平，学习这些经典则会有些吃力，特别是对于现代年轻中医初学者而言更是有些难度。因此，我们本着尊重原著的原则，查阅了大量历代、近现代的文献资料，用现代汉语风格对《金匮要略》进行了白话解，以便于中医初学者、中医爱好者学习参考。

本书编排上主要分为【原文】【白话解】【解析】，对一些难解字句进行了【注释】，内容丰富，深入浅出，实为中医经典初学者入门之阶梯，亦可作为中医院校学生和中医临床工作者的参考资料。

本书从整理到付梓，时间仓促，书中的不足之处，恳请读者批评指正。

编　者

2024 年 1 月

目录

黄疸病脉证并治第十五 / 162

惊悸吐衄下血胸满瘀血病脉证治第十六 / 174

呕吐哕下利病脉证治第十七 / 181

疮痈肠痈浸淫病脉证并治第十八 / 205

趺蹶手指臂肿转筋阴狐疝蛔虫病脉证治第十九 / 210

妇人妊娠病脉证并治第二十 / 215

妇人产后病脉证治第二十一 / 224

妇人杂病脉证并治第二十二 / 233

杂疗方第二十三 / 249

禽兽鱼虫禁忌并治第二十四 / 266

果实菜谷禁忌并治第二十五 / 297

参考文献 / 324

脏腑经络先后病脉证第

【原文】问曰：上工治未病，何也？师曰：夫治未病者，见肝之病，知肝传脾，当先实脾。四季脾王不受邪，即勿补之。中工不晓相传，见肝之病，不解实脾，惟治肝也。夫肝之病，补用酸，助用焦苦，益用甘味之药调之。酸入肝，焦苦入心，甘入脾。脾能伤肾，肾气微弱，则水不行；水不行，则心火气盛，则伤肺；肺被伤，则金气不行；金气不行，则肝气盛，则肝自愈。此治肝补脾之要妙也。肝虚则用此法，实则不在用之。经曰：虚虚实实，补不足，损有余。是其义也。余脏准此。

【注释】①上工：高明的医生。

②治未病：此指治未病的脏腑。包括未病先防、既病防变。

③实脾：调补脾脏之意。

④四季脾王：四季之末，即农历三、六、九、十二月之末的十八天，为脾土当令之时。此处可理解为一年四季脾气都健旺之意。王通"旺"。

⑤中工：一般的医生。

【白话解】问："上工治未病"是什么意思呢？老师回答说：所谓治未病指治病要有预见性，如见到肝的病证就要考虑到肝病易于传变到脾，因此，在病变未传到脾时，即采取实脾的方法，防止肝病的传变侵犯。但是一年四季之末的十八天为脾土当令之时，此时脾气较旺，自能阻止病邪，故一般不需要补脾。这些就是高明医生治病时的高明所在。一般的医生不懂得疾病的传变规律，遇见肝的病证不理解实脾的意义，只是单一地治肝。对肝病的病证，一般可采用酸味的药物补益，焦苦的药物协助，甘味的药物调和的治法。酸味药能入肝，焦苦药能入心，甘味药能入脾。脾病气血生化不足可殃及于肾，导致肾气虚弱，又肾虚不能主水，水不得所化而为水气，或水津不得所化而为阴虚；肾阴亏虚，不能上奉滋荣于心，可有心火亢盛；而心火亢盛，更因心肺同居上焦，心火阳热可波及于肺，肺气被损伤，肺伤则宣降失常；肺气肃降不及，可有肝气失制而亢盛。所以调补脾气，有利于促进肝病恢复向愈；这是治肝调脾的重要巧妙之处。肝虚的病证可用这种方法，但对肝实的病证这种方法就不适宜了。医经上说：虚证不要用泻法，误泻益虚；实证不要投补法，误补更实。应该用补法治疗正气不足的虚证，用泻法治疗邪气有余的实证，这才是正确的治法。肝病当按虚实分治，其余脏腑的病证均可仿此方法治疗。

【解析】本条举肝病为例论述了治未病的方法。未病有二者不同之别，有病色已形于外而病未作，治之于未然；有此脏已病，势必将传彼脏但尚未传，治法当据病之缓急，如此脏之病旦夕可愈，则急去此脏之邪而彼脏自安；若此脏之病非旦夕可愈，则于治此脏药中，加入安彼脏之药，以免彼脏因传变而受邪，即叶香岩《温热论》中所谓：务在先安未受邪之地，恐其陷入易易耳。师举肝病为例，以明治法。

见肝之病，肝为风木之脏，木病必传脾土，此时虽未传脾，当先实其脾土，土实则能拒木邪之传，如时在春三月、夏六月、秋九月、冬十二月为土所寄之旺时，土气自旺，不必用实脾之法。中工不知此种治法，唯治其肝则收效差。

治肝虚之证，用酸味之药以补其曲直之体；助用焦苦以入心，心为肝子，子能令母实，因子实而不盗母气，则肝自实；益者亦助也，用甘味以调养中气之脾，种种皆为维护肝脏。如酸以补肝而胜邪，助以焦苦，子能令母实，甘以补脾而制肾水，水不行则火自盛而克金，金气弱则肝不受刑，则肝病自愈。此为治肝补脾之要妙，但此为肝虚之治法，肝实则不在此治。余脏效仿于此。

虚者泻之而更虚，实者补之而更实。只能是补益其不足，伐损其有余。

【原文】夫人禀五常，因风气而生长，风气虽能生万物，亦能害万物，如水能浮舟，亦能覆舟。若五脏元真通畅，人即安和，客气邪风，中人多死。千般疢难，不越三条：一者，经络受邪，入脏腑，为内所因也；二者，四肢九窍，血脉相传，壅塞不通，为外皮肤所中也；三者，房室金刃，虫兽所伤，以此详之，病由都尽。若人能养慎，不令邪风干忤经络，适中经络，未流传腑脏，即医治之。四肢才觉重滞，即导引吐纳，针灸膏摩，勿令九窍闭塞。更能无犯王法，禽兽灾伤，房室勿令竭乏，服食节其冷热苦酸辛甘，不遗形体有衰，病则无由入其腠理。腠者，是三焦通会元真之处，为血气所注；理者，是皮肤脏腑之纹理也。

【注释】① 五常：五行。用指人类生存所需最基本的物质元素。

② 风气：此指自然界气候。

③ 元真通畅：此指元真之气充实，经络运行通畅。

④ 客气邪风：泛指外来致病因素。

⑤ 疢难：疾病。

⑥ 干忤：侵犯。

⑦ 导引吐纳：导引，指自我按摩，伸缩手足，活动肢体，以除劳去烦；吐纳，调整呼吸的一种养生方法。

⑧ 膏摩：用药膏摩擦外治的方法。

⑨ 王法：国家法令。"无犯王法"有劝诫免受刑法损伤身体之意。

⑩ 服食：专有名词，指服食丹药，系道家的养生之法。

【白话解】人在大自然中，受五行政合之常和气候的影响而生长。气候能帮助万物生长繁殖，也可以伤害毁灭万物，譬如水能载舟运行，也可以沉没舟船。根据这个道理，如果五脏的正气充实通畅，人就不会生病；否则，不正常的邪风伤客人体，就可造成死亡。疾病的种类虽然很多，总不出下面三类：第一，是经络受邪，传到脏腑，因而引起内部疾病；第二，是四肢九窍和血脉互相传变发生障碍，这是外部皮肤所引起的疾病；第三，是房事过度、创伤和毒禽兽咬伤所引起的疾病。从这个道理去推求，一切疾病原因都可穷尽。如果人能内养正气，外慎风邪，不使风邪侵袭经络，那就可以不生病；偶尔经络受邪，要趁它没有深入脏腑，就及时治疗。感觉四肢重着时，采用导引、吐纳、针灸、膏摩等方法去治疗，不使九窍阻塞不通。平日生活中应遵守国法和避免禽兽的伤害，房事不要过度，饮食冷热适宜，五味适合需要，不使身体遗留衰弱现象，照这样去做，疾病就没有机会侵犯腠理了。腠是三焦，正气相会的地方，又是血气灌溉的区域；理是皮肤和脏腑中间一条一条的纹理。

【解析】此条论述人与自然界有密切关系，强调预防疾病重于治疗，并在病因学方面最早提出了"三因学说"。但此条三因，与宋代陈无择，以六淫邪气所触为外因、五脏情志所感为内因不同。张仲景是以客气邪风为主，故不从内伤外感分内外，而以皮肤经络和脏腑分内外。至于不内外因，二家相同。现今临床上多从陈氏三因学说立论者多，张仲景之说可作参考。

自"夫人禀五常……中人多死"一段，主要说明人与自然界之关系。五常即五行风气，即寒、暑、湿、燥、火，泛指四时气候而言。人不能离开自然界而独立存在，人还时常受自然界四时气候的影响，所以说"人禀五常，因风气而生长"。但风之来，有和风与邪风之别。和风是万物生长的必要条件，邪风却能损害万物的生长。所以说"风气虽能生万物，亦能害万物"，并借"水能浮舟，亦能覆舟"的比喻来说明这个道理。如果五脏正气充盛，营卫通畅，气血运行正常，则人体能够适应自然界气候的异常变化而不受其影响；或虽感邪风，亦能抵御，故保持健康无病，而在正气虚弱，不能抵御外邪的情况下，则外邪乘虚侵袭人体，引起疾病，甚则导致死亡，故曰"客气邪风，中人多死"。

自"千般疢难……病由都尽"一段，总的指出疾病发生的原因可分三个方面：第一，是经络受邪，传到脏腑，以其病候在里，故称内因。第二，为邪在外部皮肤，属于四肢、九窍、血脉相互传变，壅塞不通等证，以其病候在表，故称外因。第三，为房劳过度、金刃创伤及虫兽咬伤等所引起的疾病，以其由于意外或人为所致，故称不内外因。

自"若人能养慎……是皮肤脏腑之纹理也"一段，除对三因的注释外，还指出了应当经常做些力所能及的体育锻炼和注意早期治疗，做到无病先防、既病防变。这反映了祖国医学很早就注意到预防和治疗相结合，并强调以预防为主。文中所说"不遗形体有衰，病则无由入其腠理"，即是此意。这也是《素问·上古天真论》所载"精神内守，病安从来"和《素问·评热病论》所载"邪之所凑，其气必虚"思想的具体发挥。

【原文】问曰：病人有气色见于面部，愿闻其说。师曰：鼻头色青，腹中痛，苦冷者死。鼻头色微黑者，有水气；色黄者，胸上有寒；色白者，亡血也。设微赤非时者死。其目正圆者，痉，不治。又色青为痛，色黑为劳，色赤为风，色黄者便难，色鲜明者有留饮。

【注释】① 见：通"现"，显露之意。

② 水气：指水液内停的病证。

③ 非时：非当令之时。

④ 留饮：痰饮病的一种，水饮留而不行谓之留饮。详见本书"痰饮咳嗽病脉证并治第十二"。

【白话解】问：病人的气色反映在面部，怎样根据病人的不同气色来辨别疾病呢？老师回答说：鼻为脾所主，青为肝之色，若鼻头色青说明肝木乘脾土，可出现腹痛。若在此基础上出现全身发冷，说明阳气衰败，主病情危重。黑为肾之色，若鼻头出现微黑色，这是肾阳虚衰，水液内停，上凌于脾。再看面色，黄为脾之色，面色发黄，多为脾阳虚弱，不能运化水湿，主胸上有寒饮。如果面色苍白，多为亡血、失血所致。若在夏季外的时令出现面色微赤如妆，多为虚阳外越，阴阳离决的征兆。若眼睛直视，转动不灵活，多属严重的痉病，较难治疗。总之，面色青为肝木失调，气血凝滞，多主痛证；面色黑多属肾亏，主虚劳病；面色红赤，主热极生风；面色黄为湿热郁蒸，多有小便不利；面部浮肿鲜明光亮的，为内有留饮。

【解析】此条举例说明面部和鼻部望诊在临床上的应用。一般来说，色青主痛，色黑主劳，色白主亡血，色赤主风热上壅，

脏腑经络先后病脉证第一

有较普遍的意义。文中所列举的望诊资料，有些至今对某些疾病预后的判断和治疗仍有重要的参考价值，值得重视。例如，"鼻头色青，腹中痛，苦冷者死"描述了病人腹中剧痛，伴有面部、鼻尖部青紫晦暗，四肢末梢冰冷等症，多为危急重症，此可见于某些急腹症伴有休克者。又如，"色白者，亡血也。设微赤非时者死"，一方面，提出了面色苍白甚或㿠白，可见于失血过多者，包括长期慢性的内出血，如溃疡病所引起的上消化道出血，亦可见于虚劳亡血，包括重度贫血和再生障碍性贫血；另一方面，病态的面色白而两颧嫩红，可见于重症肺结核病人，即所谓"结核面容"。凡此，皆属重危病症。"其目正圆者，痉，不治"描述了发热、头痛、颈项强急、角弓反张的痉病之人如见瞳孔散大，两目直视不能转动，则为危重难治之症，此可见于脑膜炎、脑炎及其他颅内疾患者。"色黑为劳"，论及某些颜面发黑的病人属虚劳，多为肾虚所致，这类病人可见于原发性慢性肾上腺皮质功能减退症（即艾迪生病）。临床上，对此类病人按肾虚论治，确有良好的疗效。

【原文】师曰：病人语声寂然，喜惊呼者，骨节间病；语声喑喑然不彻者，心膈间病；语声啾啾然细而长者，头中病。

【注释】① 寂然：形容安静无声。

② 喑喑然：喑，一作瘖，哑也。形容语声低微而不清。

③ 啾啾然：啾，虫、鸟细碎鸣声。形容语声细小而长。

【白话解】老师说：病人安静无声，有时忽然惊叫者，多属于关节疼痛一类的病证。假使病人语声低微而不清，则多为痰湿阻遏于心膈之间，影响气道通畅。假使病人语声细碎而长，多为头痛病证。

【解析】此条举例说明闻诊在临床上的应用。病人本安静无声，突然惊呼叫痛者，多为关节疼痛一类的病证。因素患关节疼痛，不能转动，动则痛剧，故病人喜安静；如偶一转动，疼痛加剧，故突然惊呼叫痛。心膈间病，多指结胸、胸痹一类的病证。因为气机滞塞，所以语声低微而不清。头中病，多指头中痛，头痛甚者，则说话不敢扬声高言，声高则震动头部，疼痛增剧，所以声音细小；但又因病在头中，胸膈间无病，气机通畅，故声音虽细小但却清长。

【原文】师曰：息摇肩者，心中坚；息引胸中上气者，咳；息张口短气者，肺痿唾沫。

【注释】① 息：呼吸。一呼一吸谓之一息。

② 摇肩：抬肩。

③ 上气：气机上逆。

④ 短气：呼吸短促而急，自觉气息不能接续。

⑤ 肺痿：病名。详见本书"肺痿肺痈咳嗽上气病脉证治第七"。

【白话解】老师说：病人呼吸时两肩耸动，这是心胸有痰浊壅阻，肺气不宣。病人呼吸时引动肺气上逆，则为咳嗽。病人张口呼吸，上气不接下气，这是肺痿病，常伴咳嗽、咳吐涎沫。

【解析】此条论述通过察呼吸、望形态的方法，以判断疾病。息摇肩者，指呼吸困难、两肩上耸的形态。呼吸困难，是由于肺气不宣，痰涎壅塞于胸中，所以说"心中坚"。心中，即指胸中；坚，即满实的意思。"息引胸中上气者，咳"是由于肺失肃降，气机上逆为咳，所谓"肺气上逆"者是也。"息张口短气者，肺痿唾沫"是因肺脏有热，热耗津液，以致肺之气阴两虚。唾沫，指咳吐痰涎，乃因肺热煎熬津液而成。

【原文】师曰：吸而微数，其病在中焦，实也，当下之即愈，虚者不治。在上焦者，其吸促；在下焦者，其吸远，此皆难治。呼吸动摇振振者，不治。

【注释】① 吸促：指吸气浅短而快急。

② 吸远：指吸气深长而困难。

③ 振振：患者呼吸困难、身体抖动的样子。

【白话解】老师说：病人吸气短促，这是病在中焦，若为浊邪内壅的实证，采用攻下法，邪去气顺就能病愈；假如这是属于元气不能内守的虚证，则无法救治。病在上焦心肺，则吸气短促困难；病在下焦肝肾，肾失摄纳，则吸气深长。这两种呼吸困难皆为脏气亏虚所致，故均较难治。若呼吸困难伴全身振振动摇者，为元气大亏，形气不能相保，病情危重，不易救治。

【解析】此条是从呼吸的形态来判断病位的上下和病情的预后。吸而微数，是指吸气稍快稍短的意思。其病在中焦胃，多由于中焦邪实，阻滞气机，致气不得降。下其实，使气机通畅则愈。若邪实正虚，须攻下实邪，但又体虚不任攻下，则为难治，故曰"虚者不治"。其吸促，乃指吸气短浅急促，其病在上焦肺，多因肺气大虚所致；其吸远，乃指呼吸困难，表现为吸气深长而用力，其病在下焦肾，多由肾不纳气、元阳衰竭所致。肺肾两脏虚极所致之呼吸困难，皆为难治。至于呼吸摇振振者，其病更重，为呼吸极度困难之状，无论病在上焦、中焦或下焦，均属难治。但在临床上，辨呼吸以诊病，尚应结合整个病情，注意分辨虚实寒热，不能拘泥于句下。

【原文】师曰：寸口脉动者，因其王时而动，假令肝王色青，四时各随其色。肝色青而反色白，非其时色脉，皆当病。

【注释】①寸口：亦名气口，又名脉口。本书脉法，一种是独取寸口法，分寸口、关上、尺中；一种是三部诊法，分寸口（手太阴肺经之桡动脉）、趺阳（足阳明胃经之冲阳穴）、少阴（足少阴肾经之太溪穴）。条文中凡寸口与关上、尺中并举的，则此寸口仅指两手寸脉；如单举寸口，或寸口与趺阳、少阴对举的，则此寸口包括两手的寸、关、尺三部（或仅指两寸口，应视内容而定）。本条的寸口，则包括两手寸、关、尺六部脉。

②王时：指一年四季中五脏所主的当令之时，此时色、脉有相应特征。如春为肝之令，色青，脉弦（规）；夏为心之令，色赤，脉洪（钩、矩）；秋为肺之令，色白，脉浮（毛、衡）；冬为肾之令，色黑，脉沉（石、权）；四季之末十八日为脾当令，色黄，脉缓。下文"非其时"与"王时"相对，即非其王时。

【白话解】老师说：正常人的脉象和气色，随着四时气候的变化而发生相应变化，以与自然界协调。例如，春时肝旺、脉弦、色青是为正常，假如此时色反白、脉反浮，是为非其时而有其色脉，即属病理现象。

【解析】本条论述切脉、望色与四时相结合的诊病方法。四时气候的变化可以影响人体的生理活动，结合时令望色切脉是中医诊断学的特点之一，这是天人相应整体观在诊断中的体现。诊病时当注意时令对人体面色、脉象等的影响，时、色、脉若不相应，当考虑可能为疾病之征。此外，还有其他影响色、脉的因素，如情绪、活动、饮食、环境、药物等，临床均当细审。

【原文】问曰：有未至而至，有至而不至，有至而不去，有至而太过，何谓也？师曰：冬至之后，甲子夜半少阳起。少阳之时阳始生，天得温和。以未得甲子，天因温和，此为未至而至也；以得甲子而天未温和，此为至而不至也；以得甲子而天大寒不解，此为至而不去也；以得甲子而天温如盛夏五六月时，此为至而太过也。

【注释】① 未至而至：第一个"至"指时令，第二个"至"指该时令的气候。

② 甲子：是用天干、地支相配，以纪年、月、日、时的方法。天干（甲、乙、丙、丁、戊、己、庚、辛、壬、癸）十个，地支（子、丑、寅、卯、辰、巳、午、未、申、酉、戌、亥）十二个，互相配合，始于甲子，终于癸亥，"六十"一轮回，因其始于"甲子"，故称之为甲子。此处指冬至之后的六十天。

③ 少阳：古人将一年分为三阴三阳六个时段，各六十天，自少阳始，至厥阴止。详见《难经·七难》。

【白话解】问："有未至而至，有至而不至，有至而不去，有至而太过"，这是指什么呢？老师回答说：冬至以后第一个甲子日夜半少阳开始，少阳当令之时，阳气开始生长，气候逐渐转暖。如果冬至后未到甲子日，气候早已变暖，叫做未至而至；如果冬至后已到甲子日，气候还未变暖，叫做至而不至；如果冬至后已到甲子日，气候仍旧大寒没解除，叫做至而不去；如果冬至后已到甲子日，气候变得像夏季五、六月那样热，叫做至而太过。

【解析】此条举例说明四时气候有正常与异常的情况。前之"至"谓时至，后之"至"谓气至。时有常数而不移，气无定刻而或迁，至日不一定皆值甲子，当以冬至后六十日花甲一周，当雨水之后为正。天气转为温和，是正常的气候。如在此时之前，天气已转温和，此为未至而至，是时令未至而气候已至；如已至雨水节，天气未转温和，此为至而不至，是时已至而气候不至；如此时天气不但未转温和，且严寒如冬，此为至而不去，即时令已至雨水节而寒冬之气候当去而不去；如已至雨水节后，天气竟如盛夏五、六月时一样炎热，此为气候至而太过。凡此皆为异常的气候。在此之时，无论正常或异常，必须注意调摄，及时适应，以防发病。

冬至后六十日，正是冬春之交，其余之交可以类推。春温、夏热、秋凉、冬寒，此为正常气候。但在春夏、夏秋、秋冬和冬春四个之交之际，由于气候变更，人体不能及时适应常易得病。在气候正常的情况下是如此，若气候异常则更是如此，尤其是夏秋之交和冬春之交，更要特别注意。从临床来看，很多传染性疾病，常易发生在夏秋之交和冬春之交，春夏之交和秋冬之交次之。当值此时，要充分注意，采取有效措施，预防这类疾病的发生，做到未病先防。

【原文】 师曰：病人脉浮者在前，其病在表；浮者在后，其病在里。腰痛背强不能行，必短气而极也。

【注释】 ① 前：指关前寸脉。

② 极：困惫。《史记·屈原贾生列传》："故劳苦倦极，未尝不呼天也。"余篇之"极"多解作此意。

【白话解】 老师说：病人的浮脉见于关前寸脉，主外感表证；若浮脉见于关后尺脉，多为肾虚气浮的里虚证，可见腰背疼痛、行走不利、上气不接下气、疲倦乏力等。

【解析】 此条举例说明同一脉象，由于出现的部位不同，主病也就不同。前指关前寸脉，寸脉属阳主表，脉浮在寸口，是邪在表，多为外感之病；后指关后尺脉，尺脉属阴主里，脉应沉。今反浮（与前主表之浮脉不同，前者为浮而有力；后者则为浮而无力），阴位见阳脉，知是阴不敛阳，浮阳外越，即知病从里发，多为内伤虚劳之病；又尺脉主骨，虚浮之脉见于两尺部，则知为肾虚。腰为肾之外府，肾主骨，司纳气，其脉贯脊。肾虚精髓不充，腰脊失养，故见腰痛、背强、两膝酸软而行走无力，甚则出现肾不纳气、呼吸短促的危证。

【原文】问曰：经云厥阳独行，何谓也？师曰：此为有阳无阴，故称厥阳。

【注释】厥阳：阳气上逆。厥，逆也。

【白话解】问：医经上说的厥阳独行是什么意思呢？老师回答说：凡属于阳气极度偏盛，阴液极度亏虚不能与之相互协调，则阳气亢而逆乱，这种病理状态称为厥阳独行。

【解析】本条论述厥阳的病机，提示阴阳失调是疾病发生的主要机制。在正常情况下，人体阴阳互相维系、协调，处于"阴平阳秘"的状态，阴阳升降亦保持平衡协调。条文所述厥阳独行乃是阴阳失调的病理状态，所谓"有阳无阴"，是指阳盛阴竭，可致阴不系阳，阳气上逆独行，形成"厥阳独行"的病理表现。患者可表现为眩晕、突然跌仆，甚则昏不识人等。若进一步发展至阴阳离决，就会导致死亡。注意文中"有"和"无"两字是相对而言。

【原文】问曰：寸脉沉大而滑，沉则为实，滑则为气。实气相搏，血气入脏即死，入腑即愈，此为卒厥。何谓也？师曰：唇口青，身冷，为入脏即死；知身和，汗自出，为入腑即愈。

【注释】卒厥：卒，通猝。卒厥指突然发生昏厥的病证。

【白话解】问：寸脉沉大而滑（即重按均鼓指滑利有力），其沉大主血实，滑主气实，血与气相互搏结，并走于上，则发为卒厥。卒厥发生后，其血气相并入脏的，预后不良；若入腑的，就易治愈。这应该怎样来区别呢？老师回答说：卒厥发生后，病人唇口青紫，身体发冷，属于入脏，预后不良；病人身体温和，微汗自出，则属入腑，故易治愈。

【解析】此条举卒厥证为例，说明病入脏者难治，入腑者易愈。寸脉，指两手寸部之脉而言。沉大为血实，滑则为气实，血实与气实相并，遂发为卒厥。卒厥之病表现为忽然昏倒。在这种情况下，判断病情的发展趋势，主要看病势入脏还是入腑。所谓入脏，症见唇口青、身冷。唇口青是血滞不流，身冷为阳气涣散，此内闭外脱之象，病情严重，故曰"即死"。所谓入腑，症见身和、汗自出，言卒厥昏倒的病人身体温和，且微汗出，乃气血运行复常之象，病情向愈，故曰"即愈"。入脏入腑是假设之辞，犹言在外在里。即死即愈，也只是相对的说法，不可拘泥于句下。《素问·调经论》所载"血与气并，则为实焉。血之与气并走于上，则为大厥，厥则暴死，气复反则生，不反则死"与《素问·阳明脉解篇》所载"厥逆连脏则死，连经则生"，都是一个意思。

【原文】问曰：脉脱入脏即死，入腑即愈，何谓也？师曰：非为一病，百病皆然。譬如浸淫疮，从口起流向四肢者，可治；从四肢流来入口者，不可治；病在外者，可治；入里者，即死。

【注释】① 脉脱：指脉乍伏不见，多由邪气阻遏，血脉一时不通所致。

② 浸淫疮：皮肤病的一种，疮面流黄水，可由一处蔓延及他处。

【白话解】问：有的病人一时性脉搏乍伏不见，就预后来说是入脏即死，入腑即愈，这是什么道理呢？老师回答说：不仅仅是脉脱这种病证的预后是这样的，任何病证的预后规律都是相同的。譬如以皮肤病浸淫疮来说，其疮始于口，然后逐渐流向四肢，其趋势为由内向外，故为可治。反之，疮始于四肢，然后逐渐向口蔓延的，其趋势是由外向内，则不易治愈。任何病证都是病在表易治，病入里而深者难治，甚至有的可导致死亡。

【解析】此条总的说明，病在脏，病位深，病势重，由外向内者难治；病在腑，病位浅，病势轻，由内达外者易治，这是一般规律。所以说"非为一病，百病皆然"。

【原文】问曰：阳病十八，何谓也？师曰：头痛，项、腰、脊、臂、脚掣痛。阴病十八，何谓也？师曰：咳，上气，喘，哕，咽，肠鸣，胀满，心痛，拘急。五脏病各有十八，合为九十病。人又有六微，微有十八病，合为一百八病。五劳、七伤、六极、妇人三十六病，不在其中。清邪居上，浊邪居下，大邪中表，小邪中里。槃饪之邪，从口入者，宿食也。五邪中人，各有法度，风中于前，寒中于暮，湿伤于下，雾伤于上，风令脉浮，寒令脉急，雾伤皮腠，湿流关节，食伤脾胃，极寒伤经，极热伤络。

【注释】 ① 阳病：在上、在四肢、在经络的病证。

② 阴病：在下、在内、在脏腑的病证。

③ 咽：指咽中梗塞。

④ 五劳：《素问·宣明五气篇》以"久视伤血，久卧伤气，久坐伤肉，久立伤骨，久行伤筋"为五劳所伤。

⑤ 七伤：《诸病源候论·卷三·虚劳候》云"大饱伤脾，大怒气逆伤肝，强力举重、久坐湿地伤肾，形寒寒饮伤肺，忧愁思虑伤心，风雨寒暑伤形，大恐惧不节伤志"。

⑥ 六极：《诸病源候论·卷三·虚劳候》谓气极、血极、筋极、骨极、肌极、精极，指六种虚损的病证。

⑦ 妇人三十六病：《诸病源候论·卷三十八·带下三十六疾候》作十二症、九痛、七害、五伤、三痼。

⑧ 槃饪：槃音义同谷；饪，指煮熟。谷被煮熟为饪，即饮食。饮食太过则成为病邪，即五邪之一。

【白话解】 问：阳病有十八种，是什么？老师回答说：头痛、项、腰、脊、臂、脚掣痛等。问：阴病有十八种，是什么？老师回答说：咳、上气、喘、哕、咽（噎）、肠鸣、胀满、心痛、拘急等。五脏的病各有十八种，合计就为九十种病；人又有六腑，腑各有十八种病，合计为一百零八种病。五劳、七伤、六极和妇女三十六种病都不包括在内。清邪属于天气，所以伤害人体上部；浊邪属于地气，所以伤害人体下部。散漫的邪气，浅中于表；集中的邪气，深入于里。饮食失节，从口而入，这是食积为病。上述清、浊、大、小、食五种邪伤人，都有一定的规律，所以风邪伤人多在清早，寒邪伤人多在夜晚，湿邪伤人偏于下部，雾露之邪伤人偏于上身。风邪使人脉浮，寒邪使人脉急。雾露之邪伤于皮肤腠理，湿邪则流注关节，饮食失节伤人脾胃，严寒的气候伤人的大经，酷热的气候伤人的小络。

【解析】本节分为两段。前段是从经络脏腑的病位而举出病证的属阴属阳。至于五劳、七伤、六极、妇女三十六病，由于致病因素皆非六气所感，所以不属于一百零八种病的范围，故曰不在其中。后段是从风、寒、露、湿、饮食的致病情况，说明邪气有清浊大小的不同，其伤人亦有上下表里之分，这是"千般疢难，不越三条"以后，把病因学说讲得更具体化了。当前后互参。

【原文】问曰：病有急当救里、救表者，何谓也？师曰：病，医下之，续得下利清谷不止，身体疼痛者，急当救里；后身体疼痛，清便自调者，急当救表也。

【注释】① 下利清谷：指泻下清稀，完谷不化。

② 清便自调：指大便正常。

【白话解】问：治病有时急当救里，有时则应急当救表，应该怎样来区分呢？老师回答说：譬如病为外感风寒表证，医生误用下法，损伤脾肾之阳，病人下利清谷不止，此时尽管病人还有身体疼痛的表证，但应先温补脾肾，救在里衰微之阳气。待脾肾之阳得振，大便恢复正常，若有身体疼痛表证，才可散寒解表。

【解析】本条论述表里同病的先后缓急治则。一般来说，表里同病，当先解表，表解之后，方可治里，否则易导致外邪内陷而加重里证，但临证时要知常达变。如下利清谷不止属脾肾阳虚的里证，此证与身疼痛的表证并见，以虚寒里证为急、为重，若不急治，正虚难以抗邪，在表之邪易蔓延入里，若误用发汗，再伤其阳可生亡阳虚脱之变。正确的治法应是先治里证，待脾肾阳气恢复，再治表证。

【原文】夫病痼疾，加以卒病，当先治其卒病，后乃治其痼疾也。

【注释】① 痼疾：难治的慢性久病。

② 卒病：突然发生的新病。"卒"通"猝（cù）"，仓促、突然。

【白话解】病人本患有慢性顽固难治的病证，现又突然患新感之疾。对这种痼疾加卒病的复杂病证，应该先治新感之疾。待新感之疾愈后，再治疗原有的慢性久病。

【解析】本条论述痼疾加卒病的先后缓急治则。一般来说，痼疾日久势缓，卒病新起势急；且痼疾根深蒂固而难以速愈，卒病邪气尚浅而其病易除。因此，痼疾加卒病当先治卒病，后治痼疾，且先治新病，还能避免新邪深入与旧疾相合。但若新病与旧病互相影响则应兼顾，如《伤寒论》"喘家作，桂枝汤加厚朴杏子佳"，就是治疗新感兼顾旧病的例子。

【原文】师曰：五脏病各有所得者愈，五脏病各有所恶，各随其所不喜者为病。病者素不应食，而反暴思之，必发热也。

【注释】① 所得：所适宜的意思。指适宜于病人的治疗和服食居处。

② 所恶：所厌恶的意思。指病人所厌恶的服食居处和不相适应的治疗措施。

③ 所不喜：作五禁解。《灵枢·五味》"肝病禁辛，心病禁咸，脾病禁酸，肾病禁甘，肺病禁苦"，又《素问·脏气法时论》"病在心，……禁温食热衣。……病在肺，……禁寒饮食寒衣"。

【白话解】老师说：凡是适合五脏病的饮食、居处等因素，能促使疾病痊愈。同样，五脏病也各有所厌恶的饮食、气味、居处等因素，病情往往会因为这些不适合因素的影响而加重。病人突然想吃平素不爱吃的食物，说明脏气受邪气影响而发生变化，食后会助长病邪，引起发热。

【解析】所得、所恶、所不喜，包括药物、服食、居处、情志及嗜好等。在治疗上，除药物外，护理工作和病人的精神也极为重要。如病人得到适宜的服食居处，就会心情舒畅，促使疾病早日痊愈；反之，就会感到精神苦闷，使病情增剧。

"不应食"，即不喜食。如果病人突然想吃平素不喜欢吃的食物，这是脏气为邪气所改变，食后就可能助长病邪，导致伤食发热。

【原文】夫诸病在脏欲攻之，当随其所得而攻之，如渴者，与猪苓汤，余皆仿此。

【注释】所得：所含、所依附的意思。

【白话解】凡治疗各种在里属实的病证，应当针对其所依附的实邪攻治。譬如口渴，倘属阴亏内热与水邪互结的，就应该采用猪苓汤分利水邪，水去则热无依附，口渴自然就治愈了。其他类似的病证都可按照这种方法治疗。

【解析】本条论述随其所得而攻的治法。外邪大多是无形的，但无形之邪侵入人体后往往与体内"水""血""痰""食"等有形之邪相合，因而胶结不解。因此治疗时就当注意攻逐有形的实邪，实邪清除，无形之邪失去依附，则病易痊愈。如蓄血、结胸、食积病证尽管均可有发热症状，但分别用桃核承气汤下其瘀，小陷胸汤化其痰，大小承气汤攻其积食，则发热随之而退，原因就是邪热失去有形实邪的依附。这种治法实际上是治病求本的具体体现。

痉湿暍病脉证治第 ②

【原文】太阳病，发热无汗，反恶寒者，名曰刚痉。

【注释】反：据《吕氏春秋·察微》高诱注"吴人焉敢攻吾邑，举兵反攻之"中"反"的含义，谓"更"也，可引申为"又"解。

【白话解】太阳病的阶段，病人发热、无汗、恶寒并有颈项转侧不利等筋脉拘急症状，这种病证称为"刚痉"。

【解析】详见下文。

【原文】太阳病，发热汗出而不恶寒，名曰柔痉。

【注释】不恶寒：《诸病源候论》无"不"字，《脉经》"不恶寒"下有"一云恶寒"注文，可从。

【白话解】假如病人虽有发热，筋脉拘急，但不恶寒，且时时汗出的，则属于"柔痉"。

【解析】这二条论述刚痉与柔痉的证候。原文冠以"太阳病"，说明感受风寒，具有外感表证的一般症状。寒性收引，寒遏肌表，筋脉拘急则可出现颈项拘急、口噤等症。尽管原文没有明指，但两个"痉"却是"画龙点睛"所在，无痉之症，何以言痉，这是《金匮要略》的省文法。刚痉与柔痉相对而言。就这二条原文所述，则是以出汗与恶寒症状作为主要区别要点。凡无汗、恶寒者，为刚痉；而汗出、不恶寒者，为柔痉。这与《伤寒论》太阳病区分中风与伤寒的方式基本一致。

【原文】太阳病，发热，脉沉而细者，名曰痉，为难治。

【白话解】若痉病在太阳表证基础上出现发热，但脉象却是沉而细的，说明正气不足。这种正虚邪实的痉病，较难治疗。

【解析】本条从脉象推论痉病的预后。太阳病，脉当浮，今反沉而细者，说明正气亏虚，无力御邪，阳证见阴脉，故曰难治。

【原文】太阳病，发汗太多，因致痉。

【白话解】太阳病若发汗太过，损伤津液，可导致痉病。

【解析】详见下文。

【原文】夫风病下之则痉，复发汗，必拘急。

【注释】风病：指太阳中风证。

【白话解】太阳中风本当调和营卫，若误用攻下，竭其津液则可致痉；若再误以过汗则势必会加重痉病拘急不利的症状。

【解析】详见下文。

【原文】疮家虽身疼痛，不可发汗，汗出则痉。

【注释】疮家：指久患疮疡或金刃创伤不愈的病人。

【白话解】久患疮疡的病人，由于长期外流脓血，津血已亏，即使目前有身体疼痛的外感表证，也不可妄用发汗，大汗伤津则可导致发痉。

【解析】上述三条论述误治伤津致痉。这几种致痉的原因，有的属明显误治，如太阳中风理当用桂枝汤调和营卫，反误以攻下；有的属治之不当，如太阳病发汗太过，太阳病本当发汗，但发汗太多，则为不妥。这二种误治尽管有所不同，但伤津损液致痉的机理却是完全一致的。

【原文】病者身热足寒，颈项强急，恶寒，时头热，面赤目赤，独头动摇，卒口噤，背反张者，痉病也。若发其汗者，寒湿相得，其表益虚，即恶寒甚。发其汗已，其脉如蛇。

【注释】① 口噤：指牙关紧闭。

② 背反张：指角弓反张。

【白话解】患病的人，身体发热，足部怕冷，颈项转动不灵活，并且怕冷，一阵阵的头部发热，面红眼也红，头部动摇，突然不能张口，背向前挺，这就是痉病的症状。如果用发汗的方法，寒湿互相搏结，客于肌表，表气因出汗后就更虚，怕冷比从前更厉害。由于发汗，脉也转变成像蛇的形态。

【解析】本条是痉病的主要症状，首两条仅是从有汗无汗上辨别柔痉刚痉的两种证型，不能误认为是痉的主症。成无己："卒口噤者，不常痉也，有时而缓。"实则痉病，多为发作性，不独口噤如此，诸证都是这样，所以仲景也说"时头热，面赤目赤，独头摇动，卒口噤，背反张"，《千金要方》载"痉者，口噤不开，背强而直，如发病之状，摇头马鸣，腰反折，须臾十发，气息如绝，汗出如雨，时有脱"。《诸病源候论》也记有各种痉候，论证和《金匮要略》近似，可作参考。

【原文】暴腹胀大者，为欲解，脉如故，反伏弦者，痉。

【白话解】患痉病的人突然出现腹部胀大，这是说明痉病将要痊愈。因腹胀为痉病之邪入腑引起。入脏难疗，入腑易治，故为欲解。假若虽有腹胀大，但脉象依然不变，反出现伏弦之象的，说明痉病仍无好转。

【解析】本条论述痉病的二种转归。一是痉病入腑，腹胀大的，为将愈。这与首篇"入腑即愈"相呼应。另一种情况是，虽有腹胀大，但脉象是伏弦的，说明痉病未解，这说明推断疾病的预后，应当脉证互参。陈修园认为本条接在第七条之后，说明发汗法后的二种转归。其说有一定的道理。

【原文】夫痉脉，按之紧如弦，直上下行。

【注释】上下：指关脉上下，即自寸脉至尺脉之谓。

【白话解】痉病之脉按之坚而弦，自寸部至尺部均坚而有力。

【解析】本条论述痉病的主脉。本条与第七条相合则痉病主要脉证一清二楚。《金匮要略心典》："紧如弦，即坚直之象。"李氏曰："上下行者，自寸至尺，皆见紧直之脉也。"《脉经》亦云：

"痉家其脉伏坚，直上下。"

【原文】痉病有灸疮，难治。

【注释】灸疮：因火灸（包括艾灸等）而形成的疮疡。

【白话解】痉病若伴患灸疮的，则较难治疗。

【解析】本条论述痉病伴灸疮的预后。为什么有灸疮的痉病难治疗呢？这是因为灸疮的部位多为腧穴所在，长期的腧穴不闭并溃疡流脓血，病人的气血阴阳因之受损。治疗痉病欲却其邪，但人体正气本已亏虚，邪实正虚，所以说这种痉病难治。

【原文】太阳病，其证备，身体强，几几然，脉反沉迟，此为痉，瓜蒌桂枝汤主之。

瓜蒌桂枝汤方

瓜蒌根二两　桂枝三两　芍药三两　甘草二两　生姜三两　大枣十二枚

上六味，以水九升，取三升，分温三服，取微汗。汗不出，食顷啜热粥发之。

【注释】①几几然：本指小鸟羽毛未丰，伸颈欲飞而不能飞之态。此指病人身体强直，俯仰转侧不能自如。《素问·刺腰痛》篇："腰痛侠脊而痛至头，几几然。"张志聪《黄帝内经素问集注》："几几，短羽之鸟，背强欲舒之象。"

②食顷：指喝完瓜蒌桂枝汤不久。

【白话解】病人具备太阳病的症状，同时又出现身体强直，俯仰不利，脉不浮反见沉迟的，这属于痉病。对于这种痉病应该用瓜蒌桂枝汤治疗。

【解析】本条论述柔痉的证治。为什么说本条是论述柔痉呢？这可以方测证，柔痉有发热汗出的症状，属于营卫不调。瓜蒌桂枝汤即桂枝汤加瓜蒌根，桂枝汤调和营卫，所以说本条是论述柔痉的证治。条文不言"发热、汗出"，是其省文。至于在桂枝汤中加瓜蒌根一味，说明除风邪在表外，更有内热伤津的情况，故以瓜蒌根清热生津。

【原文】太阳病，无汗而小便反少，气上冲胸，口噤不得语，欲作刚痉，葛根汤主之。

葛根汤方

葛根四两　麻黄三两（去节）　桂枝二两（去皮）　芍药二两　甘草二两（炙）　生姜三两　大枣十二枚

上七味，㕮咀，以水七升，先煮麻黄、葛根，减二升，去沫，内诸药，煮取三升，去滓，温服一升，覆取微似汗，不须啜粥，余如桂枝汤法将息及禁忌。

【注释】①㕮咀：咀嚼，指古代在无铁器时代，人们以口将药物咬碎，便于煎服的一种原始药物炮制方法。

②内：通纳，放入的意思。

③将息：养息、调养的意思。

【白话解】在太阳病症状的基础上又出现无汗，小便量少，气逆上冲于胸，牙关紧闭不能言语，这是刚痉发作的先兆，应该用葛根汤治疗。

【解析】本条论述欲作刚痉的证治。形成刚痉的基础是风寒表实证，故症见无汗而恶寒。本条更有小便少、气上冲胸、口噤不得语的症状，乃风寒湿邪与气相持，既不能向外透达，又不能向下通行，势必上冲所致。投以葛根汤，即桂枝汤加麻黄、葛根。麻黄与桂枝汤相合则辛温发散，开泄太阳之邪；葛根则起解肌疏通经隧的作用。临床上葛根汤对风寒表证而有项背强直不利，无汗恶风者有较好的疗效。

【原文】痉为病，胸满口噤，卧不着席，脚挛急，必齘齿，可与大承气汤。

大承气汤方

大黄四两（酒洗）　厚朴半斤（炙，去皮）　枳实五枚（炙）　芒硝三合

上四味，以水一斗，先煮二物，取五升，去滓；内大黄，煮取二升，去滓；内芒硝，更上火微一二沸，分温再服，得下止服。

【注释】①卧不着席：角弓反张。

② 龂齿：口噤的严重状态，为牙关紧闭严重时，上下齿相互咬摩有声的现象。

【白话解】 痉病发作时出现胸满，牙关紧闭，上下牙齿相互咬摩，脚筋拘急，头足向后伸仰，卧时腰背不能着席的，为里实痉病。可以用大承气汤攻下治之。

【解析】 本条论述里实热痉病的证治。前面所述痉病都冠有"太阳病"三字，本条不曰"太阳病"，说明痉病属里，从方证来看当属阳明实热。足阳明胃经起于鼻旁，环口绕唇，入齿中，上至头，下达足。热邪耗灼阴津，阳明经脉失养，故可出现上述痉病的症状。用大承气汤釜底抽薪，泻下实热，则痉病可愈。

【原文】 太阳病，关节疼痛而烦，脉沉而细者，此名湿痹。湿痹之候，小便不利，大便反快，但当利其小便。

【注释】 ① 湿痹：湿邪流注关节，闭阻筋脉气血，出现关节疼痛的病症。痹，闭也。

② 但：只，仅。

【白话解】 在太阳病的基础上出现关节烦疼，脉不浮反沉而细的，这是湿邪侵袭人体、流注关节的湿痹病。湿痹病证中有小便不利、大便反而溏泻的症状，在治疗时只要利其小便就可以了。

【解析】 本条论述湿痹的证候及其治则。太阳病，指出湿邪由外而感，湿为有形之邪，滞留肌肉关节，郁阻气机，经脉不通，故见关节疼痛，痛甚遂烦扰不宁。脉沉而细者，沉为在里，细脉主湿，表明湿邪阻滞较深，为内、外有湿。内湿下流膀胱，膀胱气化不利，故小便不利；湿流大肠，则大便稀溏。当此湿阻内、外之时，治疗不能发汗，唯可利小便，以除湿通阳。候阳气通达，闭阻内、外的湿邪自能祛之。

本条的关节疼痛而烦一症，是区别外感风寒和风湿的依据。外感湿邪，流注关节，湿郁气机，经脉不通，故一身尽疼痛、关节疼痛而烦（动）；外感伤寒，寒凝经脉，虽然身体疼痛，甚至关节疼痛，但是疼痛呈收引状态，没有烦动性。

【原文】湿家之为病，一身尽疼，发热，身色如熏黄也。

【注释】① 湿家：患湿病较久者。

② 熏黄：黄如烟熏而不明润。

【白话解】久患湿病之人，由于湿遏阳郁化热，可出现全身疼痛、发热、皮肤发黄如同烟熏一样。

【解析】本条论述湿郁发黄的证候。湿邪久留体内，阻遏阳气，阳郁化热，湿热交蒸，阻遏血气，故在一般湿病症状基础上还可出现身体皮肤暗黄如同烟熏一样的症状。因以湿为主，故为熏黄；倘湿热交蒸，热邪偏盛，则可出现面目一身尽黄，黄色鲜明如同橘子色样的阳黄。这又当在临证时注意鉴别。

【原文】湿家，其人但头汗出，背强，欲得被覆向火。若下之早则哕，或胸满，小便不利，舌上如胎者，以丹田有热，胸上有寒，渴欲得饮而不能饮，则口燥烦也。

【注释】① 哕（yuě）：呃逆。

② 如胎：舌上湿润白滑，似苔非苔。胎同"苔"。

③ 丹田：穴位名，在胸腹正中线脐下三寸处。此泛指下焦，与胸上对举。

【白话解】久患湿病的人，若汗出局限于头部，腰背强直不利，喜欢厚衣裹被，近火取暖的，为寒湿阻遏肌表，阳逆于上所致。对于这种病证若过早地用了攻下法，则会出现胸中满闷，小便不利，舌上有白滑苔的症状，形成下焦有热，胸上有寒的变证。这种变证还应有口燥想要喝水，但又喝不下去的症状。

【解析】本条论述湿病在表而误下的变证。病湿之人，见但头汗出、背强、欲得被覆向火，是寒湿为患。外感寒湿，肌腠闭塞，阳郁在上，故但头汗出；湿困太阳经脉，故背强不和，其人恶寒，欲得被覆向火。寒湿伤阳，治当温经除湿，微发其汗，宣泄表湿。表湿一除，阳气通达，诸症自消。若将头汗出误作湿热入里而用攻下方法，或误早攻里，必致变证丛生。若外湿陷于内，胃气被郁而失和降，则呃逆；攻下伤正，上焦阳气损伤，则见胸满；下焦阳气损伤，则小便不利。三焦俱伤，必然湿不能尽祛，而湿留下焦郁而化热，即所谓"丹田有热，胸上有寒"。此即湿病在表而误用下法出现的一种寒热错杂、上寒下热的病理现象。湿热蒸腾，舌苔腻微黄，阳郁化热，则口干渴欲饮；气虚湿在中则不欲饮，但口燥。凡此诸变，均由误下之后，湿遏阳郁所致。

【原文】湿家，下之，额上汗出，微喘，小便利者，死；若下利不止者亦死。

【白话解】对久患湿病之人误用攻下法，若患者头额部汗出如珠，微微气喘，小便不利的，预后不良；若下利不止者，也同样难治。

【解析】本条论述湿病误下的坏证。湿为阴邪，最易损伤阳气。外感湿邪，误用下法，使湿陷于内，若阳虚湿盛者，重伤里阳，可导致脱证。虚阳上越，则额上汗出而微喘；阴寒内盛，气虚不固，阴从下脱，则小便自利，形成阳气上越而阴气下脱的危恶证，故曰"死"。假如误下而见下利不止者，亦为真阳失守，阴脱于下，其病机与小便自利相同，阴阳两竭，故亦主死。

本条与上条同为误下的变证，但结果不同。上条为阳郁偏实，误下后湿未尽祛，正气已伤，而见"丹田有热，胸上有寒"；本条属阳虚湿盛，误下后形成虚阳上越而阴气下脱的危恶证。可见，寒湿之证不能用攻下法，更不能认为前者属下之不足而后者属下之太过。

【原文】风湿相搏，一身尽疼痛，法当汗出而解，值天阴雨不止，医云：此可发汗，汗之病不愈者，何也？盖发其汗，汗大出者，但风气去，湿气在，是故不愈也。若治风湿者，发其汗，但微微似欲出汗者，风湿俱去也。

【白话解】风湿相合侵袭人体，阻遏经络关节，营卫气血不利，病人全身疼痛，应该采用发汗的方法解除表湿，但正值阴雨绵绵的天气，有医生问：按理讲这种病应该用汗法，为什么发汗之后，风湿病仍不好呢？这大概是发汗太过的缘故，因为发汗太过往往只是祛散了部分风邪，而湿邪仍滞留于体内，所以风湿病不愈。治疗风湿病的正确方法仍是发汗，但只能微微发汗，使营卫周流全身，风邪与湿邪才能一起随汗外出。

【解析】本条论述风湿病正确的汗法。邪在表当汗出而解，但不可太过，这在夹有湿邪时尤当注意，因风为阳邪，容易表散，湿为阴邪，其性黏腻，难以骤散。本条风湿病风湿相合于肌表，误用峻汗法，"汗大出者，但风气去，湿气在，是故不愈"。所以风湿病正确的发汗法当是微微发汗，使阳气流行于肌肉关节之间，湿邪没有停留的处所，风湿外邪就可以同时解除。至于原文"值天阴雨不止"，是强调说明在这种易受湿袭的天气时，更应正确运用汗法，并非说明风湿病在晴朗之日就可峻汗。本条未指明微汗之方，清·高学山认为桂枝加术汤、麻杏薏甘汤、防芪加桂汤具有一定的微汗作用，可资参考。

【原文】湿家病，身疼发热，面黄而喘，头痛鼻塞而烦，其脉大，自能饮食，腹中和无病，病在头中寒湿，故鼻塞，内药鼻中则愈。

【白话解】湿病患者出现头痛身疼，发热，面色发黄，气喘，鼻塞不通，心烦，脉大，饮食如常，腹中无任何不适的，这不是腹中的病，而是病在头部，即寒湿阻于头面部鼻窍，因此出现鼻塞。对这种病只要用宣泄寒湿的药塞在鼻中就可治愈了。

【解析】本条论述湿犯肌表、头中寒湿的证治。湿犯肌表，阻滞经脉，则身疼；湿郁阳气而发热；面黄是湿郁热在上，病机与第十五条"身色如熏黄"同。湿郁肌表，肺气失宣而喘。脉大，是病邪属实在上。"自能饮食，腹中和无病"，可知湿邪并未传里。治疗纳药鼻中，宣泄上焦，使肺气通利，则寒湿散而病愈。此证多得之于晓行雾中，即"脏腑经络先后病脉证第一"第十三条"雾伤于上"之证。

【原文】湿家身烦疼，可与麻黄加术汤发其汗为宜，慎不可以火攻之。

麻黄加术汤方

麻黄三两（去节） 桂枝二两（去皮） 甘草一两（炙） 杏仁七十个（去皮尖） 白术四两

上五味，以水九升，先煮麻黄，减二升，去上沫，内诸药，煮取二升半，去滓，温服八合，覆取微似汗。

【注释】火攻：烧针、艾灸、熨、熏一类外治法。

【白话解】湿病患者出现身体烦疼的，可以用麻黄加术汤发汗治之较为合适。千万不可用烧针等法盲目攻伐。

【解析】本条论述寒湿在表的表实证治和禁忌。湿寒相兼，侵袭人体，郁阻经脉，不通则痛；湿郁卫阳而烦疼；湿邪在表，正盛邪实，必见恶寒、无汗、发热之症。治当发其汗，但宜微微似欲出汗，用麻黄加术汤。方中麻黄汤为发汗峻剂，加白术四两，量大于麻黄，以减缓其发汗效力。且麻黄得白术虽发汗而不致过汗，白术得麻黄并能行表里之湿，不仅适合于寒湿的病情，而且亦是湿病解表微微汗出的具体方法。如用火攻迫汗，大汗淋漓，风祛湿存，病必不除；且火热内攻，与湿相合，可引起发黄或衄血等病变；若湿被火灼，还可炼湿为痰，难以去除，故湿病忌火攻。

【原文】病者一身尽疼，发热，日晡所剧者，名风湿。此病伤于汗出当风，或久伤取冷所致也。可与麻黄杏仁薏苡甘草汤。

麻黄杏仁薏苡甘草汤方

麻黄（去节）半两（汤泡）　甘草一两（炙）　薏苡仁半两　杏仁十个（去皮尖，炒）

上剉麻豆大，每服四钱匕，水盏半，煮八分，去滓，温服，有微汗，避风。

【注释】日晡所："日晡"指申时（为下午3～5点），"所"指约数。

【白话解】病人全身疼痛，发热，到下午申时左右加剧，这是风湿。这种病证是由于汗出之时受风，或者长期贪凉所引起的，可以用麻黄杏仁薏苡甘草汤治疗。

【解析】本条论述风湿在表的表实证治。湿与风相兼侵犯人体，湿为阴邪，郁阻经脉，不通则痛，因风湿为患，故一身尽疼；风为阳邪，与湿相合，易于化热，则发热，且以日晡所为剧。其病多因汗出当风，或经常贪凉，外受湿邪。风湿表实之证，当以汗解之，故用麻杏苡甘汤轻清宣化，解表祛湿。方中麻黄、甘草微发其汗，杏仁、薏苡仁利气祛湿。诸药合之，符合微似汗出的原则。

本方与麻黄加术汤都用于湿邪在表的表实证，彼属寒湿在表，以恶寒、无汗、身痛、关节疼痛酸困而烦为主症；此为风湿在表，症以恶寒、发热日晡所剧、发热、不汗出、一身尽疼甚至关节红肿疼痛为主。

【原文】风湿，脉浮，身重，汗出，恶风者，防己黄芪汤主之。

防己黄芪汤方

防己—两　甘草半两（炒）　白术七钱半　黄芪—两一分（去节）

上剉麻豆大，每抄五钱匕，生姜四片，大枣一枚，水盏半，煎八分，去滓，温服，良久再服。喘者加麻黄半两，胃中不和者加芍药三分，气上冲者加桂枝三分，下有陈寒者加细辛三分。服后当如虫行皮中，从腰下如冰，后坐被上，又以一被绕腰以下，温令微汗，差。

【注释】① 下有陈寒：指病人下焦有寒已久。

② 虫行皮中：指服药后病人皮肤出现痒而如有虫爬一样的感受。

③ 差：通"瘥"，病愈的意思。

【白话解】风湿病出现脉浮、身体重滞、汗出、恶风的，应该用防己黄芪汤治疗。

【解析】本条论述风湿在表、气虚汗出的证治。外感风湿，病在体表，故脉浮。气虚肌表不固，故汗出恶风；气虚湿盛，故身体沉重。因风湿在表而气虚汗出，不能用麻黄发汗除湿，只可利小便，故以防己黄芪汤益气除湿。方中防己利水除湿，黄芪益气固表，白术健脾除湿，甘草、姜、枣调和营卫，以顾表虚。本方非发汗方剂，方后注中"温令微汗，差"者，为利水后，膀胱经脉之气振奋之象。其机制与《伤寒论》五苓散证，利小便而得汗出相同。

方后注云："喘者加麻黄半两，胃中不和者加芍药三分，气上冲者加桂枝三分，下有陈寒者加细辛三分"，为不同体质者服本方后，出现不同症状的补救方法。若素体肺气不足者，湿滞于肺而见喘，可加麻黄，以宣肺除湿；若素体中焦之气不足者，因防己利渗伤胃阴，则胃中不和，宜加芍药，以养阴和胃；若素体下焦阴血不足者，用防己利渗而伤肾阴，引发冲气上逆，则加桂枝，以通行经脉、平定冲气；下焦原有陈寒者，因湿为阴邪，致阴寒加重，故加细辛，以温热辛散。"服后当如虫行皮中"，为湿欲去而卫阳振奋之征。因防己利渗，湿邪下趋，阴寒在下，故"从腰下如冰"；常"以一被绕腰以下"，温复下焦阳气，待水湿去，则膀胱气化能力增强，太阳膀胱气盛于表，微汗而瘥。

【原文】伤寒八九日，风湿相搏，身体疼烦，不能自转侧，不呕不渴，脉浮虚而涩者，桂枝附子汤主之；若大便坚，小便自利者，去桂加白术汤主之。

桂枝附子汤方

桂枝四两（去皮）　生姜三两（切）　附子三枚（炮去皮，破八片）　甘草二两（炙）　大枣十二枚（擘）

上五味，以水六升，煮取二升，去滓，分温三服。

白术附子汤方

白术二两　附子一枚半（炮，去皮）　甘草一两（炙）　生姜一两半（切）　大枣六枚

上五味，以水三升，煮取一升，去滓，分温三服。一服觉身痹，半日许再服，三服都尽，其人如冒状，勿怪，即是术附并走皮中，逐水气未得除故耳。

【注释】①身痹：此处指身体麻木。

②冒状：此指头晕目眩，这是服药后的反应。

【白话解】病人得外感伤寒病已八九天，风湿相合阻遏经络气血则身体疼烦，转侧不利，但既没有呕吐，也不口渴。若脉象是浮虚而涩滞不利的，用桂枝附子汤治疗；假使大便坚硬，小便通利，当用上方去桂枝加白术汤治之。

【解析】本条论述风湿在表兼表阳虚的证治。风湿外侵，日久伤阳，阳虚生寒与湿相并，阻滞经脉，故身体疼烦；湿邪入

里，影响肺输布津液则口渴，影响脾胃和降则呕恶，此病位仍在表，故不呕不渴；不能自转侧，为体虚乏力的明证；脉浮虚主表阳虚，涩者为湿滞。治宜温经助阳，祛风除湿，用桂枝附子汤。方中重用桂枝祛风，附子温经助阳，甘草、生姜、大枣调和营卫。此方是为表阳虚、偏于湿盛邪实身痛者而设。大便坚，小便自利，为脾虚而湿未入里；若表阳虚、偏于湿盛体虚，见身体乏力、沉重者，则用白术附子汤。方中桂枝易白术，温阳化湿，健脾益气；配以附子温阳燥湿（量小于桂枝附子汤）；生姜辛温助阳。白术附子汤中附子、生姜、大枣、甘草的剂量均较桂枝附子汤小，意义在于体虚以扶助正气为主，除湿需缓缓取效。本证病位在表，以"术附并走皮中"为证。

【原文】风湿相搏，骨节疼烦，掣痛不得屈伸，近之则痛剧，汗出短气，小便不利，恶风不欲去衣，或身微肿者，甘草附子汤主之。

甘草附子汤方

甘草二两（炙）　附子二枚（炮，去皮）　白术二两　桂枝四两（去皮）

上四味，以水六升，煮取三升，去滓。温服一升，日三服，初服得微汗则解，能食，汗出复烦者，服五合。恐一升多者，服六、七合为妙。

【注释】①近：作动词用，触、按。

②去衣：脱衣服或减少衣服。

【白话解】风湿相合阻遏经络关节，出现骨节疼痛如同抽掣一样，屈伸不利。以手轻轻触按就会使疼痛加剧，病人汗出，气短，小便不利，怕风，不愿脱减衣服，有的还可出现肢体轻微的浮肿。对这种病证应该用甘草附子汤治疗。

【解析】本条论述风湿两盛、表里阳气俱虚证治。风湿由肌肉侵入关节，故骨节疼烦掣痛，不得屈伸，近之则痛剧；汗出、恶风不欲去衣，为表阳虚；短气、小便不利、身体微肿，是里阳虚，不能化湿。上述病情，总由表里阳虚、风湿两盛所致，故用甘草附子汤以温经助阳、祛风除湿。方中炙甘草协桂枝、附子温助表里阳气，且桂枝可祛风，甘草意在使药力缓行于骨节之间，以尽祛其湿邪。方后注以用药后的反应，判断体虚的程度。初服即得微汗，且饮食如常者，为体虚程度轻，得药即愈；如果汗出复烦者，说明体虚程度重，若服药量大，恶汗出更伤其正，故少服之而取缓效。

【原文】太阳中暍，发热恶寒，身重而疼痛，其脉弦细芤迟。小便已，洒洒然毛耸，手足逆冷，小有劳，身即热，口开前板齿燥。若发其汗，则其恶寒甚；加温针，则发热甚；数下之，则淋甚。

【注释】① 中暍（yè）：伤暑。

② 口开：此指暑热内扰，气逆张口作喘之状。

【白话解】太阳中暑可见发热恶寒、身体沉重而疼痛、脉象弦细芤迟、小便后阵阵怕冷、毫毛耸起的症状，且手足发冷，稍微劳作就会发热，张口气喘，门牙干燥。对这种病证若误用发汗，则可加重恶寒；若在发汗基础上又复加温针，则使发热加重；若反复攻下，则可出现严重的小便短涩不利且伴疼痛的淋病。

【解析】本条论述中暑的证候以及误治后的变证。暑虽与风寒湿一样同为六淫之邪，但其性质和致病特点各不相同。暑为阳邪，其性升散，易于伤津耗气，原文"口开前板齿燥"，均反映出暑病伤津的特点。其次，暑亦自外而入，病兼在表，故也可出现"发热恶寒，身重而疼痛"。由于暑性升散、气随液泄，又能伤及阳气，"小便已，洒洒然毛耸，手足逆冷""小有劳，身即热"均为阳虚气弱之征。"其脉弦细芤迟"，当作有的脉象或见弦细，有的或见芤迟理解，这是根据伤阴、伤阳的程度不同而出现不同的病脉。总之，治疗暑病正确的方法当是清暑益气，如用王氏清暑益气汤之类。若误用辛温则徒伤其表，妄用温针则助热伤阴，反复误用攻下则阴伤热陷，分别变生"恶寒甚""发热甚""淋甚"等症。说明中暑一般不宜用发汗、温针、攻下的治法。

【原文】太阳中热者，暍是也。汗出恶寒，身热而渴，白虎加人参汤主之。

白虎加人参汤方

知母六两　石膏一斤（碎）　甘草二两　粳米六合　人参三两

上五味，以水一斗，煮米熟汤成，去滓，温服一升，日三服。

【白话解】太阳中热就是暍病。这种病证表现为汗出、恶寒、发热而口渴的，应该用白虎加人参汤治疗。

【解析】本条论述中暑胃热津伤的证治。暑邪由表入里，影响阳明胃经时就会出现胃热津伤的证候。本条所述的"身热而渴"即是其突出的症状之一。汗出亦由暑热迫津外泄引起，其"恶寒"非太阳伤寒之表证，而是阳明热盛，汗出过多，腠理疏松所致。证为暑热伤津，故用白虎汤清热存津；加入人参，益气保津。临床上白虎加人参汤用于治疗热盛而气津两伤的确有较好的疗效。

【原文】太阳中暍，身热疼重而脉微弱，此以夏月伤冷水，水行皮中所致也。一物瓜蒂汤主之。

一物瓜蒂汤方

瓜蒂二七个

上剉，以水一升，煮取五合，去滓，顿服。

【白话解】太阳中暑表现为发热、身体疼痛沉重、脉微弱。这是由于夏季贪凉饮冷或汗出入冷水中浴，使水湿流注于人体肌肤之中所致。应该用一物瓜蒂汤治疗。

【解析】本条论述中暑湿盛的证治。中暑由于病人体质和发病方式的不同，可表现不同证候。如在烈日暴晒下动而得之的为阳暑；因贪凉饮冷，静而得之的为阴暑。本条所述即近似于阴暑的证候，其身热疼重而脉微弱均属湿盛阳遏所致，故不用白虎汤，而以瓜蒂汤治疗。但目前临床上用瓜蒂汤治疗中暑较为少见。《医宗金鉴》认为此时当用大顺散或香薷饮发汗，似更妥当。本篇对暑病所述仅三条原文，较为简单，应结合后世明清温病理论学习，从而使对暑病的证因脉治有一个较为完整的认识。

百合狐惑阴阳毒病脉证治第三

【原文】论曰：百合病者，百脉一宗，悉致其病也。意欲食复不能食，常默默，欲卧不能卧，欲行不能行，饮食或有美时，或有不用闻食臭时，如寒无寒，如热无热，口苦，小便赤，诸药不能治，得药则剧吐利，如有神灵者，身形如和，其脉微数。每溺时头痛者，六十日乃愈；若溺时头不痛，淅然者，四十日愈；若溺快然，但头眩者，二十日愈。其证或未病而预见，或病四五日而出，或病二十日或一月微见者，各随证治之。

【注释】① 百脉一宗：百脉，泛指全身之脉。宗，根本。

② 默默：沉默无声的样子。

③ 身形如和：和，和顺，安和，引申为无病。此言患者看上去似无明显病态。

④ 淅然：形容怕风、寒栗之状。

⑤ 各随证治之：各，各个；随，根据；证，病证表现与病变证机。

【白话解】经典理论曰：全身血脉汇聚统领于心肺，心肺阴虚内热是百合病的发病机制。想进食，但又不能进食，常常沉默，想睡觉又不能睡觉，想活动又不能活动，有时觉得饮食香甜可口，有时又不愿闻到食物气味，似有寒冷且又不怕寒冷，似有发热且又没有发热，口苦，小便色赤，诸多其他方药都不能治疗，用药则可出现剧烈上吐下泻，似有幽灵鬼怪在作祟，身体状态如同正常人，其脉略微数。每次小便时伴有头痛，病愈日期可在六十日左右；若小便时没有头痛，淅淅怕冷，病愈日期可在四十日左右；若小便时身体爽快自如，仅有头晕目眩，病愈日期可在二十日左右。病证表现有时在未病之前就有先兆症状，或者病证于四五日而趋于明显，或者病证于二十日或一个月才轻微出现，其治应随病证表现而采取相应措施。

【解析】论述百合病的病因病机、证候、治疗原则和预后，是百合病的总纲。心主血脉，肺朝百脉，心肺为百脉之宗，心肺阴虚则百脉受累，证候百出，因此谓"百脉一宗，悉致其病"。百合病的证候表现为两个方面：一是精神症状，出现精神恍惚不定及饮食、行为和感觉失调现象，如意欲食复不能食，欲卧不能卧，欲行不能行，如寒无寒，如热无热等症。这些都是由于阴血不足，影响神明所致。二是阴虚内热证候，见口苦、小便赤、脉微数等症。如有神灵、诸药不能治，得药则剧吐利，是言本病辨治颇难，误治则易引起吐泻。原文以小便时有无头痛、恶寒来判断疾病的预后，乃因肺主通调水道，下输膀胱，膀胱外应皮毛，其脉上行至头，入络脑，故小便时有头痛或恶风或头眩的症状产生。六十日、四十日、二十日，可作为判断疾病轻重或痊愈时间的参考，并非定数，不可拘泥。百合病多见于热病后，或不因热病而由情志不遂所致，应随证治之。

【原文】百合病发汗后者，百合知母汤主之。

百合知母汤方

百合七枚（擘） 知母三两（切）

上先以水洗百合，渍一宿，当白沫出，去其水，更以泉水二升，煎取一升，去滓；别以泉水二升煎知母，取一升，去滓；后合和，煎取一升五合，分温再服。

【白话解】百合病误用汗法治疗后，其治可选用百合知母汤。

【解析】论述百合病误汗后的治法。百合病非外邪客表所致，医者若将如寒无寒、如热无热误以为表实证而发汗，汗后损伤津液，导致肺阴更为不足，虚热之候加重。对此宜补虚清热、养阴润燥，用百合知母汤。

【原文】百合病下之后者，滑石代赭汤主之。

滑石代赭汤方

百合七枚（擘） 滑石三两（碎，绵裹） 代赭石一枚（如弹丸大，碎，绵裹）

上先以水洗百合，渍一宿，当白沫出，去其水，更以泉水二升，煎取一升，去滓；别以泉水二升煎滑石、代赭，取一升，去滓，后合和重煎，取一升五合，分温服。

【白话解】 百合病误用下法治疗后，其治可选用滑石代赭汤。

【解析】 论述百合病误下后的治法。百合病为虚热在里，不能使用下法。若将意欲食复不能食视为邪热入里的里实证，而用攻下法，俾阴津从大便排出，故小便反而减少，同时又因误下之药均苦寒之味，易戕伐胃气，出现胃气上逆之候。治当养阴清热、降逆和胃，方用滑石代赭汤。

【原文】 百合病吐之后者，用后方主之。

百合鸡子汤方

百合七枚（擘） 鸡子黄一枚

上先以水洗百合，渍一宿，当白沫出，去其水，更以泉水二升，煎取一升，去滓，内鸡子黄，搅匀，煎五合，温服。

【白话解】 百合病误用吐法治疗后，其治可选用百合鸡子汤。

【解析】 论述百合病误吐后的治法。若将百合病的不用闻食臭误认为是痰涎壅滞，而用吐法，吐后肺胃之阴必受损。方用百合鸡子汤以滋养肺胃、润燥降逆。

【原文】 百合病，不经吐、下、发汗，病形如初者，百合地黄汤主之。

百合地黄汤方

百合七枚（擘） 生地黄汁一升

上以水洗百合，渍一宿，当白沫出，去其水，更以泉水二升，煎取一升，去滓，内地黄汁，煎取一升五合，分温再服，中病勿更服，大便当如漆。

【注释】 ① 不经吐、下、发汗：不经，没有使用；吐，吐法；下，下法；汗，发汗法。

② 病形如初者：病形，病证表现；如初，病变证机未发生其他变化。

【白话解】百合病未经吐、下、汗等法误治，病情如初得时一样，其治可选百合地黄汤。

【解析】本条论述百合病的正治法。百合病未经吐、下、汗等法误治，病情如第一条所言，则用百合地黄汤治疗，治以润养心肺、凉血清热。

【原文】百合病一月不解，变成渴者，百合洗方主之。

百合洗方

上以百合一升，以水一斗，渍之一宿，以洗身。洗已，食煮饼，勿以盐豉也。

【注释】① 一月不解：一月，逾一个月；不解，病证表现与病变证机仍在。

② 变成渴者：变，演变；成，表现；渴，以口渴为主。

【白话解】百合病经久不愈，症见口渴，其治可选百合洗方。

【解析】论述百合病经久变渴的治法。"百合病一月不解"指经月不解，久不愈，出现口渴的症状，表明其内热较重，如单服百合地黄汤，其效可能不佳，应加用百合洗方，以助药力。肺合皮毛，通过外洗皮肤，可以增强清热养阴之效。

【原文】百合病渴不差者，瓜蒌牡蛎散主之。

瓜蒌牡蛎散方

瓜蒌根　牡蛎（熬）等分

上为细末，饮服方寸匕，日三服。

【注释】方寸匕：为古代量取药末的器具名。其状如刀匕，大小为古代一寸正方。

【白话解】百合病经久不愈，兼有口渴不解，其治可选瓜蒌牡蛎散。

【解析】本条论述百合病渴不瘥的治法。热盛津伤，药不胜病，内服、外洗渴仍不解，这是病重药轻，药不胜病，热盛津伤，阴虚阳亢所致，应用瓜蒌牡蛎散，清热生津、引热下行。

【原文】百合病变发热者，百合滑石散主之。

百合滑石散方

百合一两（炙） 滑石三两

上为散，饮服方寸匕，日三服，当微利者，止服，热则除。

【注释】炙：不作今之蜜炙，作炒、烘、晒，使焦燥易于研末用。

【白话解】百合病经久不愈，兼有发热，其治可选百合滑石散。

【解析】本条论述百合病变发热的治法。百合病里热较盛，外达肌肤，可见发热，或伴有小便短涩不利，治用百合滑石散，以清其虚热而利小便，使热从小便而出。

【原文】百合病见于阴者，以阳法救之；见于阳者，以阴法救之。见阳攻阴，复发其汗，此为逆，见阴攻阳，乃复下之，此亦为逆。

【注释】① 以阳法救之：治疗虚热证应选用滋阴药，但在用滋阴药时可酌情配伍温阳药，以此才能取得治疗效果。

② 以阴法救之：治疗心肺虚热证应选用清退虚热药，但在用清退虚热药时可酌情配伍滋阴药，以此才能取得治疗效果。

③ 此为逆：逆，因治疗引起病证发生变化，亦即治疗上的错误。

【白话解】百合病的病机主要是阴虚内热，治当补其阴不足，以调整阳之偏盛；但阴虚之盛者，阴中之阳亦受损，治疗当酌用养阳之法。若病见于阳，而反攻其阴，则阴更伤，复发其汗，并伤其阳，是错误的；若病见于阴，而反攻其阳，则阳更伤，复下之，并伤其阴，这同样是错误的。

【解析】论述百合病的治疗原则。心肺阴虚内热是百合病的主要病机，治当养阴清热，即"见于阳者，以阴法救之"。若见阳虚者，即表现为神疲乏力、默默然、不欲饮食等，治当考虑温阳扶正之法，即所谓"见于阴者，以阳法救之"；如见虚热证，即用清热法或者发汗法，进一步损伤阴液，此为逆治；若见阳虚阴证，不予扶阳和阴，反而攻其阳，则阳气更伤，又复下之，并伤其阴，致阴阳俱伤，此治疗亦是错误的。

【原文】狐惑之为病，状如伤寒，默默欲眠，目不得闭，卧起不安，蚀于喉为惑，蚀于阴为狐，不欲饮食，恶闻食臭，其面目乍赤、乍黑、乍白，蚀于上部则声喝，一作嗄。甘草泻心汤主之。

甘草泻心汤方

甘草四两　黄芩　人参　干姜各三两　黄连一两　大枣十二枚　半夏半升

上七味，以水一斗，煮取六升，去滓，再煎，温服一升，日三服。

【注释】① 蚀：腐蚀溃烂。

② 阴：前后二阴。

③ 上部：咽喉部。

④ 声喝：说话声音喧塞或嘶哑。

【白话解】狐惑病的表现类似伤寒病，表情淡漠，思欲睡眠，目不能闭合，睡卧及站立烦躁不宁，病以咽喉为主者称为惑，以前后二阴为主者称为狐，不思饮食，不愿闻到食物气味，病人面目时而红赤，时而暗黑，时而苍白，以咽部口腔症状为主者则声音嘶哑，其治可选用甘草泻心汤。

【解析】论狐惑病的证治。狐惑病由湿热虫毒内蕴脾胃所致，咽喉及二阴溃烂是其主要临床表现。湿热熏蒸于上，则口咽蚀烂、声音嘶哑；湿热下注，则二阴溃烂；湿热内蕴、营卫失和，则状如伤寒，默默欲眠；胃失和降，则不欲饮食、恶闻食臭；热扰心神，则目不得闭、卧起不安。面目乍赤、乍黑、乍白提示病人面目之色时有变化，概由邪正相争、气血不和所致。以甘草泻心汤治之，以清热化湿、解毒扶正。

【原文】蚀于下部则咽干，苦参汤洗之。

苦参汤方

苦参一升

以水一斗，煮取七升，去滓，熏洗，日三。

【注释】 下部：前阴。

【白话解】 湿热疫毒侵袭阴部，可见咽喉干燥，其治可选用苦参汤。

【解析】 论述狐惑病蚀于前阴的治法。湿热下注，则前阴溃烂；足厥阴肝经绕阴器，上循于咽，湿热循经上冲，津不上承，则咽干。方以苦参煎汤熏洗局部，杀虫解毒化湿。

【原文】 蚀于肛者，雄黄熏之。

雄黄熏方

雄黄

上一味为末，筒瓦二枚合之，烧，向肛熏之。

【注释】 肛：肛门。

【白话解】 湿毒侵袭肛门，其治可选用雄黄熏方。

【解析】 本条论狐惑病蚀于后阴的治法。肛门潮湿，易受湿热邪毒侵害，方用雄黄熏患处，杀虫解毒燥湿。

【原文】 病者脉数，无热，微烦，默默但欲卧，汗出，初得之三四日，目赤如鸠眼；七八日，目四眦黑。若能食者，脓已成也，赤豆当归散主之。

赤豆当归散方

赤小豆三升（浸令芽出，曝干）　当归三两

上二味，杵为散，浆水服方寸匕，日三服。

【注释】 ① 无热：无寒热，是无表证的互词。

② 鸠眼：鸠，斑鸠，其目珠色赤。此处以之喻患者的目色。

③ 四眦：眦，即眼角。四眦，两眼内、外眦。

【白话解】 病人脉数，没有发热，轻微心烦，表情淡漠，仅欲躺卧，汗出，病初三四日，目红赤如斑鸠眼目；病情演变至七八日，眼目四周为黑色。若病人饮食尚可，病已溃烂成脓，其治可选用赤小豆当归散。

【解析】论述狐惑病成脓的证治。数脉主热，热郁扰心则烦；今脉数无热，而汗出微烦，但欲卧，是热不在表，而在血分之里。血分有热，肝为血脏，开窍于目，血分之热毒，循肝经而上逆，故两目发红如鸠眼；如瘀血内积，脓已成，则两目内外眦皆发黑。如脓已成，则病势集中于局部，不复散漫于脏腑，脾胃已不受影响，所以说：能食者，脓已成。应用赤小豆当归散，以活血解毒排脓。

【原文】阳毒之为病，面赤斑斑如锦纹，咽喉痛，唾脓血。五日可治，七日不可治，升麻鳖甲汤主之。

升麻鳖甲汤方

升麻二两　当归一两　蜀椒一两（炒去汗）　甘草二两　鳖甲手指大一片（炙）　雄黄半两（研）

上六味，以水四升，煮取一升，顿服之，老小再服。取汗。

【注释】① 锦纹：丝织品的花纹。此处形容面部色斑。

② 去汗：指去油，去水。

【白话解】阳毒病证表现为面色红赤成片状，犹如红中夹淡黄色的彩色条纹，咽喉疼痛，咯唾脓血，及早从医可治，迁延时日则难治，可选用升麻鳖甲汤。

【解析】论述阳毒病证治和预后。阳毒系感受疫毒所致。"面赤斑斑如锦纹，咽喉痛，唾脓血"是血分热盛，故面部红赤、发斑如红锦样；热邪灼伤咽喉，故咽痛；热盛而肉腐，故唾脓血。"五日可治，七日不可治"是言此病应早期治疗。"五日""七日"，不一定拘泥于此数。发病之初，正气尚能抗邪，预后较佳；如病程日久，正虚邪盛，则预后不好。治以升麻鳖甲汤，清热解毒、散邪活血。

【原文】阴毒之为病，面目青，身痛如被杖，咽喉痛。五日可治，七日不可治，升麻鳖甲汤去雄黄蜀椒主之。

【注释】① 面目青：是指面部的斑块呈现青暗色。

② 身痛如被杖：如，像；被，用；杖，拐杖，泛指木棒

等物。

【白话解】阴毒病证表现为面目色泽青紫，身体疼痛如用拐杖毒打一样，咽喉疼痛，及早从医可治，迁延时日则难治，可选用升麻鳖甲汤去雄黄蜀椒主之。

【解析】本条论述阴毒病证治和预后。身痛如被杖，谓身体疼痛剧烈，如被杖刑那样难以忍受。阴毒即指面目青，身体如被杖、咽喉痛不吐脓血者。亦是五日可治，七日不可治，宜本方去雄黄、蜀椒主之。面色赤为阳气拂郁在表，谓之"阳毒"；面目青则邪在内，谓之"阴毒"。方仍以升麻鳖甲汤解毒散瘀，去雄黄、蜀椒以防损其阴。

疟病脉证并治第 ④

【原文】师曰：疟脉自弦，弦数者多热，弦迟者多寒。弦小紧者下之差，弦迟者可温之，弦紧者可发汗、针灸也，浮大者可吐之，弦数者风发也，以饮食消息止之。

【注释】① 风发：风，泛指邪气。风发，是指感受邪气而发热。

② 以饮食消息止之：指用甘寒的饮食进行调理。

【白话解】老师说：疟病脉本来多弦，弦夹数者，病变证机多为热；弦夹迟者，病变证机多为寒；弦夹小紧者，其治可选用下法；弦夹迟者，其治可用温法；弦夹紧者，其治可用汗法、针灸；脉浮大者，其治可用吐法；弦夹数的病变证机是风热，其治可以酌情配合饮食疗法。

【解析】本条论述疟病的脉象、病机和治则。"疟脉自弦"，不仅代表了疟病的主脉，也说明了疟病的病机为邪搏少阳。但由于患者体质和发病的原因不同，故疟病不但出现弦脉，并常与数、迟等脉象兼见，临证根据不同的表现测知其病位所在，从而采取不同的治疗原则。如脉弦小紧者，是病偏于里，多兼食滞内结，可酌用下法；弦迟者则为里寒，可用温法；弦紧者，为病偏于表，多兼感风寒，可用发汗法，或结合针灸治疗；浮大者为病位偏上，可用吐法以祛其邪，即所谓"其高者，因而越之"；脉弦数为有发热之象，属风邪化热、里热内盛，可用咸寒饮食进行调理，此种治疗方法与《黄帝内经》中"热淫于内，治以咸寒"相合。

【原文】病疟，以月一日发，当以十五日愈，设不差，当月尽解；如其不差，当云何？师曰：此结为癥瘕，名曰疟母，急治之，宜鳖甲煎丸。

鳖甲煎丸方

鳖甲十二分（炙）　乌扇三分（烧）　黄芩三分　柴胡六分　鼠妇三分（熬）　干姜三分　大黄三分　芍药五分　桂枝三分　葶苈一分（熬）　石苇三分（去毛）　厚朴三分　牡丹五分（去心）　瞿麦二分　紫葳三分　半夏一分　人参一分　䗪虫五分（熬）　阿胶三分（炙）　蜂窠四分（炙）　赤消十二分　蜣螂六分（熬）　桃仁二分

上二十三味，为末，取煅灶下灰一斗，清酒一斛五斗，浸灰，候酒尽一半，着鳖甲于中，煮令泛烂如胶漆，绞取汁，内诸药，煎为丸如梧子大，空心服七丸，日三服。

【注释】①癥瘕：是腹中有积聚痞块的统称，这里指胁下有痞块。

②疟母：指疟病迁延日久，反复发作，正气渐衰，疟邪假血依痰，结成痞块，居于胁下而形成痞块的一种病证。

③乌扇：射干。

④紫葳：凌霄花。

【白话解】疟疾在特定情况下，每月发作一次，可在十五日左右向愈或缓解；假如没有向愈，三十日左右诸症状可向愈或缓解；假如疟疾仍未向愈，这又是什么原因引起的？老师说：此病变症结是癥瘕，所以命名为疟母，当急治之，可选用鳖甲煎丸。

【解析】本条论述疟母的形成和治疗。疟病，以月计之，一日而发，当以十五日愈，因为古人以五日为一候，三候为一气，一气为十五日，人受气于天，息息相通，节气变更，则人身之气亦随之变化，"时至而气旺"，则不受邪而自愈；假设不瘥，应当月尽解，即应当在第二个节气自愈。说明人体与自然界气候之间存在一定的关系，天气的变化对疾病的转归会产生一定的影响，但不能机械地理解为不需要治疗而自愈。"如其不差"，指月底还没有病愈，则说明邪气亢盛，正气渐虚，日久则疟邪假血依痰，结成痞块，居于胁下，形成疟母。"急治之"以示应早期治疗，否则病久正衰，疾病难愈，治当以鳖甲煎丸行气化瘀、除痰消瘕、攻补兼施。

【原文】师曰：阴气孤绝，阳气独发，则热而少气烦冤，手足热而欲呕，名曰瘅疟。若但热不寒者，邪气内藏于心，外舍分肉之间，令人消铄脱肉。

【注释】① 烦冤：郁闷不舒之意。

② 瘅疟：以但热不寒为主症之疟，又称暑疟、阳明瘅热。

③ 消铄脱肉：消铄，消灼阴津；脱肉，肌肉消瘦。

【白话解】老师说：阴津损伤较明显，阳热盛实较突出，则身热，少气，心胸烦热似有冤屈难伸，手足烦热，常常想呕吐，这叫作瘅疟。假如疟疾仅发热而不怕冷，病变证机是邪热蕴结于血脉，在外邪气侵犯于肌肉之间，使人阴津损耗，肌肉消瘦。

【解析】本条论述瘅疟的病机和症状。瘅疟是一种阳热炽盛，阴液耗伤，表现只热不寒的疟病。"阴气孤绝，阳气独发"言其病机。阴液不足，阳热亢盛，则"但热不寒"；热盛伤气，故见少气、心中烦闷不舒；四肢为诸阳之本，邪热侵扰，表里俱热，故手足发热；热扰于胃，胃气上逆，故欲作呕吐。"邪气内藏于心，外舍分肉之间"，说明瘅疟的病机为内外热盛，阴液耗伤，故令人肌肉消损而形体消瘦。

【原文】温疟者，其脉如平，身无寒但热，骨节疼烦，时呕，白虎加桂枝汤主之。

白虎加桂枝汤方

知母六两 甘草二两（炙） 石膏一斤 粳米二合 桂枝三两（去皮）

上剉，每五钱，水一盏半，煎至八分，去滓，温服，汗出愈。

【注释】① 其脉如平：指脉象如疟病常见的脉象，多见弦数。

② 骨节疼烦：指骨节疼痛烦扰不宁。

【白话解】温疟证的表现，脉象未发生明显异常变化，身不怕冷仅怕热，骨节疼痛烦扰不宁，时有呕吐，其治可选用白虎加桂枝汤。

【解析】本条论述温疟的症状和治疗。温疟是伏气化热，热自内生，所以但热不寒。因感外邪，所以骨节疼烦。内热郁而上逆，胃失和降，故时常作呕。疟脉之弦，多见于寒热发作之时，今但热不寒，所以其脉如平常人一样，这是温疟的特点。治以白虎加桂枝汤，内清里热、外解表邪。

【原文】疟多寒者，名曰牡疟，蜀漆散主之。

蜀漆散方

蜀漆（洗去腥）　云母（烧二日夜）　龙骨等分

上三味，杵为散，未发前以浆水服半钱匕。温疟加蜀漆半分，临发时服一钱匕。

【注释】牡疟：寒多热少之疟。

【白话解】疟病的症状表现以寒为主，这样的疟疾叫作牡疟，其治可选用蜀漆散。

【解析】本条论述牡疟证治。牡疟多由素体阳虚，或复加痰饮阻遏，致使阳气不温四末，故发作时以寒多热少为特征，治以蜀漆散，祛痰、通阳、截疟。

附《外台秘要》方

【原文】牡蛎汤　治牡疟。

牡蛎四两（熬）　麻黄四两（去节）　甘草二两　蜀漆三两

上四味，以水八升，先煮蜀漆、麻黄，去上沫，得六升，内诸药，煮取二升，温服一升。若吐，则勿更服。

【白话解】牡蛎汤方可治疗牡疟。

【解析】本方适用于痰湿内结兼有表寒的疟病。症以寒多热少为特征，可兼见头痛、鼻塞、咳嗽等。全方共奏化痰截疟、祛痰散邪之功。

【原文】柴胡去半夏加瓜蒌汤　治疟病发渴者，亦治劳疟。

柴胡八两　人参　黄芩　甘草各三两　瓜蒌根四两　生姜二两　大枣十二枚

上七味，以水一斗二升，煮取六升，去滓，再煎取三升，温服一升，日二服。

【注释】劳疟：久疟不愈，反复发作，以致气血虚弱，故称为劳疟。

【白话解】柴胡去半夏加瓜蒌汤治疗疟病见口渴者，亦治疗劳疟。

【解析】本方即小柴胡汤去半夏加瓜蒌根而成，具有和解少阳、清热生津之功。适用于疟病寒热往来，发作有时，口渴欲饮；或疟久不愈，正虚邪实者。

【原文】**柴胡桂姜汤　治疟寒多微有热，或但寒不热。服一剂如神。**

柴胡半斤　桂枝三两（去皮）　干姜二两　瓜蒌根四两　黄芩三两　牡蛎二两（熬）　甘草二两（炙）

上七味，以水一斗二升，煮取六升，去滓，再煎，取三升，温服一升，日三服。初服微烦，复服汗出便愈。

【白话解】柴胡桂姜汤治疗的疟病表现为恶寒时间长而轻微发热；或者只恶寒而不发热。

【解析】原载本方用治寒多微有热或但寒不热的疟病，但从方药组成和功效看，用于寒多热少或但寒不热者似欠妥当。

中风历节病脉证并治第 五

【原文】夫风之为病，当半身不遂，或但臂不遂者，此为痹。脉微而数，中风使然。

【注释】① 不遂：不能随意运动。

② 脉微而数：微，主虚；数，主风主热。

③ 中风使然：指外感风邪致病而言。

【白话解】通常情况下，风邪引起的病证表现，常常有半身不遂，或者仅仅是肩臂活动不利，这叫作痹证。假如脉微而数，这是风从内生所致。

【解析】论述中风病的脉证。中风病是以患者半身肢体或一侧手臂不能随意运动为主要症状的疾病。病由风寒湿痹阻经脉所致，故云"此为痹"。脉微为气血不足，是正虚的表现；数为病邪有余，是邪实的表现，说明中风的基本病机为气血不足、外邪痹阻经脉。

【原文】寸口脉浮而紧，紧则为寒，浮则为虚；寒虚相搏，邪在皮肤；浮者血虚，络脉空虚；贼邪不泻，或左或右；邪气反缓，正气即急，正气引邪，㖞僻不遂。邪在于络，肌肤不仁；邪在于经，即重不胜；邪入于腑，即不识人；邪入于脏，舌即难言，口吐涎。

【注释】① 贼邪：指贼风邪气。

② 不泻：指外邪不能泻去的意思。

③ 邪气反缓：指受邪一侧筋脉松弛。

④ 正气即急：指健康一侧肌肉张力正常。

⑤ 正气引邪：指健侧牵引患侧。

⑥ 喎僻："喎"，音义同"歪"，但仅用于口眼歪。喎僻即口眼歪斜。

⑦ 肌肤不仁：指肌肤麻木不仁。

⑧ 即重不胜：肢体重滞不易举动。

【白话解】两手寸部脉象浮而紧，紧表示感受外寒，浮表示正气虚，正气亏虚之人感受外邪，邪气留滞肌表。浮主血虚，因而络脉空虚，邪气侵袭停留不去，或滞留于人体的左侧肢体，或滞留于人体的右侧肢体，受邪的一侧筋脉松弛，未受邪气侵犯的一侧显得拘急一些，由于健侧牵引患侧，就出现了口眼歪向健侧，不能随意运动。若病邪在络脉，则肌肤麻木不仁；病邪在经脉，则肢体重滞不易举动；病邪深入于腑，则可神志不清，辨识人就不准确；病邪深入于脏，舌活动不灵活，讲话就不清楚，口流涎沫。

【解析】论述中风病的病因病机和辨证纲领。寸口脉浮而紧，脉紧主寒邪侵袭，脉浮主正气虚弱，寒邪与正气相互搏结，寒邪侵袭病变部位在皮肤；脉浮多主血虚，络脉营卫之气虚弱，邪气留结而不去，或侵犯左侧或侵犯右侧，邪气所致肌肤筋脉缓纵而不用且似正常，正气即刻奋起抗邪御外，正气牵引邪气相争于一侧，则口眼歪斜，活动受限。中风的病情，因邪气痹阻的部位不同，有轻重之别。邪中于络，则营气不能畅行于肌表，肌肤失养则麻木不仁；若邪中于经，气血不能运行于筋骨，则肢体痿废，不能举动；若邪中于腑，此腑指"脑"，浊气蒙蔽清窍，则昏不识人；邪入于脏，此脏当指"心"，心主血脉而藏神，开窍于舌，邪入于心，血脉凝涩，则舌强，损伤心神，则机窍不灵，言语不利，口吐涎。

【原文】侯氏黑散　治大风，四肢烦重，心中恶寒不足者。

《外台》治风癫。

菊花四十分　白术十分　细辛三分　茯苓三分　牡蛎三分　桔梗八分
防风十分　人参三分　矾石三分　黄芩五分　当归三分　干姜三分　芎

劳三分　桂枝三分

　　上十四味，杵为散，酒服方寸匕，日一服。初服二十日，温酒调服，禁一切鱼肉大蒜，常宜冷食，六十日止，即药积在腹中不下也，热食即下矣，冷食自能助药力。

　　【注释】① 大风：大风，大与小相对而言，即风生于内而在心则为大风，风从外侵而在表为贼风。"大风"即心脾不足，痰风内生证。

　　② 心中恶寒不足：心中，心胸；恶寒，心胸怕冷；不足，正气不足，顾护不及。

　　【白话解】侯氏黑散主治病证是风从心生，四肢烦困沉重，心中恶寒的病变证机是正气不足，顾护不及。《外台秘要》用其治疗风癫。

　　【解析】论述中风病中经络的证治。"大风"强调风中经络，病重且传变快。风湿相合，痹阻经脉，郁而化热，故四肢烦重。心脾两虚，气血不足，阳气不运，心中恶寒。治宜扶正祛邪，方用侯氏黑散。共达祛风散寒、化痰清热以祛邪，健脾平肝、益气养血以扶正之功。

　　【原文】寸口脉迟而缓，迟则为寒，缓则为虚，营缓则为亡血，卫缓则为中风。邪气中经，则身痒而瘾疹；心气不足，邪气入中，则胸满而短气。

　　【注释】① 亡血：在此作"血虚"理解。

　　② 瘾疹：隐于皮肤的红色小点，即风疹、荨麻疹之类的疾病。

　　③ 心气不足：这里是指胸阳不足。

　　④ 入中：谓邪不外泄而内传。

　　【白话解】寸口脉迟而缓，脉迟多主寒滞，脉缓多主正虚；营虚多血虚，卫虚易被外邪侵袭。邪气侵袭于经脉，则身体痛痒，皮肤出现瘾疹；心气虚弱，邪气侵入而发病，则胸满、短气。

　　【解析】论述中风、瘾疹、胸闷等风病的病机。寸口主表，亦主营卫、上焦心肺。寒邪凝滞则脉迟，营卫气血不足则脉缓。

营血不足，卫表不固，易受风邪入侵而现太阳中风表证。若邪气中经脉，风血相搏，则发瘾疹，身痒为邪郁不能透达所致。若心肺之气血不足，邪气入侵，使胸中气机不利，则胸满而短气。

【原文】风引汤　除热瘫痫。

大黄　干姜　龙骨各四两　桂枝三两　甘草　牡蛎各二两　寒水石　滑石　赤石脂　白石脂　紫石英　石膏各六两

上十二味，杵，粗筛，以韦囊盛之。取三指撮，井花水三升，煮三沸，温服一升。治大人风引，少小惊痫瘛疭，日数十发，医所不疗，除热方。巢氏云：脚气宜风引汤。

【注释】① 除热：除，治疗，解除；热，热证。

② 瘫：瘫痪。

③ 痫：癫痫。

④ 韦囊：是古代用皮革制的盛药器。

⑤ 井花水：井泉水。

【白话解】风引汤的功用是治疗热证、瘫痪、癫痫。

【解析】风引汤以主治病症而命名，即因风掣引。"热瘫痫"强调因热极动风，而致瘫痪、癫痫。方用风引汤清热泻火、镇肝息风。

【原文】防己地黄汤　治病如狂状，妄行，独语不休，无寒热，其脉浮。

防己一分　桂枝三分　防风三分　甘草一分

上四味，以酒一杯，渍之一宿，绞取汁；生地黄二斤，哎咀，蒸之如斗米饭久；以铜器盛其汁，更绞地黄汁，和分再服。

【注释】① 狂：狂躁不宁。

② 妄行：妄，为所欲为，无所控制；行，活动，行动。

③ 独语不休：独语，一人独自言语；不休，重复无休止。

【白话解】防己地黄汤的功用是治疗疾病发作如狂状，身体行动不能自我控制，一人独自言语不休，没有发热恶寒，病人脉浮。

【解析】本条论述了血虚动风的证治。由于阴血亏损，不能滋潜风阳，风火内扰心神，则见病如狂状，妄行。肝旺克脾，痰湿内生，蒙蔽心神，则独语不休。脉浮而无寒热，指出非外感，而是阴血亏虚、风阳浮越之象。治用防己地黄汤滋阴降火、养血息风、化痰通络。

【原文】头风摩散方

大附子一枚（炮）　盐等分

上二味，为散，沐了，以方寸匕，已摩疢上，令药力行。

【注释】① 头风，系指发作性头眩头痛。

② 沐了：洗头以后的意思。

③ 已摩疢上："已"当"止"字讲，即只涂摩患处的意思。

【白话解】治疗头风可用头风摩散。

【解析】头风病是一种发作性剧烈头痛、头眩或头重之病，多因感受风寒，经脉气血凝涩不通所致。病在头部经络，用头风摩散外治涂搽头部，用之便捷、效佳。

【原文】寸口脉沉而弱，沉即主骨，弱即主筋，沉即为肾，弱即为肝。汗出入水中，如水伤心，历节黄汗出，故曰历节。

【注释】① 如水伤心：心主血脉，如水伤心，犹言水湿伤及血脉。

② 历节黄汗出：历节，关节筋脉疼痛；黄汗，汗出色黄。

【白话解】寸口脉沉而弱，脉沉主病变在骨，脉弱主病变在筋，脉沉主病位在肾，脉弱主病位在肝。又，汗出之时入水中洗浴，似水邪伤及血脉，关节疼痛，汗出色泽偏黄，这样的病叫作历节。

【解析】论述肝肾不足、水湿浸渍为历节之病因病机。寸口脉沉而弱，沉为病在里，主肾气不足，肾主骨，故曰："沉即主骨""沉即为肾"；弱为肝血不足，肝主筋，故曰："弱即主筋""弱即为肝"。肝肾气血不足，是历节病的内在因素。由于肝肾气血不足，汗出腠理开泄，更因汗出入水，寒湿乘虚内侵，郁为湿热，伤及血脉，浸淫筋骨，流入关节，阻滞经络气血运行，以致周身历节疼痛，痛处肿大，溢出黄汗，而为历节病。说明历节病机，肝肾先虚为病之本，寒湿外侵为病之标。

【原文】趺阳脉浮而滑，滑则谷气实，浮则汗自出。

【注释】趺阳脉：为胃脉，在足背上五寸骨间动脉处，即足阳明胃经的冲阳穴。

【白话解】趺阳脉浮而滑，脉滑主正气充实并能积极抗邪，脉浮主湿热熏蒸津液则汗自出。

【解析】论述胃有蕴热、外感风湿之历节的病因病机。趺阳脉候胃气，脉滑为谷气实，谷气实则胃热盛；脉浮为风，风性疏泄，则腠理开，内热盛而腠理开泄，则汗自出。假如汗出当风，或汗出入水中，内外相感，亦能成为历节病。

【原文】少阴脉浮而弱，弱则血不足，浮则为风，风血相搏，即疼痛如掣。

【注释】少阴脉：是肾脉，在足内踝后跟骨上，动脉陷中，即太溪穴。

【白话解】少阴脉浮而弱，脉弱主血不足，脉浮主风邪，风邪侵袭于血并与之相结，即关节疼痛如牵拉一样。

【解析】论述阴血不足、风血相搏之历节的病因病机。少阴脉主候心与肾。心主血脉，肾主藏精。少阴脉弱为阴血不足的表现，脉浮提示外有风邪。阴血不足，风邪乘虚侵袭，导致经脉痹阻，筋骨失养，所以关节掣痛，不能屈伸。

【原文】盛人脉涩小，短气，自汗出，历节疼，不可屈伸，此皆饮酒汗出当风所致。

【注释】盛人：是指肥胖人而言。

【白话解】肥胖之人脉涩小，气短不足以息，汗自出，关节疼痛，不能屈伸，这些病证表现是因饮酒汗出又被风邪侵袭所致。

【解析】论述形盛气衰、风湿相搏之历节的病因病机。形盛之人，气血旺盛，脉多滑数，今见脉涩小，当为气衰于内。气虚不足则短气，卫气不固则自汗出，又肥人多湿，饮酒助湿，又汗出当风，终致风湿相搏，留滞于筋骨关节之间，经脉气血痹阻，遂发历节疼痛，不能屈伸。

【原文】 诸肢节疼痛，身体尪羸，脚肿如脱，头眩短气，温温欲吐，桂枝芍药知母汤主之。

桂枝芍药知母汤方

桂枝四两　芍药三两　甘草二两　麻黄二两　生姜五两　白术五两
知母四两　防风四两　附子二两（炮）

上九味，以水七升，煮取二升，温服七合，日三服。

【注释】 ① 尪羸：是形容关节肿大、身体瘦弱的意思。

② 脚肿如脱：形容脚肿得很厉害，像要和身体脱离一样。

③ 温温欲吐：温温是形容词，就是泛恶欲吐不吐的样子。

【白话解】 全身诸多关节疼痛，肢体关节肿大且肌肉消瘦，足及小腿肿大、麻木犹如脱离肢体一样，头晕目眩，气短不足以息，心中蕴结欲呕吐，其治可选用桂枝芍药知母汤。

【解析】 论述风湿历节的证治。风寒湿痹阻于关节，气血运行不畅，则诸肢节疼痛，关节肿大；若郁而化热，可见红肿；气血不能濡养肌肉，则见羸瘦；湿邪流注于下，痹阻经脉，则脚肿如脱；风湿侵袭，清阳不升，则头眩；湿阻中焦，气机不利则短气；胃失和降则呕恶。本证病机为风寒湿痹阻筋脉关节，渐次化热伤阴，故治以桂枝芍药知母汤，祛风除湿，温经散寒，佐以滋阴清热。

【原文】 味酸则伤筋，筋伤则缓，名曰泄。咸则伤骨，骨伤则痿，名曰枯。枯泄相搏，名曰断泄。荣气不通，卫不独行，荣卫俱微，三焦无所御，四属断绝，身体羸瘦，独足肿大，黄汗出，胫冷，假令发热，便为历节也。

【注释】 ① 筋伤则缓：缓，行动迟缓。此指筋脉损伤则行动迟缓。

② 痿：痿弱不用。

③ 枯泄相搏：枯泄，骨节痿弱，筋脉弛缓；相搏，筋骨为

病，相互影响。

④ 断泄：断，分离，不相连；泄者筋脉缓纵不用。

⑤ 荣气不通：荣气即营气，营气流通不畅。

⑥ 卫不独行：卫气不能独自运行。

⑦ 御：统御或统驭之意。

⑧ 四属断绝：意谓四肢得不到气血的营养。

【白话解】饮食酸味太过则损伤筋脉，筋脉损伤则行动迟缓，这样的病证称为筋泄；咸味太过则损伤骨节，骨节损伤骨节痿弱失司，这样的病证称为骨枯。骨枯与筋泄相互为病，这样的病证称为断泄，即筋弛纵、骨痿弱；营气壅滞不与卫气相通，卫气不与之相和，营卫之气俱虚弱，三焦不能协调，四肢筋骨犹如断绝分离，身体消瘦，唯独足部肿大，汗出色黄，小腿冰冷；假令发热，这是历节。

【解析】论述过食酸咸、内伤肝肾之历节的病因病机，并与黄汗病加以鉴别。五味调和以养五脏，若五味太过或不及，反能伤害五脏。酸入肝，本能养肝，若食之过量，反伤肝。肝主筋，肝伤则筋缓无力，谓之"泄"。过食咸，抑肾之封藏，使精耗而肾气热，而发骨痿，谓之"枯"。"枯泄相搏，名曰断泄。荣气不通，卫不独行，荣卫俱微，三焦无所御，四属断绝"，强调三焦不能统驭营卫气血的运行及濡养作用，致四肢气血不畅，而得不到滋养，气血不足则身体日渐消瘦。三焦气化失司，决渎失职，以致湿浊不去，反流注于下，故独足肿大。若胫冷，遍身出黄汗而无痛楚，是为黄汗病；若关节热痛，即使有黄汗，亦仅在关节痛处，是为历节病。

【原文】病历节，不可屈伸，疼痛，乌头汤主之。

乌头汤方　治脚气疼痛，不可屈伸。

麻黄　芍药　黄芪各三两　甘草（炙）　川乌五枚（㕮咀），以蜜二升，煎取一升，即出乌头

上五味，㕮咀四味，以水三升，煮取一升，去滓，内蜜煎中，更煎之，服七合，不知，尽服之。

【注释】不可屈伸：关节僵硬不柔和。

【白话解】患有历节病，关节僵硬不能屈伸，疼痛，其治可选用乌头汤。乌头汤可以治疗脚气病导致的关节疼痛、屈伸不便。

【解析】本条论述寒湿历节及脚气的证治。历节、脚气病名虽不同，但病机均为寒湿痹阻筋脉骨节、气血运行不畅，使关节、肌肉剧烈疼痛，屈伸活动不利。治以乌头汤散寒除湿、通络止痛。

【原文】矾石汤　治脚气冲心。

矾石二两

上一味，以浆水一斗五升，煎三五沸，浸脚良。

【注释】脚气冲心：指脚气病症见心悸、气喘、胸中胀闷、呕吐诸症者。

【白话解】矾石汤的功用是治脚气湿毒上逆，浸淫肆虐于心胸。

【解析】本条论述湿热脚气外治法。湿热上冲，致心悸、气喘、呕吐诸症，为脚气冲心。矾石即白矾，性寒，味酸、涩，善清热除湿止痒，浸脚能导湿下行，以疗脚气冲心。

附方

【原文】《古今录验》续命汤　治中风痱，身体不能自收，口不能言，冒昧不知痛处，或拘急不得转侧。

麻黄　桂枝　当归　人参　石膏　干姜　甘草各三两　芎劳一两　杏仁四十枚

上九味，以水一斗，煮取四升，温服一升，当小汗，薄覆脊，凭几坐，汗出则愈，不汗更服。无所禁，勿当风。并治但伏不得卧，咳逆上气，面目浮肿。

【注释】薄覆脊：稍加衣被覆盖背部。

【白话解】《古今录验》续命汤方治疗中风偏瘫，身体弛缓不能自如运动，口不能言语，昏冒没有知觉，不知痛痒，或者是拘急不能自如地转侧躯体。

【解析】论述气血两虚感受风寒的中风偏枯证治。《医学纲目》曰："痱，废也。"因气血不足，营卫不调，腠理疏松，邪风中人，客于腠理，内不得通，外不得泄，阻碍气血运行，筋脉失养，故见筋脉弛软无力，则身体不能自收，筋脉痹阻紧张，则拘急不得转侧。治以《古今录验》续命汤、祛风散寒、益气养血、温经通络。

【原文】《千金》三黄汤　治中风，手足拘急，百节疼痛，烦热心乱，恶寒，经日不欲饮食。

麻黄五分　独活四分　细辛二分　黄芪二分　黄芩三分

上五味，以水六升，煮取二升，分温三服。一服小汗，二服大汗。心热加大黄二分，腹满加枳实一枚，气逆加人参三分，悸加牡蛎三分，渴加瓜蒌根三分，先有寒加附子一枚。

【注释】心热：指胃肠实热积滞。

【白话解】《千金》三黄汤方治疗中风手足拘急，周身肢体骨节疼痛，心中烦热不宁，恶寒，数日不想进饮食等。

【解析】论述了素体正虚、外寒内热之历节的证治。风寒邪气痹阻筋脉关节，气血不通，故手足拘急，百节疼痛，恶寒；热邪内扰心神，故烦热心乱；内外气机不畅，肝郁犯脾，故不欲饮食。治以三黄汤祛风散寒，益气清热。

【原文】《近效方》术附汤　治风虚头重眩，苦极，不知食味，暖肌补中，益精气。

白术二两　附子一枚半（炮，去皮）　甘草一两（炙）

上三味，剉，每五钱匕，姜五片，枣一枚，水盏半，煎七分，去滓，温服。

【注释】风虚：指阳虚畏寒恶风。

【白话解】《近效方》术附汤方治疗中风阳虚，见头重且眩晕，痛苦难忍，饮食乏味。本方可以温阳补中，益精气。

【解析】论述了阳虚寒湿之头眩、历节的证治。脾肾阳虚，清阳不升，浊阴不降，故头重眩、痛苦难忍。脾虚不运，故不知食味。治以术附汤温阳健脾，除湿止痹。

【原文】崔氏八味丸　治脚气上入，少腹不仁。

干地黄八两　山茱萸　薯蓣各四两　泽泻　茯苓　牡丹皮各三两
桂枝　附子（炮）各一两

上八味，末之，炼蜜和丸梧子大，酒下十五丸，日再服。

【白话解】崔氏八味丸的功用是可治脚气上侵，少腹急结或胀满或疼痛。

【解析】论述了肾气不足之脚气的证治。肾藏元阴元阳，阴阳相合，即肾阴在肾阳的温化作用下，产生肾气，肾气为生命活动的原动力。足少阴肾经之脉起于足而上于腹，肾气不足，气化失司，水湿下注，则腿足肿大、麻木不仁，此名"脚气"。水湿循经上逆，则少腹不仁、拘急不舒。治以崔氏八味丸，化气行水。

【原文】《千金方》越婢加术汤　治肉极热，则身体津脱，腠理开，汗大泄，厉风气，下焦脚弱。

麻黄六两　石膏半斤　生姜二两　甘草二两　白术四两　大枣十五枚

上六味，以水六升，先煮麻黄，去上沫，内诸药，煮取三升，分温三服。恶风加附子一枚，炮。

【注释】肉极：病名，指肌肉极度消瘦。

【白话解】《千金方》越婢加术汤治疗肉极病，热迫津液外出，则身体疲困乏力，腠理开泄，多汗伤津，形成厉风气，下肢腿脚软弱。

【解析】论述了风寒湿邪外侵，入里化热的证治。肉极热，指热邪极盛于肌肉。风湿外侵，渐次化热，热盛伤津，故身体津脱；热盛迫津，则腠理开，大汗出，久则皮肤腐溃，是为厉风；热耗精气，无以濡养，则腿软。治以越婢加术汤，祛风散寒、清热除湿。

血痹虚劳病脉证并治第六

【原文】问曰：血痹病从何得之？师曰：夫尊荣人骨弱肌肤盛，重因疲劳汗出，卧不时动摇，加被微风，遂得之。但以脉自微涩，在寸口、关上小紧，宜针引阳气，令脉和紧去则愈。

【注释】① 尊荣人：指好逸恶劳、养尊处优之人。

② 骨弱肌肤盛：筋骨脆弱，肌肉丰满的意思。

【白话解】问：血痹病是怎么得的呢？老师答：那些养尊处优、好逸恶劳的人，外表看起来似乎肌肉很丰满，其筋骨实际上非常脆弱。一旦其劳作出汗，晚上睡不好觉，又略感风寒，就会得此病。其脉象微涩，在寸口、关部脉微紧的，适宜用针刺疗法引动阳气，使其脉平和不紧，血痹病就会被治愈。

【解析】本条论述血痹的成因、脉象和轻症证治。养尊处优的人，有余于外，不足于内，极易感受风邪，引起血痹。故血痹是由营卫气血不足，外为风邪诱发，血行不畅所致。脉微为卫阳不足，脉涩为血行滞涩。小紧是微紧的意思，是紧而无力的脉象，寸口、关上小紧表明感受风寒之邪。此乃轻症，病邪轻浅，故用针刺的方法引动阳气，阳气通则血行畅，即"血行风自灭"。

【原文】血痹阴阳俱微，寸口关上微，尺中小紧，外证身体不仁，如风痹状，黄芪桂枝五物汤主之。

黄芪桂枝五物汤方

黄芪　芍药　桂枝各三两　生姜六两　大枣十二枚

上五味，以水六升，煮取二升，温服七合，日三服。一方有人参。

【注释】① 阴阳俱微：指营卫之气不足。

② 不仁：麻木失去知觉。

③ 风痹：以肌肉麻木和疼痛为主症的疾病。

【白话解】血痹病，营卫气血俱虚，寸口和关部脉微，尺部稍现紧象。其症状为身体麻木不仁，就像风痹一样，当用黄芪桂枝五物汤治疗。

【解析】本条为营卫气血俱虚，寸口、关上脉皆微，尺脉稍紧，属血痹重症。血痹主症为肌肤麻木不仁，是风寒入侵血分，血行阻滞而成。如风痹状者谓如风痹证那样有痛感，是因血行闭阻较甚，不通则痛所致。因此不可单用针刺，而需药物治疗，正如《灵枢·邪气脏腑病形》所云"阴阳形气俱不足，勿取以针，而调以甘药"。黄芪桂枝五物汤实由桂枝汤去甘草，倍生姜，加黄芪而成。方中黄芪、桂枝益气通阳，重用生姜，协同桂枝宣散表邪，大枣协黄芪甘温益气，芍药行血宣痹，全方振奋阳气、温通血脉、调畅营卫。

【原文】夫男子平人，脉大为劳，极虚亦为劳。

【注释】平人：《难经·二十一难》"脉病形不病"者，与《素问·平人气象论》中健康无病之"平人"不同。

【白话解】有些人外表看不出明显病态，但其脉象为浮大无力或极虚的，都是虚劳病。

【解析】本条是虚劳病脉象的总纲。此虽言"男子"，但并非只有男子会患虚劳病，其意在提示与肾相关。脉虽大而无力，乃由阴精亏损，不能潜阳，阳气外浮所致。极虚脉为阴精亏损、阳气耗伤的迹象。大脉与虚脉虽形态有别，但均是阴精阳气虚衰的表现，故都是虚劳病的脉象。

【原文】男子面色薄者，主渴及亡血，卒喘悸，脉浮者，里虚也。

【注释】面色薄：指面白无华。

【白话解】病人面色淡白无华，是口渴和失血的表现，突然出现气喘心悸，脉浮无力，这是里虚的缘故。

【解析】本条论述阴血不足的虚劳脉证。心主血，其华在面，阴血虚少不能上荣于面，故面色淡白无华。阴血不足，津亏失濡，阴虚内热，故见口渴。气虚不能摄血，故有失血之象。肾不纳气故喘，心阴虚损则悸。但是这种心悸和气喘，稍动则发，坐卧则定，故称为卒喘悸。也有人认为这个说法欠妥，宜从"气虚则喘，血虚则悸"之说。脉浮，是浮大无力，乃阴虚阳浮的现象。从"里虚"二字，可知这里的脉浮不是外感。

【原文】男子脉虚沉弦，无寒热，短气里急，小便不利，面色白，时目瞑，兼衄，少腹满，此为劳使之然。

【注释】目瞑：闭眼为"瞑"，虚劳患者精神不足的缘故。

【白话解】病人脉沉弦无力，没有恶寒发热的症状，且有短气，小腹拘急，小便不利，面色发白，时觉视物不清，兼有衄血、小腹胀满等症的，是虚劳病导致的。

【解析】本条论述气血两虚的虚劳脉证。"脉虚沉弦"，是沉取脉弦而少力，虚为阳不足，沉弦为阴不足，乃阴阳俱虚的现象。"无寒热"，说明无外感证。"面色白"，是阴血虚。"短气""少腹满""小便不利"，是阳气虚。因为阴阳两虚，在病理上表现为不稳定状态，有时阳气偏于上，可以出现眩晕和鼻腔出血；有时阴气偏于下，可以见到腹中拘急、小便不利。总的来说，皆是由于劳伤而得的疾患，所以说"此为劳使之然"。

【原文】劳之为病，其脉浮大，手足烦；春夏剧，秋冬瘥。阴寒精自出，酸削不能行。

【注释】酸削：腰腿酸软。

【白话解】虚劳病人的脉象浮大无力，手足心烦热。春、夏季节病情加重，秋、冬季节病情减轻。外生殖器有冷感，滑精，腰腿酸软，无力远行。

【解析】本条论述虚劳与季节的关系。脉浮大乃阴虚阳浮于外的现象。阴虚生内热，则手足烦热，乃阴不藏阳所致。阴损及阳，肾阳虚弱，不能温煦，精关不固，故前阴寒冷而精滑。由于肾藏精而主骨，精虚则肾虚，肾虚则骨弱，骨弱故两腿酸痛瘦削，不能行动。春夏为阳旺之时，阳旺则阴虚更甚，故春夏病剧。秋冬为阴旺之时，阳气内藏，故病稍瘥。疾病的症状轻重与季节有一定的关系，特别在虚劳病人表现得更为显著，故诊治疾病时当注意季节时令对人体的影响。

【原文】男子脉浮弱而涩，为无子，精气清冷。

【注释】精气清冷：是精液稀薄的意思。

【白话解】男子脉象浮弱而涩的，往往不能生育，原因是其精液清稀且有冷感。

【解析】本条讲虚劳无子之脉证。脉浮弱，浮取无力，为真阳不足之象；脉涩，是往来不流利，为精血衰少之征。男子有此脉象，说明精气衰少，真阴、真阳均不足，故精液清稀不温，不能授胎，治疗当以温肾补血填精为主，可用当归生姜羊肉汤、天雄散等治疗。

【原文】夫失精家，少腹弦急，阴头寒，目眩，发落，脉极虚芤迟，为清谷、亡血、失精。脉得诸芤动微紧，男子失精，女子梦交，桂枝加龙骨牡蛎汤主之。天雄散并主之。

桂枝加龙骨牡蛎汤方 《小品》云：虚弱浮热汗出者，除桂加白薇、附子各三分，故日二加龙骨汤。

桂枝　芍药　生姜各三两　甘草二两　大枣十二枚　龙骨　牡蛎各三两

上七味，以水七升，煮取三升，分温三服。

天雄散方

天雄三两（炮）　白术八两　桂枝六两　龙骨三两

上四味，杵为散，酒服半钱匕，日三服，不知，稍增之。

【注释】① 失精家：经常梦遗或滑精之人。

② 梦交：夜梦性交。

【白话解】经常梦遗、滑精的男子，少腹拘急不舒，前阴寒冷，两眼昏花，头发脱落，脉象极虚而中空，往来不利。失血和下利清谷者也会出现这种脉象。脉象还可以出现芤动或微紧。男子梦遗，女子梦交，可用桂枝加龙骨牡蛎汤治疗。也可用天雄散治疗。

【解析】 本条论述虚劳失精证治。久患失精，阴精损耗，精血不荣，故目眩发落。阴损及阳，失于温煦，故少腹弦急、阴头寒。脉极虚、芤迟均为阴阳两虚之征。桂枝加龙骨牡蛎汤有调和阴阳、潜阳入阴之效。桂枝汤能调和阴阳，加龙骨、牡蛎之收敛固涩，阳固阴守，则遗精自止。天雄散为治阳虚不固而遗精的方剂。以天雄温补肾阳，桂枝助阳，龙骨收敛浮越之虚阳，重用白术补气以固精。本方有补阳、摄阳的功效。

【原文】 男子平人，脉虚弱细微者，善盗汗也。

【注释】 盗汗：睡时汗出，醒时汗止。

【白话解】 男子外形似常人，脉象虚弱细微的，容易盗汗。

【解析】 本条为虚劳盗汗的脉象。脉虚弱是阳虚之征，细微乃阴不足之象，外貌虽无病态，而脉象已显示虚损。阴虚不能内守，阳虚不能外固，阴气随之外泄，故常盗汗。

【原文】 人年五六十，其病脉大者，痹侠背行，苦肠鸣，马刀侠瘿者，皆为劳得之。

【注释】 ① 痹侠背行："侠"同"夹"。即夹背左右两侧麻木感。

② 马刀侠瘿：指瘰疬，其生于腋下，形如马刀者名为"马刀"；生于颈旁如贯珠的名为"侠瘿"。

【白话解】 五六十岁的人，若出现脉大而无力，脊柱两旁麻木不适，或伴肠鸣，或见腋下、颈旁生瘰疬的，都属于虚劳病的范畴。

【解析】 本条论述虚劳脉大。同样是大脉，但由于致病因素不同，因而所表现的症状亦不同。大脉虽见于虚劳，也可见于风气；但必须结合其他症状进行研究，才能掌握疾病本质的变化。人年五六十，精气内衰而见脉大，背脊有麻木感，这是属于风痹一类的疾病。假使脉大而兼有腹中肠鸣症状，乃阳气不能固密而外浮，里寒自盛，属于阳虚；如脉大而兼见马刀、侠瘿，则是虚火上炎与痰涎相搏所致。以上二证皆属虚劳范围，所以原文指出"皆为劳得之"。

【原文】 脉沉小迟，名脱气。其人疾行则喘喝，手足逆寒，腹满，甚则溏泄，食不消化也。

【注释】 ① 脱气：指阳气虚弱。

② 喘喝：气急喘逆。

【白话解】 脉沉小又加迟象，是属于阳气虚弱的脉象。病人动则气急，手脚发凉，腹中胀满，甚则大便稀薄，完谷不化。

【解析】 本条为脾肾阳虚证。"脉沉小迟"指脉沉取细小而迟，沉为病在里，小主虚，迟为寒，三者并见，说明了脾肾阳虚的病机。肾阳虚惫，元气不足，摄纳无权，故疾行气喘。肾阳虚衰，外不能温煦四肢，上不能温养脾土，故见手足逆冷、腹满便溏、饮食不化。

【原文】 脉弦而大，弦则为减，大则为芤，减则为寒，芤则为虚，虚寒相搏，此名为革。妇人则半产漏下，男子则亡血失精。

【注释】 ① 半产：小产。

② 漏下：有两种含义，一是非月经期的子宫出血；二是妊娠期的子宫出血。

【白话解】 脉象弦而大，虽弦但重按无力，虽大但中空。重按无力是寒，中空是虚，并见以上两种脉象，即为"革脉"。革脉可见于小产漏下的妇女，及失血或梦遗、滑精的男子。

【解析】 本条论述虚劳革脉。脉弦而大，似邪实有余，实则重按无力，乃阳衰之征，其虽大却按之中空如芤，为阴血亏虚之象，故曰"弦则为减，芤则为虚"。这种浮大、下无、外急、中空，如按鼓皮的脉象，称为"革脉"，是由阴血亏耗、阴不敛阳、虚阳外浮所致。

【原文】 虚劳里急，悸，衄，腹中痛，梦失精，四肢酸疼，手足烦热，咽干口燥，小建中汤主之。

小建中汤方

桂枝三两（去皮） 甘草三两（炙） 大枣十二枚 芍药六两 生姜二两
胶饴一升

上六味，以水七升，煮取三升，去滓，内胶饴，更上微火消解，温服一升，日三服。呕家不可用建中汤，以甜故也。

《千金》疗男女因积冷气滞，或大病后不复常，苦四肢沉重，骨肉酸疼，吸吸少气，行动喘乏，胸满气急，腰背强痛，心中虚悸，咽干唇燥，面体少色，或饮食无味，胁肋腹胀，头重不举，多卧少起，甚者积年，轻者百日，渐至瘦弱，五脏气竭，则难可复常，六脉俱不足，虚寒乏气，少腹拘急，羸瘠百病，名曰黄芪建中汤，又有人参二两。

【注释】里急：少腹拘急的意思，指腹部有挛急感，但按之不硬。

【白话解】虚劳病，腹中拘挛不舒，伴有心悸、衄血、腹痛、梦遗、四肢酸痛、手足心热、咽干口燥的，用小建中汤治疗。《千金要方》治疗男女患者因寒冷郁结不散、气滞，或大病后体质未恢复正常，如四肢沉重，骨肉酸痛，气短少吸，动则喘促、乏力，胸胁满闷，腰背部僵硬疼痛，心中悸动不宁，咽干唇燥，面色不华，肌肤欠润，或饮食无味，胁肋胀满，头重昏沉，易困多睡，重者病积多年，轻者可达百日，身体逐渐消瘦，五脏功能衰弱至极，则难以恢复正常，六脉皆虚弱不足，中焦虚寒，气虚乏力，少腹拘急不舒，身体虚弱而百病丛生，用黄芪建中汤方治疗，再加入人参二两。

【解析】此条与下一条均为虚劳里急的证治。小建中汤为阴阳两虚、虚劳里急的证治，黄芪建中汤为气虚较甚者的证治。人体阴阳互根，虚劳病多见阴损及阳，阳损及阴，甚至阴阳两虚，出现寒热错杂的征象。如阳病不能与阴协调，则阴偏盛于下，于是为里急，为腹中痛；如阴病不能与阳协调，则虚阳上泛，于是为手足烦热，咽干口燥。由于阳不摄阴，故梦交失精；血虚不能濡养肌肉，故四肢酸痛。这些皆是阴阳失调的现象。因此，治疗方法就不能以寒治热，以热治寒，必须甘温建立中气，使中气得以四运，从阴引阳，从阳引阴，来协调其偏盛；阴阳调和，则偏热偏寒的症状也就随之消失。脾胃为气血生化之源，如脾胃功能衰弱，不能很好地运化水谷精微，以致长期得不到水谷精微的濡养，于是由衰弱状态转化为虚性偏亢状态，因而发生手足烦热和咽干、口燥的虚热症状。因为本证是由阳虚而到阴虚，就必须用甘温之品振奋脾胃阳气，以恢复运化功能，使虚性偏亢之阳得到阴的涵养，从而恢复原有的正常功能。当阳气恢复正常状态之后，又能运化水谷精微以供给病理上的需要，于是阴阳由不平衡而趋向平衡，因而偏寒偏热的症状也随之消失，这就是建立中气可以调和阴阳的道理。由此可以进一步体会，所谓"甘温除大热"的"大热"，是指阴阳失调后而产生的虚热；至于所谓甘温，当指建中汤一类的方剂。小建中汤以甘草、大枣、胶饴之甘建中而缓急，以生姜、桂枝之辛通卫气而走表，芍药之酸以收敛营气，总的目的在于建立中气以平衡阴阳，阴阳平衡，则偏寒偏热的症状自可消失。黄芪建中汤内还可以加人参或者党参，所以小建中汤的条文后边引用了《千金要方》中的一段话"……名曰黄芪建中汤，又有人参二两"。

【原文】虚劳里急，诸不足，黄芪建中汤主之。于小建中汤加黄芪一两半，余依上法。气短胸满者加生姜；腹满者去枣，加茯苓一两半；及疗肺虚损不足，补气加半夏三两。

【白话解】虚劳病，腹中拘挛不舒，气血阴阳皆虚的，宜用黄芪建中汤治疗。黄芪建中汤方是在小建中汤中加入黄芪一两半，其余皆相同。气短而胸中满闷的，加生姜；腹胀满的，去大枣加茯苓一两半；若治疗肺脏虚损不足，补气则加入半夏三两。

【解析】黄芪建中汤"诸不足"概括了本证的病机是阴阳气血皆不足，加用补中益气之黄芪，强调气虚为重，故必见少气、自汗、身倦、怕风、脉虚等气虚偏重的症状。故在小建中汤中再加黄芪，以加强补气之效。再来看其他的加减法："气短胸满者加生姜"，气短胸满说明有痰，所以多加生姜以祛痰；"腹满者去枣，加茯苓一两半"，腹满者不宜用大枣，因为大枣较滋腻，可以加茯苓健脾利湿泄满；"及疗肺虚损不足，补气加半夏三两"，脾虚日久，土不生金，肺虚有痰，用半夏祛痰止咳，半夏其实是没有补气作用的。

【原文】虚劳腰痛，少腹拘急，小便不利者，八味肾气丸主之。方见脚气中。

【注释】少腹拘急：少腹部有拘挛紧迫的感觉。

【白话解】虚劳病腰痛，少腹拘急不适，小便不利的，宜用八味肾气丸治疗。

【解析】本条论述肾气不足的虚劳证治。腰为肾之府，久病肾虚，故见腰痛。肾与膀胱互为表里，肾气不足，膀胱气化不利，故少腹拘急、小便不利。应以八味肾气丸补益肾气，即所谓"益火之源，以消阴翳"的意思。方中熟地黄、山茱萸滋肾精、补肝血，桂枝、附子暖肾阳以补其体，薯蓣即山药，培中土以助火用，茯苓、泽泻渗水于下，牡丹皮活血、调治络脉之滞。本方为滋阴以恋阳、补纳肾中真阳之气的方剂。

【原文】虚劳诸不足，风气百疾，薯蓣丸主之。

薯蓣丸方

薯蓣三十分 当归 桂枝 曲 干地黄 豆黄卷各十分 甘草二十八分 人参七分 芎䓖 芍药 白术 麦门冬 杏仁各六分 柴胡 桔梗 茯苓各五分 阿胶七分 干姜三分 白敛二分 防风六分 大枣百枚（为膏）

上二十一味，末之，炼蜜和丸，如弹子大，空腹酒服一丸，一百丸为剂。

【注释】风气百疾：指一切因风邪侵袭而引起的疾病。

【白话解】虚劳病，若气血阴阳皆不足，又兼外邪而致的多种疾病，用薯蓣丸主治。

【解析】本条论述虚劳夹风的治法。虚劳诸不足，乃气血阴阳皆不足，风气百疾为兼夹外邪。本证为正气虚损，复感外邪，故可兼见外感痹痛等症。治疗此种正虚夹邪者，当扶正祛邪，不可独补其虚，亦不能单纯祛邪。故方用薯蓣丸，调补脾胃为主，兼以祛风。本方以薯蓣、甘草分量最重，专理脾胃，人参、白术、茯苓、干姜、豆黄卷、神曲、大枣益气除湿，当归、川芎、芍药、地黄、麦冬、阿胶养血滋阴，柴胡、桂枝、防风升散邪热，杏仁、桔梗、白蔹下气开郁。脾胃调和，气血充盛，则风气自去。

【原文】虚劳虚烦不得眠，酸枣仁汤主之。

酸枣仁汤方

酸枣仁二升　甘草一两　知母二两　茯苓二两　芎䓖二两（《深师》有生姜二两）

上五味，以水八升，煮酸枣仁，得六升，内诸药，煮取三升，分温三服。

【注释】虚烦：因虚劳而引起的心烦。

【白话解】虚劳病，若心中郁郁而烦不能安眠的，用酸枣仁汤治疗。

【解析】本条论述虚劳失眠的证治。阴虚之人，相火偏亢，势必扰乱神明，致心中郁郁不宁而失眠。这是由于津液或营血不足，阳盛阴虚所致，故以酸枣仁汤养阴清热除烦。方中重用酸枣仁养肝阴，安心神；知母养阴清热除烦；茯苓宁心安神；川芎活血疏肝，意在疏通；甘草调和诸药。本方临床对阴虚内热引起的失眠、盗汗、惊悸等有较好的疗效，亦可与百合地黄汤、甘麦大枣汤等合用。此方提示甘温扶阳之外，亦须注意养阴。

【原文】五劳虚极羸瘦，腹满不能饮食。食伤、忧伤、饮伤、房室伤、饥伤、劳伤、经络荣卫气伤，内有干血，肌肤甲错，两目黯黑，缓中补虚，大黄䗪虫丸主之。

大黄䗪虫丸方

大黄十分（蒸）　黄芩二两　甘草三两　桃仁一升　杏仁一升　芍药四两　干地黄十两　干漆一两　虻虫一升　水蛭百枚　蛴螬一升　䗪虫半升

上十二味，末之，炼蜜和丸小豆大，酒饮服五丸，日三服。

【注释】① 五劳：《巢氏病源》有两种说法：一种是志劳、思劳、心劳、忧劳、疲劳；另一种是心劳、肝劳、脾劳、肺劳、肾劳。前者是以病因分类，后者是以病机分类，意义均同。

② 肌肤甲错：皮肤枯燥如鱼鳞交错之状。

【白话解】五劳过度，则亏损人体正气，日久可见身体瘦弱，腹满，不能饮食。这是由于饮食不节、忧愁思虑、饮酒过度、房事无度、饥饱不均、劳倦太过损伤了经络营卫气血，造成瘀血内停，皮肤粗糙干枯如鳞甲一般，两目白珠呈青色，治宜缓中补虚，用大黄䗪虫丸治疗。

【解析】本条为因虚致瘀的证治。因五劳过度、饮食失节、七情失度、房事不节、劳倦太过、饥饱不均等原因，脏腑受损，功能失调，以致营卫气血运行受阻，气机不畅，血行瘀滞，渐为干血。瘀血不去，新血不生，故当祛瘀以生新。方用大黄䗪虫丸扶正祛瘀。方中大黄、䗪虫、水蛭、虻虫、蛴螬、干漆、桃仁活血化瘀以攻邪，芍药、地黄养阴益血，白蜜、甘草健脾益气，黄芩清热，杏仁理气。以蜜为丸，意在缓攻。方中配用益气、滋阴血之品，兼有补虚之功。祛瘀不伤正，扶正不留瘀。本方与治疗疟母的鳖甲煎丸相似，临床可用于治疗肝硬化、肿瘤、高脂血症等属正虚有瘀血者，并可长期服用。

附方

【原文】《千金翼》炙甘草汤 治虚劳不足，汗出而闷，脉结悸，行动如常，不出百日，危急者十一日死。

甘草四两（炙） 桂枝 生姜各三两 麦门冬半升 麻仁半升 人参
阿胶各二两 大枣三十枚 生地黄一斤

上九味，以酒七升，水八升，先煮八味，取三升，去滓，内胶消尽，温服一升，日三服。

【注释】① 闷：胸中烦闷。

② 脉结悸：脉结，脉搏缓而歇止。悸，指怔忡心慌。

【白话解】《千金翼方》炙甘草汤（也叫复脉汤）治疗各种虚损不足，出汗胸闷，脉结代，心悸。患者虽行动如常，但这样的情况过不了一百天，危险的十一天就要死亡。

【解析】本条为炙甘草汤证治。虚劳不足，为久病气血阴阳亏虚。阳气虚，卫外不固，心气不畅，故汗出而胸闷。阳虚阴血不足，故脉结代，心动悸。行动虽如常人，但久病正气衰败，随时都可发生危险。治宜补心气养心血，用炙甘草汤。重用甘草，配人参、大枣补益心气，阿胶、地黄、麦冬、麻仁养心血，生姜、桂枝、酒温阳行血。本方重在补益心血，如心血旺盛，脉行顺畅，则脉结代、心动悸自然消失，因此也称复脉汤。《伤寒论》以此方治疗"脉结代，心动悸"之证。《外台秘要》以其治疗"肺痿涎唾多，心中温温液液"乃属肺痿阴阳俱虚之证。临床使用本方，应当谨记注意方中药物的用量。

【原文】《肘后》獭肝散　治冷劳，又主鬼疰一门相染。

獭肝一具，炙干末之，水服方寸匕，日三服。

【注释】① 冷劳：指虚劳病之阳虚有寒者，寒性虚劳证。

② 鬼疰：病名，即尸注。《肘后备急方》叙鬼疰之证为：使人寒热淋沥，忱忱默默，不知其所苦，而无处不恶，累年积月，渐就顿滞，以至于死，死后复传旁人，乃至灭门，觉知此候者，便宜急治之。

【白话解】《肘后备急方》獭肝散治疗"冷劳"病，也可以治疗一家全都会传染的"鬼疰"病。

【解析】本条为獭肝散证治。獭肝，《名医别录》谓"止久咳"，李时珍谓杀虫。前人多用其治疗痨瘵，《医学心悟》中治疗虚劳咳嗽的月华丸中就有獭肝。章次公就曾以其治疗肺痨，滋阴保肺，消痰止咳。

肺痿肺痈咳嗽上气病脉证治第 ⑦

【原文】问曰：热在上焦者，因咳为肺痿。肺痿之病，从何得之？师曰：或从汗出，或从呕吐，或从消渴，小便利数，或从便难，又被快药下利，重亡津液，故得之。曰：寸口脉数，其人咳，口中反有浊唾涎沫者何？师曰：为肺痿之病。若口中辟辟燥，咳即胸中隐隐痛，脉反滑数，此为肺痈，咳唾脓血。脉数虚者为肺痿，数实者为肺痈。

【注释】① 快药：指大黄一类攻下药。

② 浊唾涎沫：浊唾指稠痰，涎沫指稀痰。

③ 辟辟：形容口中干燥较甚。

【白话解】问：热在上焦的病人，因为咳嗽而逐渐成为肺痿。肺痿病是如何形成的呢？老师答：形成这种病的原因是过分地出汗，或过分地呕吐，或因消渴而小便过多，或因大便闭结而过分使用峻猛的攻下剂，反复地耗伤了津液，因而导致了肺痿病。问：病人寸口脉数，咳嗽，口中反有或稠或稀的痰，这是什么病呢？老师答：这是肺痿病。如果口中特别干燥，咳嗽时胸中隐隐作痛，脉象反而出现滑数有力，这是肺痈病。病人当有咳吐脓血的症状。若以脉诊而论，脉象数而无力的是肺痿病，脉象数而有力的是肺痈病。

【解析】此条论述肺痿的成因，肺痿与肺痈的主要脉证及鉴别诊断。全文可分三段解释：第一段论述肺痿的成因，第二段指出肺痿、肺痈的主要脉证，第三段从肺象上论及肺痿与肺痈的鉴别诊断。

肺居胸中，其位最高，故为五脏之华盖，又为娇脏，既恶热又恶寒。若临证用药，发汗过多，或因呕吐频作，或因消渴，小便利数，或因大便难，又被攻下太过等损伤阴分，致虚热内盛，热性上炎，熏灼于肺，肺失清肃，气逆而咳，咳久则伤肺，肺气痿弱不振形成肺痿。"寸口脉数"，是热在上焦。上焦有热，肺被熏灼，肺气上逆，因而作咳。阴虚有热，肺叶枯萎，理应干咳少痰，而反咳吐浊唾涎沫，是因肺气虚弱、通调失职，不能敷布脾气上散之津液，又为热邪熏灼，以致成为浊唾涎沫随肺气上逆而吐出，这是虚热肺痿的特征。如果口中干燥，咳嗽则胸中隐隐作痛，脉象又见滑数的，这是实热壅肺、结聚成痈之候，若热邪较甚，入于血分，致肉腐血败，可见口吐脓血。

肺痿、肺痈虽都由热所致，但肺痿是阴虚有热，肺痈是实热壅聚，病情一虚一实，迥然不同，故脉象的表现是前者脉数而无力，后者脉数而有力。

【原文】问曰：病咳逆，脉之何以知此为肺痈？当有脓血，吐之则死，其脉何类？师曰：寸口脉微而数，微则为风，数则为热；微则汗出，数则恶寒。风中于卫，呼气不入；热过于荣，吸而不出。风伤皮毛，热伤血脉。风舍于肺，其人则咳，口干喘满，咽燥不渴，时唾浊沫，时时振寒。热之所过，血为之凝滞，蓄结痈脓，吐如米粥。始萌可救，脓成则死。

【注释】①脉之：脉是动词，"脉之"即诊脉。

② 微：《医宗金鉴》认为脉微之三"微"字，当是三"浮"字。

③ 过：作"至"字解。下"过"字同。

④ 舍：作"留"字解。

⑤ 浊沫：浊唾涎沫。

⑥ 振寒：寒战。

⑦ 始萌：指疾病的早期，脓还未形成的开始阶段。

⑧ 成：通假为"盛"。

【白话解】问：咳嗽气逆的病人，诊脉怎样知道他患的是肺痈？一定有脓血，等到吐脓血就难治了。他的脉象究竟是怎样的？老师答：寸口脉浮而数，浮是感受风邪，数则为发热现象。

脉浮则有汗，脉数则兼恶寒。风中于卫，可随呼气而出，热邪进入营血，可随吸气深入内部。当风邪由皮毛经血脉留舍肺，患者即出现咳嗽、口干、气喘、胸满，咽喉干燥而不渴，吐出大量的浊唾涎沫，时时寒战。病情进一步发展，热邪深入营血，血因热邪的熏灼而发生凝滞，热与血蓄结，就成为痈脓，吐出如米粥样的脓痰。病在初期，容易救治，若脓成溃破，就不容易治疗了。

【解析】肺痈多因感受风热病邪所引起，故脉见寸口浮而数。"微则为风，数则为热"，是从脉象论病机。感受风热，肌表卫气被伤，腠理疏松，故见恶寒发热、汗出，所以说"微则汗出，数则恶寒"。肺痈的病变过程，仲景大致分为三个阶段。

一是表证期："风伤皮毛"阶段。由于风热侵犯肺卫，可见恶寒发热、汗出、咽喉干燥作痒、咳嗽、脉浮数等。此时应散风清热解表。

二是酿脓期："风舍于肺"阶段。由于风热内壅、肺气不利、气不布津、痰涎内结、热壅成毒、败血酿脓，可见咳嗽痰黄、咽干口渴、喘息、胸痛、时时振寒、脉滑数或数实等。此时当急泻肺壅，清热解毒。

三是溃脓期："吐如米粥"的阶段。由于邪热壅肺、肉腐血败、脓成外泄，可见咳吐脓血，或形如米粥，腥臭异常，胸痛而时时振寒等。此时当解毒排脓。

文中"脓成则死"之说不可拘泥。《兰台轨范》："肺痈之疾，脓成亦有愈者"可知肺痈成脓以后，若体质强盛，脓尽而热除脉静，则病亦可愈。与"始萌可救"联系起来看，其意是说肺痈病应争取早期治疗，若等到脓成再治，就比较困难了。"成"，古与"盛"通，若脓盛正衰，说明病情危重。

【原文】上气面浮肿，肩息，其脉浮大，不治，又加利尤甚。

【注释】① 上气：意指气息上冲，气逆不降。咳嗽上气联称，即指咳喘一类病证。

② 肩息：谓气喘抬肩呼吸，是呼吸极度困难的表现，亦称息高。

【白话解】病人气上逆而喘，颜面浮肿，呼吸极度困难，张口抬肩，脉象浮大，病情十分严重，再加下利，病情就更加危险了。

【解析】本条论述上气预后不良的证候。元气无根，升而不降，则上气；肾阳衰微，水气上溢，故面浮肿；肾气不纳，呼吸极度困难，故息摇肩；其脉浮大无力，则阳已离而上越，故不治；又加下利，则阴复决而下泄，更属危候。

【原文】上气喘而躁者，属肺胀，欲作风水，发汗则愈。

【注释】① 肺胀：有两种含义，一指病名，一指病机。肺胀作病名，是指以咳嗽、气喘、胸闷为主症的一种病证。肺胀作病机，是指外邪束表，内停水饮，邪实气闭，气机不利，肺气胀满。

② 风水：病名，症见脉浮、骨节疼痛、恶风、身肿等。

【白话解】病人气逆喘息兼有烦躁的，这属于肺胀，有向风水发展趋势的，用发汗的方法可以治愈。

【解析】本条论述肺胀的主症及其治法。肺胀，是肺气胀满的病变。肺失清肃、气逆不降，故上气喘；肺不能通调水道，下输膀胱，故欲作风水。风水一身面目浮肿，故当发汗，使风从汗泄，水气下降，则喘躁浮肿之症自愈。

【原文】肺痿吐涎沫而不咳者，其人不渴，必遗尿，小便数。所以然者，以上虚不能制下故也。此为肺中冷，必眩，多涎唾，甘草干姜汤以温之。若服汤已渴者，属消渴。

甘草干姜汤方

甘草四两（炙）　干姜二两（炮）

上㕮咀，以水三升，煮取一升五合，去滓，分温再服。

【注释】① 遗尿：一般指睡眠时小便自遗，这里是指小便失禁。

② 上虚：此指肺虚。

【白话解】肺痿患者，吐清稀之痰而不咳嗽不口渴，但必定会有遗尿或小便频数的证候。之所以会有这些现象，是因为上焦肺虚，不能制约下焦膀胱。这属于肺虚寒证，病人一定有头眩、频吐清稀之痰的症状，可用甘草干姜汤以温肺复气。假如病人服汤后出现口渴的，则属于消渴病。

【解析】本条论述虚寒肺痿的证治。肺痿，一般多属虚热，但也有属于虚寒的。虚热肺痿，其人咳，口中反有浊唾涎沫，虚寒肺痿则不咳，只吐涎沫而无浊唾；上焦无热，故其人不渴；肺主治节，上虚不能制下，故遗尿，小便频数；肺中虚冷，阳气不足，故目为之眩，口多涎唾。甘草干姜汤中甘草与干姜辛甘合化为阳，以温肺寒，最为适合；若服后小便仍数而口反渴者，则非肺痿而属消渴。

【原文】**咳而上气，喉中水鸡声，射干麻黄汤主之。**

射干麻黄汤方

射干十三枚（一法三两）　麻黄四两　生姜四两　细辛　紫菀　款冬花各三两　五味子半升　大枣七枚　半夏大者，洗，八枚（一法半升）

上九味，以水一斗二升，先煮麻黄两沸，去上沫，内诸药，煮取三升，分温三服。

【注释】水鸡声：水鸡即田鸡（青蛙）。水鸡声，是形容喉间痰鸣声连绵不绝，好像青蛙的叫声。

【白话解】咳嗽气逆而喘的病人，喉中有像蛙鸣样的痰鸣声的，用射干麻黄汤治疗。

【解析】此条论述寒饮咳喘的证治。肺恶寒，水饮射肺则咳，咳引肺气，则上气喘急。痰塞喉中，痰阻其气，气触其痰，气痰相激，故喉中痰鸣作响，有如水鸡鸣叫之声。治以射干麻黄汤，温肺化饮。"肺苦气上逆，急食苦以泄之。"故以射干降逆为主，麻黄、细辛以散肺气之郁，紫菀、款冬花下肺气之逆，半夏温肺化饮，五味子收敛肺气，生姜、大枣调和营卫。

【原文】**咳逆上气，时时吐浊，但坐不得眠，皂荚丸主之。**

皂荚丸方

皂荚八两（刮去皮，用酥炙）

上一味，末之，蜜丸梧子大，以枣膏和汤取三丸，日三夜一服。

【注释】吐浊：咳吐黏稠之痰。

【白话解】咳嗽气喘，频频吐出黏稠胶滞之痰，病人只能坐而不能平卧的，用皂荚丸治疗。

【解析】此条论述痰浊咳喘的证治。痰浊壅塞，气道不利，故咳嗽气喘；肺中稠浊之痰随上气而出，故频频吐出稠浊之痰。时时吐浊，既说明痰有胶固难拔之性，又有邪实壅盛之势。虽吐出较多的痰浊，但咳逆喘满依然不减。卧则气逆更甚，所以但坐不得眠。若不速扫除之，很可能有痰塞气闭之危险。故用除痰最猛的皂荚丸治疗，痰去则喘咳自去。

【原文】咳而脉浮者，厚朴麻黄汤主之。

厚朴麻黄汤方

厚朴五两　麻黄四两　石膏如鸡子大　杏仁半升　半夏半升　干姜二两　细辛二两　小麦一升　五味子半升

上九味，以水一斗二升，先煮小麦熟，去滓，内诸药，煮取三升。温服一升，日三服。

【白话解】咳嗽而脉象浮的，用厚朴麻黄汤治疗。

【解析】"咳而脉浮"的"浮"字，既指脉象，也是病机的概括，提示本条病机是邪盛于上而近于表。除咳而脉浮之外，应有喘息、胸满等症。《千金要方·卷十八》："咳而大逆上气，胸满，喉中不利，如水鸡声，其脉浮者，厚朴麻黄汤方。"此可以补本条之未备。方中厚朴、麻黄、杏仁宣肺降逆，细辛、干姜、半夏温化痰饮，石膏清热除烦，小麦安中养正，五味子收敛肺气。以方证，系寒饮夹热、上迫肺系之证。

【原文】脉沉者，泽漆汤主之。

泽漆汤方

半夏半升　紫参五两（一作紫菀）　泽漆三斤（以东流水五斗，煮取一斗五升）　生姜五两　白前五两　甘草　黄芩　人参　桂枝各三两

上九味，㕮咀，内泽漆汁中，煮取五升，温服五合，至

夜尽。

【白话解】咳嗽而脉象沉的，用泽漆汤主治。

【解析】"脉沉者"是承上条"咳而脉浮者"来，因此承上而省略了"咳"。咳而脉沉，沉为在里，故"脉沉"二字，亦概括了寒饮内停、聚结不化的病机。根据《脉经·卷二》"寸口脉沉，胸中引胁痛，胸中有水气，宜服泽漆汤"，可知本证除咳而脉沉外，还有胸胁引痛，甚或兼有身肿。方中泽漆用量独重，取其逐水利下；紫参宜作紫菀，合白前、生姜、半夏等化痰止咳平喘；人参、桂枝、甘草补气通阳；黄芩清泄郁热；全方共奏逐邪安正之效，是一首标本兼顾的方剂。

【原文】**大逆上气，咽喉不利，止逆下气者，麦门冬汤主之。**

麦门冬汤方

麦门冬七升　半夏一升　人参二两　甘草二两　粳米三合　大枣十二枚

上六味，以水一斗二升，煮取六升，温服一升，日三夜一服。

【注释】*大逆：一作"火逆"。*

【白话解】虚火上炎，逆犯肺金而致咳嗽气喘、咽喉干燥不适的，用止逆降气的麦门冬汤主治。

【解析】此条论述虚火喘逆的证治。肺胃津液耗损，虚火上炎，故上气咳喘、咽喉干燥不利。治以麦门冬汤，益气养阴，降逆止咳平喘。方中麦冬养阴润燥，半夏降逆止咳平喘，原方麦冬之用量为半夏之七倍，故可制半夏之燥而不碍于虚火；人参、大枣、粳米、甘草培中益气，气复津生，虚火自降。

【原文】**肺痈，喘不得卧，葶苈大枣泻肺汤主之。**

葶苈大枣泻肺汤方

葶苈熬令黄色，捣丸如弹子大　大枣十二枚

上先以水三升，煮枣取二升，去枣，内葶苈，煮取一升，顿服。

【白话解】肺痈病，气喘不能平卧的，用葶苈大枣泻肺汤治疗。

【解析】本条论述邪实肺痈的证治。患肺痈病，气喘不能平卧，属痰热等实邪壅塞于肺者，应予葶苈大枣泻肺汤以开泄肺气、逐痰清热。方中葶苈子味苦性寒，专入肺经，开泄肺气，泻水逐饮平喘；佐大枣顾护胃气，使泻不伤正。

【原文】咳而胸满，振寒脉数，咽干不渴，时出浊唾腥臭，久久吐脓如米粥者，为肺痈，桔梗汤主之。

桔梗汤方（亦治血痹）

桔梗一两　甘草二两

上二味，以水三升，煮取一升，分温再服，则吐脓血也。

【白话解】病人咳嗽而且胸膈满闷，寒战，脉数，咽喉干而口不渴，时常吐出腥臭脓痰，拖延日久吐出米粥状的脓血，这是肺痈，用桔梗汤治疗。

【解析】本条指出肺痈脓成且溃的症状和治法。咳而胸满是由于痰热壅肺，肺气不利；肺主皮毛，邪热入肺之营血，血为之滞，以致卫气不能发越畅行以温煦肌表，故振寒脉数；热在营血，热蒸营阴，上潮于口，故口咽燥而不甚渴；热盛肉腐成脓，痈溃外泄，故时出浊唾腥臭，久久吐脓如米粥。久久二字，寓意深刻。一方面说明肺痈从酿脓至脓成而溃，需要经过一定的时间；另一方面表示病至脓成后，正气已渐伤。治当排脓解毒，方用桔梗汤。桔梗功善宣肺祛痰排脓，生甘草清热解毒。

【原文】咳而上气，此为肺胀，其人喘，目如脱状，脉浮大者，越婢加半夏汤主之。

越婢加半夏汤方

麻黄六两　石膏半斤　生姜三两　大枣十五枚　甘草二两　半夏半升

上六味，以水六升，先煮麻黄，去上沫，内诸药，煮取三升，分温三服。

【注释】目如脱状：指两目外突，有欲脱出之状。与现代医学中肺源性心脏病的表现"蛙目"相似。

【白话解】咳嗽气逆，这是肺胀病。病人气喘，两目胀突如脱出的样子，脉象浮大有力的，用越婢加半夏汤治疗。

【解析】本条主要论述内外合邪肺胀的证治。咳嗽气逆而喘，两目胀突如欲脱出之状，脉浮大有力者，为外邪伤表，内停水饮夹热上迫，使肺气壅逆，失于宣肃致成肺胀实证。应用越婢加半夏汤治疗，以宣肺泄热、降逆平喘。麻黄宣肺平喘，石膏清泄肺热，二者相配，辛凉清解，发越水气，兼清里热；生姜、半夏散饮降逆，甘草、大枣安中补脾以杜痰饮之源。

【原文】肺胀，咳而上气，烦躁而喘，脉浮者，心下有水，小青龙加石膏汤主之。

小青龙加石膏汤方 《千金》证治同，外更加胁下痛引缺盆。

麻黄　芍药　桂枝　细辛　甘草　干姜各三两　五味子　半夏各半升　石膏二两

上九味，以水一斗，先煮麻黄，去上沫，内诸药，煮取三升。强人服一升，羸者减之，日三服，小儿服四合。

【注释】心下：指胃脘部。

【白话解】肺胀病，咳嗽气逆，烦躁而喘促，脉象浮的，这是心下停有水饮所造成的，用小青龙加石膏汤主治。

【解析】本条论述外寒内饮而夹热的咳喘证治。肺胀既是病名，指咳嗽上气病，以咳嗽气喘、胸膈满闷为主症；又是病机的概括，指外邪束表、内停水饮、邪实气闭、气机不利，兼有郁热、内外合邪、肺气胀满。从"烦躁而喘，脉浮者，心下有水"来看，可知本条病机是外有风寒，内有水饮郁热。水饮渍肺，肺气失于宣降，故喘咳上气，胸胁胀满；饮邪郁而化热，热扰心神，故烦躁；风寒袭表，故脉浮。治当解表化饮，清热除烦。方用小青龙加石膏汤。方中麻黄、桂枝解表散寒，宣肺平喘；干姜、细辛、半夏温肺化饮，芍药、五味子收敛逆气，是散中有收，以防宣散太过；桂枝与芍药相伍，调和营卫；甘草调和诸药；加石膏清热除烦，与麻黄相协，且可发越水气，并且石膏有防止发散太过的作用。

附方

【原文】《外台》炙甘草汤　治肺痿涎唾多，心中温温液液者。方见虚劳中。

【白话解】《外台》炙甘草汤治疗肺痿症见痰涎较多，胃中泛泛，恶心欲呕而心中不适者。

【解析】本方治肺痿痰多而泛恶。虚劳篇中未见，《外台》炙甘草汤，另有《千金翼方》炙甘草汤，皆即《伤寒论》中之炙甘草汤，主治气血亏虚所致"脉结代，心动悸"，属补虚之剂，方见虚劳篇中，肺痿亦属虚证，肺气阴不足，或肺中虚冷，炙甘草方温阳滋阴并施，可借用。

【原文】《千金》甘草汤

甘草二两

上一味，以水三升，煮减半，分温三服。

【解析】本方甘草清热、平咳、止渴、下气，药虽一味，但能滋养肺阴，用于肺痿轻症。

【原文】《千金》生姜甘草汤　治肺痿咳唾涎沫不止，咽燥而渴。

生姜五两　人参三两　甘草四两　大枣十二枚

上四味，以水七升，煮取三升，分温三服。

【白话解】《千金》生姜甘草汤治疗肺痿咳唾涎沫不止，咽喉干燥而口渴者。

【解析】本方甘草、人参、大枣重在补脾，配生姜以健胃，辛甘化阳，温肺复气，用于治疗肺痿，药力较甘草汤大，较炙甘草汤、麦门冬汤小。

【原文】《千金》桂枝去芍药加皂荚汤　治肺痿吐涎沫。

桂枝　生姜各三两　甘草二两　大枣十枚　皂荚一枚（去皮子，炙焦）

上五味，以水七升，微微火煮，取三升，分温三服。

【注释】① 吐涎沫：《千金方衍义》作"吐涎沫不止"。

② 大枣十枚：《千金方衍义》作"大枣十二枚"。

【白话解】《千金》桂枝去芍药加皂荚汤治疗肺痿吐涎沫者。

【解析】本方桂枝汤去芍药，辛甘温剂以护胃建中，皂荚入煎剂，攻逐痰浊。有学者认为皂荚攻逐痰浊，治疗实证；肺痿是虚证，是热证，加皂荚恐非适宜，应将肺痿改为肺痈颇合医理。

【原文】《外台》桔梗白散　治咳而胸满，振寒脉数，咽干不渴，时出浊唾腥臭，久久吐脓如米粥者，为肺痈。

桔梗　贝母各三分　巴豆一分（去皮，熬，研如脂）

上三味，为散，强人饮服半钱匕，羸者减之。病在膈上者吐脓血，膈下者泻出，若下多不止，饮冷水一杯则定。

【白话解】《外台》桔梗白散治疗咳嗽胸满，寒战脉数，口咽干燥但不甚渴，时常吐出腥臭浊痰，时间久后吐出形如米粥样的脓血痰，这是肺痈病。

【解析】本条论述与桔梗汤证同，但方不同。本方即《伤寒论》中的三物白散。方中桔梗宣肺排脓，贝母清热化痰，巴豆泻下。与桔梗汤相比，本方所治为肺痈重症。

【原文】《千金》苇茎汤　治咳有微热，烦满，胸中甲错，是为肺痈。

苇茎二升　薏苡仁半升　桃仁五十枚　瓜瓣半升

上四味，以水一斗，先煮苇茎，得五升，去滓，内诸药，煮取二升，服一升，再服当吐如脓。

【白话解】《千金》苇茎汤治疗咳嗽，低热，胸中烦闷，胸部皮肤粗糙如鳞甲交错状的肺痈病。

【解析】本方有清肺化痰，活血排脓之效。方中苇茎清肺泻热；薏苡仁、瓜瓣下气排脓，善消内痈；桃仁活血祛瘀。本方为治疗肺痈常用方剂，无论肺痈将成或已成，均可服用。

【原文】肺痈胸满胀，一身面目浮肿，鼻塞清涕出，不闻香臭酸辛，咳逆上气，喘鸣迫塞，葶苈大枣泻肺汤主之。方见上，三日一剂，可至三四剂，此先服小青龙汤一剂乃进。小青龙汤方见咳嗽门中。

【白话解】肺痈病，胸部胀满，全身及面目浮肿，鼻塞流清涕，闻不出香、臭、酸、辛等气味，咳嗽气逆，喉中痰涎壅盛而发出喘鸣声，用葶苈大枣泻肺汤主治。

【解析】本条主要论述肺痈病实邪壅闭的证治。痈在肺，故肺气壅滞，胸满而胀；通调失职，水气失司而泛溢，故一身面目浮肿；肺气郁闭，其窍不利，故鼻塞流涕，不闻香臭；肺气不宣，故咳逆喘鸣。证属肺实气闭，故用葶苈大枣泻肺汤宣泻肺气。

奔豚气病脉证治第八

【原文】师曰：病奔豚，有吐脓，有惊怖，有火邪，此四部病，皆从惊发得之。师曰：奔豚病从少腹起，上冲咽喉，发作欲死，复还止，皆从惊恐得之。

【注释】① 奔豚：豚为小猪，有谓系江豚。奔豚即指奔豚气病，是形容症状如豚之奔窜，故名。

② 吐脓：指吐脓血。

③ 惊怖：因惊吓而生恐怖。

④ 火邪：谓误用温针、艾灸、火熏等疗法所引起的病变。

⑤ 惊发：惊，精神刺激；发，犹言"始"也，诱发、发作。

⑥ 复还止：复，又；还，通"旋"，时间副词，相当于"便""立即"；止，病证缓解。

【白话解】老师说：疾病中有气往上冲的奔豚，有吐脓，有惊怖，有火邪，这四种病都是因为惊恐，使精神受到刺激而发生的。老师说：奔豚病发作的时候，病人自觉气从少腹部向上冲到咽喉，非常剧烈，痛苦得像要死去一样，病证缓解便又和正常人一样。这种病是由于惊恐，使精神受到刺激引起的。

【解析】本条论述奔豚气病的病因和症状。奔豚、吐脓、惊怖、火邪等"四部病，皆从惊发得之"。"奔豚"确与惊恐密切相关，如《诸病源候论》即认为奔豚病"起于惊恐忧思所生"；"惊怖"乃指不良情志因素所致的精神症状；"火邪"据《伤寒论》太阳病篇的记载，多因火邪而发生惊证，不是因惊而得火邪；至于"吐脓"，可能为原有蓄脓，因惊而吐之。

奔豚气病的症状，发作时先从少腹起，继而自觉有气从少腹上冲至心胸或咽喉，此时病人极度痛苦，难以忍受，随即便停止，恢复如常。

【原文】奔豚气上冲胸，腹痛，往来寒热，奔豚汤主之。

奔豚汤方

甘草　芎䓖　当归各二两　半夏四两　黄芩二两　生葛五两　芍药二两　生姜四两　甘李根白皮一升

上九味，以水二斗，煮取五升，温服一升，日三夜一服。

【注释】往来寒热：指寒热交替，与恶寒发热的寒热并作不同。

【白话解】奔豚病发作的时候，其气上逆，直冲到胸部，同时有腹痛，并有恶寒与发热交替出现的症状，应用奔豚汤主治。

【解析】本条论述肝郁奔豚的证治。病由惊恐恼怒，肝气郁结化热，随冲气上逆所致。肝郁则气滞，气滞则血行不畅，故腹中疼痛；肝与胆相表里，肝郁则少阳之气不和，所以往来寒热。但此往来寒热是奔豚气发于肝的特征，并非所有奔豚必具之症。治用奔豚汤养血平肝，和胃降逆。方中甘李根白皮专治奔豚气，葛根、黄芩清火平肝，芍药、甘草缓急止痛，半夏、生姜和胃降逆，当归、川芎养血调肝。通过两调肝脾，则气冲腹痛、往来寒热等症，均可消失。

【原文】发汗后，烧针令其汗，针处被寒，核起而赤者，必发奔豚，气从小腹上至心，灸其核上各一壮，与桂枝加桂汤主之。

桂枝加桂汤方

桂枝五两　芍药三两　甘草二两（炙）　生姜三两　大枣十二枚

上五味，以水七升，微火煮取三升，去渣，温服一升。

【注释】① 烧针：针灸治疗中的一种方法。

② 针处被寒，核起而赤者：指进针处为寒邪所袭，发生如核状的红肿硬结。

③ 壮：针灸学术语。灸法中每烧一个艾炷，称为一壮。

【白话解】使用汗法后，再用烧针法又使汗出。烧针时，肌肤外露，针处容易为寒邪所袭，发生如核状的红肿硬结，这一定会诱发奔豚。气从小腹上冲到心胸部，处理方法为外用灸法灸其核上一壮，内服桂枝加桂汤。

【解析】本条论述因发汗不当，复感寒邪，腠理闭郁，气机升降不利所诱发的奔豚气病证治。同前奔豚汤一样，此也须先经历过惊恐刺激，有惊恐气乱而下的潜在病机，现又因"烧针令其汗，针处被寒，核起而赤"诱发奔豚气病发作。"发汗、烧针令汗、被寒"是诱发本条奔豚发作的主要因素。汗为心之液，一汗再汗，心阳受损，复又感寒，腠理闭塞，气机升降出入受阻，引动逆乱之气"从小腹上至心"。正虚之处便是邪犯之地。外治以灸其核上各一壮，散其局部寒邪和瘀滞，内服桂枝加桂汤，平冲降逆。其中桂枝汤解表散寒，开泄腠理，恢复气机升降出入。关于加桂，一说加桂枝，增强解表散寒之力，恢复气机升降出入全面有序状态；一说加肉桂，引上逆之气归原。

【原文】发汗后，脐下悸者，欲作奔豚，茯苓桂枝甘草大枣汤主之。

茯苓桂枝甘草大枣汤方

茯苓半斤　甘草二两（炙）　大枣十五枚　桂枝四两

上四味，以甘澜水一斗，先煮茯苓，减二升，内诸药，煮取三升，去滓，温服一升，日三服（甘澜水法：取水二斗，置大盆内，以杓扬之，水上有珠子五六千颗相逐，取用之）。

【注释】脐下：指脐以下小腹部。

【白话解】使用汗法后而觉脐下悸动，这是将发奔豚病的征兆，应用茯苓桂枝甘草大枣汤主治。

【解析】本条论述发汗后欲作奔豚之证治，与前桂枝加桂汤证似相近然又有别。病机相近处乃两者皆与发汗心阳受损相关，有别处在于前条为必发奔豚，此条为欲作奔豚。前条见"气从小腹上至心"，病较重，本条仅见"脐下悸"，病较轻。汗后心阳虚不能下制肾水，下焦水饮妄动，致脐下悸动，出现欲作奔豚之势。治以茯苓桂枝甘草大枣汤，培土制水。方中煎药使用甘澜水，意在"扬之令轻，使不益肾邪也"。

胸痹心痛短气病脉证治第九

【原文】师曰：夫脉当取太过不及，阳微阴弦，即胸痹而痛，所以然者，责其极虚也。今阳虚知在上焦，所以胸痹、心痛者，以其阴弦故也。

【注释】① 太过不及：指脉象的异常，盛于正常的为太过，不足于正常的为不及，太过为邪气盛，不及为正气虚。

② 阳微阴弦：阳，寸关尺三部脉寸脉；微，脉微，阳气虚弱；阴，寸关尺三部脉尺脉；弦，脉弦，邪气阻滞。

③ 胸痹而痛：胸痹，即胸痛，胸闷，胸痞，胸紧，胸急；痛，疼痛。

④ 极虚：指胸中阳气极其虚弱。

【白话解】老师说：在通常情况下，诊脉当权衡太过（实证）与不及（虚证），寸脉微、尺脉弦，为胸痹；这是什么原因造成的？致病原因是极度虚弱。根据阳虚病变证机在上焦，所以胸痹、心痛是邪气阻滞经气脉络的缘故。

【解析】论述胸痹、心痛的病因病机。切脉应首辨"太过"与"不及"，以判别邪正虚实。"阳微阴弦"是脉太过与不及的体现。此不单指脉象，更重要的是提示病机。"阳微"轻取即脉微，为上焦阳气不足、胸中阳气不振之象；"阴弦"指重取脉弦，为阴寒盛、痰湿水饮内停之征。"阳微"与"阴弦"并见，说明胸痹、心痛的病机是上焦阳虚，痰湿阴寒水饮内盛，阴乘阳位，痹阻胸阳，邪正相搏而成，但关键在于胸中阳气虚，故曰"责其极虚也"。"今阳虚知在上焦，所以胸痹、心痛者，以其阴弦故也"，是进一步强调胸痹、心痛以上焦阳气虚为发病之本，痰湿阴寒盛为发病之标，二者是导致胸痹、心痛发病的两个基本条件，缺一不可。

【原文】平人无寒热，短气不足以息者，实也。

【注释】① 平人：指平常无病之人。

② 实也：实，并非局限于实证，而是虚实夹杂证以实为主。

【白话解】病人似正常人，无寒热，只是气短不足以息，病变证机属于虚实夹杂以实为主。

【解析】论述邪实内阻所致胸痹、心痛的病机。"平人"指某些胸痹、心痛患者在未发病前貌似常人。但可以在不感受外邪、无恶寒发热表证的情况下，突然发生胸膈痞塞、短气不足以息等症状，这是阴邪壅滞胸中、阻碍气机升降所致，故曰"实也"。

【原文】胸痹之病，喘息咳唾，胸背痛，短气，寸口脉沉而迟，关上小紧数，瓜蒌薤白白酒汤主之。

瓜蒌薤白白酒汤方

瓜蒌实一枚（捣）　薤白半斤　白酒七升

上三味，同煮，取二升，分温再服。

【注释】① 喘息咳唾：喘息，呼吸困难；唾，唾涎。

② 迟：非脉迟慢之迟，乃迟滞不利之意。

③ 数：非脉快速之数，乃躁动不宁之象。

④ 关上小紧数：关，关脉；上，部位；数，薮也，引申为明显，突出。

⑤ 白酒：米酒。

【白话解】胸痹的表现是气喘，呼吸困难，咳嗽，唾涎，胸背疼痛，气短，寸口脉沉而迟，关上脉小紧明显，其治可选用瓜蒌薤白白酒汤。

【解析】论述胸痹病发作时的典型证候、治法及主方。胸痹病的主症是喘息咳唾、胸背痛、短气，其中胸背痛、短气是辨证关键。胸阳不振，阴邪阻滞，胸背之气痹而不通，故胸背痛；邪阻气滞，气机失畅，故有短气、呼吸迫促；阴邪上乘阳位，肺失宣降，故喘息咳唾；寸口脉沉而迟，寸脉主候上焦，沉迟主胸阳不振，与"阳微阴弦"中的"阳微"脉同义；关上小紧数，主中焦停饮、阳虚阴盛，与"阳微阴弦"中的"阴弦"脉同义。本条脉象虽与阳微阴弦表述相异，其理却相同。瓜蒌薤白白酒汤具有宣痹通阳、豁痰下气之功，为治疗胸痹病之主方，亦是宣痹通阳法的代表方。

【原文】胸痹不得卧，心痛彻背者，瓜蒌薤白半夏汤主之。

瓜蒌薤白半夏汤方

瓜蒌实一枚（捣）　薤白三两　半夏半斤　白酒一斗

上四味，同煮，取四升，温服一升，日三服。

【注释】① 不得卧：指不能平卧，卧则胸中憋气。

② 心痛彻背：是牵引性疼痛，其痛由胸牵引到背。

【白话解】胸痹的表现是不得躺卧，心痛牵引至背部，其治可选用瓜蒌薤白半夏汤。

【解析】论述痰饮壅盛的胸痹证治。胸痹病由"喘息咳唾、短气"发展到"不得卧"，由"胸背痛"发展到"心痛彻背"（心胸部疼痛牵扯到背部），则较上条所论为剧，说明痹阻程度进一步加重。其病机为痰饮较盛，壅塞胸中，痹阻心肺，气机不利。故其治是用瓜蒌薤白半夏汤，即在瓜蒌薤白白酒汤的基础上，加半夏以逐其痰饮，降其逆气。

【原文】胸痹，心中痞，留气结在胸，胸满，胁下逆抢心，枳实薤白桂枝汤主之；人参汤亦主之。

枳实薤白桂枝汤方

枳实四枚　厚朴四两　薤白半斤　桂枝一两　瓜蒌实一枚（捣）

上五味，以水五升，先煮枳实、厚朴，取二升，去滓，内诸药，煮数沸，分温三服。

人参汤方

人参　甘草　干姜　白术各三两

上四味，以水八升，煮取三升，温服一升，日三服。

【注释】① 心中痞：《玉函》作"心下痞"，指胃脘部位有痞塞不通之感。

② 留气结在胸：留，蕴结；留气，浊气蕴结；结，阻结。

③ 胁下逆抢心：指胁下气逆冲胸。

【白话解】胸痹证的表现是心中痞，病变证机是邪气留结在胸，胸满，胁下浊气逆行心胸，因病变证机不同，其治或选用枳实薤白桂枝汤，或可选用人参汤。

【解析】论述胸痹偏实和偏虚的证治。胸痹为阳虚阴盛的虚实夹杂证，但有偏实与偏虚证之异。条首冠以"胸痹"，提示当有"喘息咳唾，胸背痛，短气"主症。此外尚有胃脘部痞闷、胸满、胁下之气上逆攻冲心胸等兼症，说明胸阳痹阻，气机郁滞，病势不但由胸膺部向下扩展到胃脘两胁之间，且胁下之气逆而上冲，形成胸胃同病的证候。当以方测证分析。如偏实证者，可有腹胀、大便不畅、舌苔厚腻、脉弦紧，此为阴寒邪气偏盛，停痰蓄饮为患，当急治其标实，法宜宣痹通阳，泄满降逆，方用枳实薤白桂枝汤。偏虚证者，可兼见四肢不温、倦怠少气、语声低微、大便溏泄、舌淡、脉沉迟无力等症，乃中焦阳气虚衰，寒凝气滞所致，当从缓治其本虚，法宜温中助阳，振奋阳气，方用人参汤。

【原文】胸痹，胸中气塞，短气，茯苓杏仁甘草汤主之；橘枳姜汤亦主之。

茯苓杏仁甘草汤方

茯苓三两　杏仁五十个　甘草一两

上三味，以水一斗，煮取五升，温服一升，日三服，不差更服。

橘枳姜汤方

橘皮一斤　枳实三两　生姜半斤

上三味，以水五升，煮取二升，分温再服。

【注释】① 胸中气塞：包括胸闷、憋气、胸满、胸痛。

② 短气：气息不足以息，病变证机未必以虚为主，而有以痰饮阻滞为主者。

【白话解】胸痹证的表现是胸中气机壅塞，短气，因病变证机不同，其治或选用茯苓杏仁甘草汤，或选用橘枳姜汤。

【解析】论述饮阻气滞之胸痹轻症的不同证治。胸痹病原以"喘息咳唾，胸背痛，短气"为主症，而本条冠以"胸痹"，又言"短气"，不言"胸背痛"，但言"气塞"，可知此证无胸痛，而以胸中气塞（即患者自觉胸部憋闷，气机不通，似有窒息感）、短气为主要表现。且其方药作用平和，仅为行气化饮降逆之品，并无通阳宣痹之功，故本证属胸痹轻症。虽然本证总病机为饮阻气滞，但在病情上有偏重于饮邪和偏重于气滞的差别，故当同病异治而处以两方。若证属饮邪偏盛者，尚兼咳逆、吐涎沫、小便不利之症，此乃痰饮上乘、肺失宣降所致，当宣肺利气、化饮降逆，方用茯苓杏仁甘草汤。若证属气滞偏盛者，可兼见心下痞满、呕吐气逆、食少等症，此乃气滞不畅、水饮停胃之故，宜理气散结、温胃化饮，方用橘枳姜汤。

【原文】胸痹缓急者，薏苡附子散主之。

薏苡附子散方

薏苡仁十五两　大附子十枚（炮）

上二味，杵为散，服方寸匕，日三服。

【注释】缓急：指本病有发作性，不发作如无病为缓，发作而痛剧为急，着重在急字。

【白话解】胸痹阳虚寒湿证的表现是缓则如常人，急则痛苦不堪，其治可选用薏苡附子散。

【解析】本条论述胸痹急症的证治。既云胸痹，应有"喘息咳唾，胸背痛，短气"等症。以方测证可知其病发作突然，胸痛剧烈，且伴有四肢筋脉拘挛性疼痛等，此乃阴寒凝聚不散、阳气痹阻不通所致。治当用薏苡附子散，温经散寒、除湿止痛。

【原文】心中痞，诸逆，心悬痛，桂枝生姜枳实汤主之。

桂枝生姜枳实汤方

桂枝　生姜各三两　枳实五枚

上三味，以水六升，煮取三升，分温三服。

【注释】① 心中痞：指胃脘部有痞满之感。

② 诸逆：包括痰饮客邪而言，指胃有痰饮寒气，向上冲逆。

③ 心悬痛：指心窝部分向上牵引疼痛。

【白话解】心中痞塞，这是因为邪气逆乱阻结于心，其疼痛犹如悬挂牵引拘急疼痛，其治可选用桂枝生姜枳实汤。

【解析】论述寒饮气逆的心痛证治。此心中痞是指胃脘部痞闷不舒，因寒饮之邪停聚于胃，阳气不运所致。停留于心下的水饮、阴寒与胃气同时向上冲逆，故曰"诸逆"。寒凝心脉，阻滞不通，则心悬痛。治当温阳化饮、下气降逆，方用桂枝生姜枳实汤。本证当以胃脘部痞闷不舒、向上牵引疼痛、干呕或呕吐、胸闷为主症。其病机为寒饮停胃，上逆攻冲心胸，气机痞塞。治用桂枝生姜枳实汤，通阳化饮、下气降逆。

【原文】心痛彻背，背痛彻心，乌头赤石脂丸主之。

乌头赤石脂丸方

蜀椒一两（一法二分）　乌头一分（炮）　附子半两（炮，一法一分）　干姜一两（一法一分）　赤石脂一两（一法二分）

上五味，末之，蜜丸如梧子大，先食服一丸，日三服。不知，稍加服。

【注释】① 心痛彻背：彻，通也，透也。心痛牵引背部，或以心痛为主，或以背痛为主。

② 背痛彻心：背痛牵引心胸，或以背痛为主，或以心痛为主。

【白话解】心痛牵引背部，背痛牵引心胸，其治可选用乌头赤石脂丸。

【解析】论述阴寒凝结的心痛证治。阴寒上逆阳位，阳气痹阻，形成心窝部疼痛牵引到背部，背部疼痛又牵引到心窝，心背相互牵引的剧烈疼痛症。从方中多为大辛大热之品可知，应有四肢厥冷、冷汗自出、舌淡苔白、脉沉紧等症。对此阴寒凝结，寒气攻冲之心痛重症，治用乌头赤石脂丸，温阳逐寒、止痛救逆。

附方

【原文】九痛丸　治九种心痛。

附子三两（炮）　生狼牙一两（炙香）　巴豆一两（去皮心，熬，研如膏）人参　干姜　吴茱萸各一两

上六味，末之，炼蜜丸如梧子大，酒下，强人初服三丸，日三服；弱者二丸。兼治卒中恶，腹胀痛，口不能言。又治连年积冷，流注心胸痛，并冷冲上气，落马坠车血疾等，皆主之。忌口如常法。

【注释】 ① 卒中恶：指感受外来邪气而突然发作的疾病。

② 流注心胸痛：指心胸部疼痛，有时移动集中在这里，有时集中在那里。

【白话解】 九痛丸主治九种心痛。

【解析】 九痛丸为祛寒散结、杀虫温通之剂，主要适用于胸部及胃脘疼痛急性发作的病证，属阳虚阴寒内盛者。引起胸脘部疼痛之因有别，证型各异，故言九痛丸治九种心痛之说欠妥当。如悸心痛，多因心脾两虚，治当补益心脾；热心痛，多因邪热内盛，治当清热泻火解毒等，临证需辨证论治。

腹满寒疝宿食病脉证治第十

【原文】趺阳脉微弦，法当腹满，不满者必便难，两胠疼痛，此虚寒从下上也，当以温药服之。

【注释】① 趺阳：又名冲阳，为三部脉切脉部位之一，属足阳明胃，位于足背胫前动脉搏动处，以候脾胃病变。

② 便难：大便秘结。

③ 胠：胠（qū，音区），指胁部。《素问·五脏生成》王冰注"胁上也"。《说文》"腋下也"。

【白话解】趺阳脉见微弦，应当发生腹满，不腹满的人会有大便难，两胁疼痛，这是下焦寒气上逆所致，应当给予温药。

【解析】趺阳是胃脉，主中焦脾胃。趺阳脉见微弦，反映了两种病机："微"是中焦阳气不足，"弦"为肝经寒气上逆，脾胃虚寒，肝经寒气上逆，应当发生腹满，因脾主腹，脾胃阳气不足，肝木之气夹寒上逆，肝木侮土，影响脾运功能，运化失职，升降失司，气满不通故腹满。又两胠属肝经分布，肝气上逆，疏泄失职，气滞不通故胁痛；肝失疏泄，脾运无力，大肠传导功能受到寒气的影响，故大便秘结。以上诸症，均由上焦阳虚、下焦寒气上逆所致，虚则补之，寒则温之，为定治法，应当给予温药。

【原文】病者腹满，按之不痛为虚，痛者为实，可下之。舌黄未下者，下之黄自去。

【白话解】腹满的病人，腹部触诊，按之不痛的人属虚证，痛的人属实证，实证应当攻下。舌苔黄而没有使用攻下法的病人，使用攻下法后，黄苔自然消退。

【解析】腹满不仅由脾胃虚寒所致，还因肠胃实热引起。腹部触诊，按之不痛者属虚证，拒按而痛者属实证。虚者当温补，实者当攻下。除腹诊外，还必须结合舌诊，如舌苔黄厚干燥，则更可确定为肠胃实热证，使用攻下法后，黄苔自然随证候的消退而去。

【原文】腹满时减，复如故，此为寒，当与温药。

【白话解】腹部胀满时而减轻，逾时即恢复如旧，这是寒证，应当用温药治疗。

【解析】本条的腹满是由脾胃虚寒、运化功能减退所致。《素问·异法方宜论》所说的"脏寒生满病"，即指此而言。虚寒腹满的特点，为腹部胀满时而发作，时而减轻，逾时即恢复如旧。这是由于寒气为病，气聚则满，气散则减，聚散无定。从人体的抗病能力而言，本证虽属脾胃虚寒，但下焦真阳未伤，故阳气来复则腹满减退，阳气衰微则腹满如故。病属于寒，寒则温之，故当予温药治疗。

【原文】病者痿黄，躁而不渴，胸中寒实，而利不止者死。

【注释】① 痿黄：痿，同萎。痿黄，即皮肤颜色枯黄，暗淡不泽。

② 胸中寒实：胸中，《脉经》作"胃中"。胸中寒实，指实邪结于胸膈胃脘部的寒证。

【白话解】病人皮肤颜色枯黄，躁动但口不渴，有实邪结于胸膈胃脘部的寒证又见下利不止，多为死候。

【解析】病人皮肤颜色萎黄无华，为脾胃虚寒、脾气伤败所出现的色泽。口不渴为里寒无热。躁者心中烦，四肢躁动，为阳虚阴盛所致。胸中寒实，为胃脘胸膈部位实邪内结的寒证，临床上应有胸腹满胀等症状。然又见下利不止，此为脾气衰败、脏气下脱所致。综合上述证候，为正虚邪实、阴阳离决之象，所以预后不良。

【原文】寸口脉弦者，即胁下拘急而痛，其人啬啬恶寒也。

【注释】啬啬：啬（sè，音色），怕冷貌。

【白话解】寸口脉弦的人，胁下拘急而痛，怕冷。

【解析】寸口脉主表，弦脉主寒主痛。第一条弦脉见于趺阳，为脾胃虚寒，运化失常，寒气上逆。本条弦脉见于寸口，寸口为阳，如仅见外感寒邪，脉当浮而不应弦，弦为阴脉，说明里也有寒，阳为阴遏，故脉不见浮而见弦。外有寒邪故啬啬恶寒。弦脉又属肝，胁下为肝之分野，里寒阻滞肝经，故胁下拘急而痛。所以本条为表里俱寒的脉证，与第一条纯属里寒者不同。

【原文】夫中寒家，喜欠，其人清涕出，发热色和者，善嚏。

【注释】① 中寒家："中"读平声，即素体虚寒的人。

② 欠：呵欠。

③ 色和：面色正常。

【白话解】体虚寒的人，喜欢打呵欠，这类人（外感寒邪则）流清涕，发热而面色平和如常，爱打喷嚏。

【解析】体虚寒的人，喜欢打呵欠，这是由于阴寒内盛引阳入内所致。发热、善嚏、鼻流清涕，为外感寒邪，病尚在表，故面色平和如常，这是里阳未虚、寒邪在表的表现。

【原文】中寒，其人下利，以里虚也，欲嚏不能，此人肚中寒。

【注释】① 中寒："中"读去声，即受寒。

② 肚中寒：肚，《广雅》"胃谓之肚"。《千金要方》作"腹中痛气"。肚中寒，为寒邪侵犯脾胃，引起腹痛下利。

【白话解】寒邪犯里的人大便泄泻，这是因为脾胃虚寒，想打喷嚏而不能打出，这是因为腹中虚寒。

【解析】脾胃素虚的人阳气不足，感受寒邪，首先犯里，脾胃虚寒、清阳下陷，所以大便泄泻、腹痛。下利更伤脾中阳气，阳和则嚏，阳虚则欲嚏不能，不能达邪外出。

【原文】夫瘦人绕脐痛，必有风冷，谷气不行，而反下之，其气必冲，不冲者，心下则痞。

【注释】 ① 瘦人：指素体虚弱的人。

② 谷气不行：指大便不通。

【白话解】 素体虚弱的人脐周疼痛，大便不通，一定是感受了风寒外邪，若医者误用攻下通里法，必然出现气向上冲或者心下痞硬的症状。

【解析】 绕脐疼痛，大便不通，有虚有实。《伤寒论》239条："病人不大便五六日，绕脐痛，烦躁，发作有时者，此有燥屎，故使不大便也。"这是肠胃实热燥屎内结引起的证候，当通里攻下。若正气不足，素体虚弱，感受风寒外邪，往往影响脾胃功能，升降失司，气滞不通，故见谷食不消、大便不通、脐周疼痛，这是虚实夹杂证。而医者误用攻下通里，则更伤脾胃阳气，如正气尚有抗药能力，则有气向上冲的感觉，否则就造成心下痞硬的证候。

【原文】 病腹满，发热十日，脉浮而数，饮食如故，厚朴七物汤主之。

厚朴七物汤方

厚朴半斤　甘草　大黄各三两　大枣十枚　枳实五枚　桂枝二两
生姜五两

上七味，以水一斗，煮取四升，温服八合，日三服。呕者加半夏五合，下利去大黄，寒多者加生姜至半斤。

【白话解】 腹满的患者，发热十天，脉仍浮数，能正常饮食，用厚朴七物汤治疗。

【解析】 发热十日而脉仍浮数，为表邪未解；又见腹满，知邪已入里，肠胃实邪内结，里证甚于表证，表里同病。然饮食如故，说明腹满里证尚未影响正常饮食，还没有达到"不欲食"的程度，故仍可以表里双解，而着重于治里。厚朴七物汤中，用厚朴三物行气除满通便，以除腹满；用桂枝去芍药汤解表，以解表热。

【原文】 腹中寒气，雷鸣切痛，胸胁逆满，呕吐，附子粳米汤主之。

附子粳米汤方

附子一枚（炮） 半夏半升 甘草一两 大枣十枚 粳米半升

上五味，以水八升，煮米熟，汤成，去滓，温服一升，日三服。

【注释】雷鸣切痛：雷鸣，即肠鸣音显著；切痛，谓痛之甚者。

【白话解】腹中阴寒内盛，肠鸣音亢进，腹痛剧烈，胸胁胀满，呕吐，用附子粳米汤治疗。

【解析】因腹中阴寒内盛，脾胃阳气不足，致肠鸣音亢进、腹痛剧烈。寒气上逆则胸胁胀满，寒气犯胃、胃气不降则呕吐。总之是脾阳不足、阴寒内盛的腹满证，故以温阳散寒为治，方用附子粳米汤。方中附子温阳散寒，半夏降逆止呕，甘草、大枣、粳米缓中和胃。

【原文】痛而闭者，厚朴三物汤主之。

厚朴三物汤方

厚朴八两 大黄四两 枳实五枚

上三味，以水一斗二升，先煮二味，取五升，内大黄，煮取三升，温服一升，以利为度。

【注释】闭：指大便秘结不通。

【白话解】腹部胀满疼痛，大便秘结不通，用厚朴三物汤治疗。

【解析】痛而闭，《脉经》作"腹满痛"，可见本证主要为腹部胀满疼痛，大便秘结不通，为肠胃实热内结、气滞不通，且以气滞为主，故不用承气汤而用厚朴三物汤。方中厚朴为君，重用至八两，以除满行气；大黄、枳实行气通便，三物相伍为行气通下之剂。

【原文】按之心下满痛者，此为实也，当下之，宜大柴胡汤。

大柴胡汤方

柴胡半斤　黄芩三两　芍药三两　半夏半升（洗）　枳实四枚（炙）
大黄二两　大枣十二枚　生姜五两

上八味，以水一斗二升，煮取六升，去滓，再煎，温服一
升，日三服。

【白话解】胸胁胃脘部按上去胀满疼痛者，属于实证，应当
使用攻下法，用大柴胡汤治疗。

【解析】本条为腹满实证的证治。辨证重点在于"按之心下
满痛"，所谓"心下"，即胸胁胃脘部，病位较高，心下满痛按之
甚，可知内有实邪，实当攻下，故用大柴胡汤。大柴胡汤以柴
胡、黄芩、半夏和解表里，大黄、枳实通里攻下，芍药和里缓
急，生姜、大枣和胃。以药测证，可知本证尚有寒热往来、呕
吐、大便闭结、腹中疼痛等表现。

【原文】腹满不减，减不足言，当须下之，宜大承气汤。方见
前痉病中。

【白话解】腹部胀满疼痛不缓解，或没有明显缓解，应当攻
下通便，用大承气汤治疗。

【解析】腹满疼痛，是实热燥屎内结证候的主症之一，但应
与虚证腹满相鉴别。虚者肠胃内无实邪，故腹满时作时减；实者
肠胃内有实邪，故腹满不减，呈持续性。若腹满时有减轻，就必
须考虑无形之气所作，不足以言承气汤证。同时还必须结合其他
情况，如有舌苔黄厚干燥，脉迟紧或滑数，腹痛拒按，大便闭
结，日晡潮热，甚至精神错乱、谵妄等症状，才可应用通里攻下
的大承气汤。大承气汤苦寒攻下，大黄攻实，芒硝软坚，厚朴除
满，枳实消痞，是峻下之剂，须谨慎使用。

【原文】心胸中大寒痛，呕不能饮食，腹中寒，上冲皮起，
出见有头足，上下痛而不可触近，大建中汤主之。

大建中汤方

蜀椒二合（去汗）　干姜四两　人参二两

上三味，以水四升，煮取二升，去滓，内胶饴一升，微火煎取一升半，分温再服，如一炊顷，可饮粥二升，后更服，当一日食糜，温覆之。

【注释】 ① 心胸中大寒痛：寒痛，说明腹痛性质属寒；心胸，说明病变部位在心下胃脘及腹部，病变范围较广泛。

② 上冲皮起，出见有头足：形容腹中寒气攻冲，腹皮突起，似乎有头足状的块状物向上向下冲动。

③ 如一炊顷：约当烧一顿饭的时间。

④ 食糜：只能吃稀饭。

【白话解】 自腹中连及心胸剧烈寒性疼痛，呕吐不能饮食，腹中寒气攻冲，似有物突起，高出皮肤，好像有头足状的块状物，疼痛剧烈以致不可触近，用大建中汤治疗。

【解析】 本证为中焦寒盛、脾阳衰微所致。心胸中大寒痛，说明疼痛剧烈，范围广泛，自腹中连及心胸。由于寒邪内盛、冲逆无制，故见腹中有物突起，高出皮肤，好像有头足状的块状物（实际上是肠型）。寒邪攻冲、气机逆乱，故疼痛剧烈以致不可触近。寒邪犯胃、胃气上逆，故呕吐不能饮食。由于本证中阳虚弱、阴寒内盛，故用大建中汤培建中气、温中散寒。方中饴糖建中缓急，配人参培建中气；蜀椒、干姜温中散寒。因本证虽上下内外阴寒盛，而发病之因仍为中焦脾胃虚寒，大建中汤扶助中焦阳气，扶正即所以祛邪，缓急即所以止痛也。

【原文】 胁下偏痛，发热，其脉紧弦，此寒也，以温药下之，宜大黄附子汤。

大黄附子汤方

大黄三两　附子三枚（炮）　细辛二两

上三味，以水五升，煮取二升，分温三服；若强人煮取二升半，分温三服。服后如人行四五里，进一服。

【白话解】 胁下偏痛，发热，脉象弦紧，这属于寒证，应当用温下法，用大黄附子汤治疗。

【解析】 "胁下偏痛"不能拘于胁下，还包括两胁和腹部。"发热"也不是表证，如是表证发热脉当浮数，今发热脉紧弦，系寒实内结，阳被阴郁所致。在临床上本证还应有恶寒肢冷、大便秘结、舌苔黏腻等症状。"其脉紧弦"，主寒主痛，说明寒实内结的病机，故以温下法，非下不能去其实，非温不能散其寒。大黄附子汤用大黄攻下通便，附子、细辛温经散寒止痛。

【原文】寒气厥逆，赤丸主之。

赤丸方

茯苓四两　半夏四两（洗）　乌头二两（炮）　细辛一两

上四味，末之，内真朱为色，炼蜜丸如麻子大，先食酒饮下三丸，日再夜一服。不知，稍增之，以知为度。

【注释】① 厥逆：有两种含义，指病机和症状。

② 真朱：朱砂的别名。

③ 麻子大：如大麻子样大小。

【白话解】寒气上逆，用赤丸方治疗。

【解析】本条叙证简略，《脉经》无此条，《医宗金鉴》认为有脱简，历来注家意见不一。如以药测证，则本条病机应为脾肾虚寒、水饮上逆。方中用乌头、细辛温中散寒止痛，可见腹痛较明显；用茯苓、半夏化饮止呕，可见有心下悸、呕吐。文中指出"寒气厥逆"，可见阴寒腹痛剧烈，甚则四肢逆冷、冷汗出。

【原文】腹痛，脉弦而紧，弦则卫气不行，即恶寒，紧则不欲食，邪正相搏，即为寒疝。绕脐痛，若发则白津出，手足厥冷，其脉沉弦者，大乌头煎主之。

大乌头煎方

乌头大者五枚（熬，去皮，不㕮咀）

上以水三升，煮取一升，去滓，内蜜二升，煎令水气尽，取二升，强人服七合，弱人服五合。不差，明日更服，不可一日再服。

【注释】白津：为白汗之误。

【白话解】腹痛，脉弦而紧，弦脉说明（寒邪侵袭）卫阳被遏则恶寒，紧脉则（寒邪侵袭，胃阳衰微）不想进食，正邪相搏，发为寒疝。（寒疝发作则）绕脐腹痛，迫使冷汗出，手足逆冷，如果脉沉弦，用大乌头煎治疗。

　　【解析】仲景以脉论证，脉弦而紧，弦与紧脉皆为阴脉，主寒主痛。弦则卫气不行，说明寒邪侵袭，卫阳被遏，不能正常运行而恶寒。紧为寒邪侵袭，胃阳衰微，不能纳谷，故不欲食。寒邪伤及内外，阳气起而直争，正邪相搏，发为寒疝。疝者痛也，因寒而发，故名寒疝。绕脐腹痛，为阴寒内结、正邪相搏于脐腹部所致，是寒疝的主要症状。寒疝发作疼痛剧烈，迫使冷汗出，说明寒疝发作时的剧烈程度。手足厥冷，为阴阳之气不相顺接，阳气衰微不能达于四肢。此时脉由弦紧转为沉紧，呈内寒极盛之象，宜用大乌头煎破积散寒止痛。方中乌头大热大毒，单行力专，白蜜缓和乌头的毒性，且有缓和疼痛、延长药效的作用。方后云：强人服七合，弱人服五合，不可一日再服。可知本方药力峻烈，需谨慎使用。

　　【原文】寒疝腹中痛，及胁痛里急者，当归生姜羊肉汤主之。

　　当归生姜羊肉汤方

　　当归三两　生姜五两　羊肉一斤

　　上三味，以水八升，煮取三升，温服七合，日三服。若寒多者，加生姜成一斤；痛多而呕者，加橘皮二两、白术一两。加生姜者，亦加水五升，煮取三升二合，服之。

　　【白话解】寒疝者发生腹痛以及胁痛，用当归生姜羊肉汤方治疗。

　　【解析】一般说来，寒疝为阴寒痼冷、结聚不散所致，故典型症状为绕脐痛，若发则白汗出，手足逆冷。而本条为血虚寒气迫于血脉所致，证情较轻，仅见胁腹部疼痛。上下两条有虚实缓急的不同。本条为寒疝轻症，属血虚寒邪乘虚侵入血分所致。血虚则脉道不营，寒多则血脉挛急，故腹痛、胁痛。因证属血虚寒凝，故以当归生姜羊肉汤养血散寒，方中当归养血，羊肉温补，生姜散寒。

　　【原文】寒疝腹中痛，逆冷，手足不仁，若身疼痛，灸刺诸

药不能治，抵当乌头桂枝汤主之。

乌头桂枝汤方

乌头

上一味，以蜜二斤，煎减半，去滓，以桂枝汤五合解之^①，得一升^②后，初服二合，不知，即服三合，又不知，复加至五合。其知者，如醉状，得吐者，为中病^③。

桂枝汤方

桂枝三两（去皮）　芍药三两　甘草二两（炙）　生姜三两　大枣十二枚

上五味，剉，以水七升，微火煮取三升，去滓。

【注释】① 解之：纯蜜煎乌头减半则药汁浓厚，用桂枝汤汁溶解。

② 得一升：以蜜煎乌头汁五合和桂枝汤汁五合凑成一升。

③ 其知者，如醉状，得吐者，为中病："其知者"是有效的意思；"如醉状"是服乌头的药物反应，说明药力已够，证候已解；"得吐者"说明达到饱和药量。对这一句不可拘泥，因乌头的中毒量和有效量相当接近，必须掌握。

【白话解】寒疝的人腹痛，四肢逆冷，手足麻木，如果全身疼痛，仅以灸刺外治或服温里散寒的药物治疗没效果，应当用乌头桂枝汤治疗。

【解析】腹痛、四肢逆冷是阴寒内结寒疝的必有证候。手足不仁，为寒邪凝滞筋脉所致。身疼痛，为寒邪痹阻于表、营卫不和所致。表里内外皆寒，气血营卫不和，仅以灸刺外治或服温里散寒的药物，往往不能治愈疾病，故当用乌头桂枝汤。乌头散里寒，桂枝汤解表寒，也为表里同治之法。

【原文】其脉数而紧乃弦，状如弓弦，按之不移。脉数弦者，当下其寒。脉紧大而迟者，必心下坚。脉大而紧者，阳中有阴，可下之。

【白话解】若这个人脉数且紧则是弦脉，形状像弓弦，用手重按也不移动。弦脉的人，应当攻下其寒。脉紧大而迟的人，一定有心下坚硬。脉大而紧的人，为阳中有阴，用温下法治疗。

【解析】本条指出寒实可下证的脉象和治法。同时也说明一种脉象可以出现于多种不同性质的疾病中，故必须结合证候和兼见脉象，才能掌握疾病的本质。状如弓弦，用手重按也不移动，是形容数与紧相结合的弦脉形态。脉可分阴阳，数、大为阳脉，弦、紧、迟为阴脉。如数中带弦，或大而兼紧或迟，而且症见心下坚硬，则数与大表示邪盛，弦、紧、迟为内寒，这是"阳中有阴"寒实证的脉象，当用温下法治疗。

附方

【原文】《外台》乌头汤　治寒疝腹中绞痛，贼风入攻五脏，拘急不得转侧，发作有时，使人阴缩，手足厥逆。方见上。

【注释】①《外台》乌头汤：为乌头桂枝汤，但药量有出入［乌头十五枚（炮），桂心六两，芍药四两，甘草二两，生姜一斤，大枣十枚］。名为《外台》乌头汤，实出《千金要方·治诸风方》中的贼风方。

② 贼风：侵犯人体引起疾病的外邪。

③ 阴缩：指外生殖器因受寒而上缩。

【白话解】《外台》乌头汤治疗寒疝腹中绞痛，为外邪攻入五脏，身体拘急不能转侧，有发作性，使人外生殖器上缩，四肢逆冷。

【解析】本方即乌头桂枝汤，因病证较重，见腹中绞痛，甚至不得转侧，有发作性，使人外生殖器上缩，四肢逆冷，所以药量较大。

【原文】《外台》柴胡桂枝汤　治心腹卒中痛者。

柴胡四两　黄芩　人参　芍药　桂枝　生姜各一两半　甘草一两　半夏二合半　大枣六枚

上九味，以水六升，煮取三升，温服一升，日三服。

【白话解】《外台》柴胡桂枝汤治疗突然产生的心腹部疼痛。

【解析】"心腹卒中痛"，为突然感受外邪而引起的心腹部疼痛。柴胡桂枝汤表里双解，以桂枝汤调和营卫，以小柴胡汤和解表里。本证除心腹部猝痛外，还有胸胁苦满、呕吐、汗出、恶寒、发热等。

【原文】《外台》走马汤　治中恶心痛腹胀，大便不通。

巴豆二枚（去皮心，熬）　杏仁二枚

上二味，以棉缠，捶令碎，热汤二合，捻取白汁饮之，当下。老小量之。通治飞尸鬼击病。

【注释】① 飞尸：其病突然发作，迅速如飞。症状是心腹刺痛，气息喘急，胀满上冲心胸。

② 鬼击：指不正之气突然袭击人体。症状是胸胁腹内绞急切痛，或兼见吐血、衄血、下血。

【白话解】《外台》走马汤治疗邪气侵袭人体引起的心胸疼痛、腹部胀满、大便不通。

【解析】胸腹突然壅塞不通，大便闭，腹胀痛，必须用峻烈之品攻结，用巴豆急开之，使其或吐或下；佐杏仁以利肺与大肠之气。

【原文】问曰：人病有宿食，何以别之？师曰：寸口脉浮而大，按之反涩，尺中亦微而涩，故知有宿食，大承气汤主之。

【白话解】问：如何辨别病人有宿食？老师回答说：寸脉浮大，重按反而不流利，尺脉重按亦微涩，由此知有宿食，可用大承气汤治疗。

【解析】寸口即寸脉，尺中即尺脉。本条以寸尺脉对举，以说明宿食停滞较久的证候。寸脉浮大而有力，重按反而不流利，尺脉重按亦微涩，这是宿食久停、肠胃气滞不畅的表现，当用大承气汤通里攻下。

【原文】脉数而滑者，实也，此有宿食，下之愈，宜大承气汤。

【白话解】脉滑数，属于实证，这是有宿食，用攻下法能治愈，用大承气汤。

【解析】滑脉主食积内停，数脉主里热内盛，脉滑数为食积肠胃、气机壅滞不甚的表现。本条与上条滑与涩相对，说明气机壅滞的轻重和宿食病证的新久。宿食为实，宜以攻下，用大承气汤。

【原文】下利不欲食者，有宿食也，当下之，宜大承气汤。

大承气汤方　见前痉病中。

【白话解】腹泻而食欲不振的人，这是因为有宿食，应当用攻下法，用大承气汤。

【解析】这里体现通因通用的治法。现在虽然腹泻，而仍不欲食，可知宿食尚留滞未去，即所谓伤食恶食。如没有脾胃虚寒证候，仍宜大承气汤攻下。

【原文】宿食在上脘，当吐之，宜瓜蒂散。

瓜蒂散方

瓜蒂一分（熬黄）　赤小豆一分（煮）

上二味，杵为散，以香豉七合煮取汁，和散一钱匕，温服之。不吐者，少加之，以快吐为度而止。亡血及虚者，不可与之。

【白话解】宿食停在上脘，应当用吐法，用瓜蒂散。

【解析】宿食病而泛泛欲吐，说明食积于胃脘，正气抗病，可因势利导，其高者因而越之，用瓜蒂散涌吐。

【原文】脉紧如转索无常者，有宿食也。

【白话解】脉紧中兼滑的人是有宿食。

【解析】本条论述宿食病的脉象。脉紧如转索无常者，为紧中兼滑；乍紧乍不紧，为宿食内停。此脉为宿食停留、壅滞不通的表现。

【原文】脉紧头痛，风寒，腹中有宿食不化也。一云寸口脉紧。

【白话解】脉紧为风寒头痛或有宿食。

【解析】这里讲的是宿食与外感的鉴别。《脉经》作"寸口脉紧即头痛风寒，或腹中有宿食不化"。紧脉不专主宿食，亦为外感风寒的脉象。一般来说，外感风寒，多有头痛、发热、身疼痛的症状；如为腹中宿食不化，应有腹痛、胸痞等症状。

五脏风寒积聚病脉证并治第十一

【原文】肺中风者，口燥而喘，身运而重，冒而肿胀。

【注释】① 身运：运，同"晕"，指身体动摇不能自主。

② 冒：昏眩，神志不清。

【白话解】当肺中于风邪时，口舌干燥，身体动摇不能自主，昏眩而肿胀。

【解析】肺主气，肺气布津，通调水道，外合皮毛，开窍于鼻。肺受邪气侵袭，则出现一系列病理变化。当肺中于风邪时，则出现如下几种情况：一是肺不布津，故见口燥；二是肺气不能肃降，故见气逆上壅而喘；三是治节失职，故见身体动摇，不能自主；四是肺气不降而浊气上逆，故见时作昏冒；五是肺气不能通调水道，下输膀胱，以致气滞水停，出现肿胀。凡此种种，皆为肺中风的证候。

【原文】肺中寒，吐浊涕。

【白话解】当肺中于寒邪时，口吐黏痰。

【解析】当肺中于寒邪时，胸阳不振，津液聚而生成痰浊，故口吐黏痰。

【原文】肺死脏，浮之虚，按之弱如葱叶，下无根者死。

【注释】① 肺死脏：为肺气将绝而出现的一种真脏脉。出现这样的脉象为预后不良之征，故称为"死脏"。下文"肝死脏"等义同。

② 浮之：指轻按脉，浮取之义。

【白话解】肺气将绝时，脉浮取虚而无力，重按极其软弱，像葱叶那样中空而无根，多为死候。

【解析】肺气欲绝时，可出现肺的真脏脉，其脉浮取虚而无力，重按极其软弱，像葱叶那样中空而无根。见此脉象，说明肺气将绝，预后不良，故称为"肺死脏"。

【原文】肝中风者，头目𥆨，两胁痛，行常伛，令人嗜甘。

【注释】① 𥆨：通常是指肌肉不自主地跳动或颤动，这里用以形容头的颤动和眼皮的跳动。

② 行常伛：伛（yǔ，音同雨）。谓经常曲背而行。

【白话解】肝中于风的人，头目𥆨动，两胁疼痛，经常曲背而行，这类人多喜欢食用甘味的东西。

【解析】肝为风木之脏，主疏泄，喜条达，藏血，主筋，开窍于目，其位在胁下，胆附于中。其经脉布于两胁，连目系，上于颠顶。肝受邪气侵袭，则出现一系列的病变。肝中于风，风胜则动，故见头目𥆨动；风胜则筋脉拘急，伸展不能自如（血不养筋）而行常伛；筋脉拘急，其气横逆，故两胁痛；肝喜条达而苦于急，故嗜甘以缓其急。

【原文】肝中寒者，两臂不举，舌本燥，喜太息，胸中痛，不得转侧，食则吐而汗出也。《脉经》、《千金》云："时盗汗，咳，食已吐其汁。"

【注释】舌本：舌根。

【白话解】肝中于寒邪，两臂难举，舌根燥，常叹息，胸胁疼痛而不得转侧，若进食则呕吐、出汗。

【解析】肝中于寒邪，肝脉循喉咙，络舌本，寒邪久郁，化热伤津，故舌本燥；中寒则肝气被郁，气不通畅，故喜太息；肝脉布于胁肋，肝为寒郁，则失其条达之性，以致胸胁满痛而不得转侧；肝受寒则筋脉收引，胁痛连及肩，故两臂不举；胸胁疼痛发作则冷汗出；肝寒犯胃，故食则吐而汗出。

【原文】肝死脏，浮之弱，按之如索不来，或曲如蛇行者，死。

【注释】如索：谓脉搏重按如绳索之状。

【白话解】肝之真气欲绝时，轻按则弱，重按如绳索之状应手即去，不能复来，或曲如蛇行之状，多属死候。

【解析】肝脉本当弦，今轻按则弱，是肝失其职；重按应手即去，不能复来，或曲如蛇行之状，曲折逶迤而不能畅达，此为肝之真气已绝，故主死。

【原文】肝著，其人常欲蹈其胸上，先未苦时，但欲饮热，旋覆花汤主之。臣亿等校诸本旋覆花汤，皆同。

旋覆花汤方

旋覆花三两　葱十四茎　新绛少许

上三味，以水三升，煮取一升，顿服之。

【注释】①肝著：著，着也。肝着，病名。着是附着，此处指肝脏气血郁滞不行。

②常欲蹈其胸上：谓胸闷不舒，时常要重按其胸上。

③先未苦时：谓在疾病痛苦未发作之前。

【白话解】肝着的人胸闷不舒，时常重按其胸部，疾病未发作之前只想喝热的，用旋覆花汤治疗。

【解析】肝着，是肝脏气血郁滞，着而不行所致。胸胁痞闷不舒，甚或胀痛，故喜按揉其胸上。初起病在气分，得热饮则气机暂为通畅，故胸满等症稍减；及其已成，则经脉凝郁，虽饮热亦无益。治以旋覆花汤，下气散结，活血通络。

【原文】心中风者，翕翕发热，不能起，心中饥，食即呕吐。

【注释】翕翕：翕（xī，音同吸）。像羽毛盖在身上。

【白话解】心中风邪，像羽毛盖在身上一样微发热，不能起立行走，心中饥而食即呕吐。

【解析】心为火脏，主神明，主血脉。当心受邪气侵袭时，则出现一系列的病理变化。心中风邪，风为阳邪，汗为心液，风邪内扰，则发热而微汗出，亦即所谓"翕翕发热"。风邪耗灼津液，心气心阴受损，以致精神极度疲乏，而不能起立行走。胃有风热壅络，故心中饥而食即呕吐。

【原文】心中寒者，其人苦病心如噉蒜状，剧者心痛彻背，背痛彻心，譬如蛊注。其脉浮者，自吐乃愈。

【注释】① 噉：噉（dàn，音同淡），即啖。吃的意思。

② 蛊注："蛊"是毒虫，"注"是传染。中了蛊毒的人，死后又传染别人，名为"蛊注"。一说蛊注是指心腹烦痛、身重力乏的证候。这里是形容走注窜痛的特点。

【白话解】心中寒邪的人有食蒜后的辛辣感觉，病情重的人心痛彻背，背痛彻心，像中了蛊毒。脉浮的人呕吐后病愈。

【解析】心中寒邪，阳气闭塞不通，胸中懊憹不适，似痛非痛，似热非热，有食蒜后的辛辣感觉；若寒邪痼结较甚，则心阳被伤，故出现心痛彻背，背痛彻心，有如蛊注之象。脉浮则为病在上焦，正气有祛邪外出之势，故当以吐解。自吐，乃邪从上越，病当自愈。

【原文】心伤者，其人劳倦，即头面赤而下重，心中痛而自烦，发热，当脐跳，其脉弦，此为心脏伤所致也。

【注释】下重：指肛门下坠感，也有人认为是指脱肛，为中气下陷之证。

【白话解】心受损伤的人稍有劳倦则头面红赤，肛门下坠或脱肛，心中疼痛而烦躁，发热，脐跳动，脉弦，这是心受损伤所致。

【解析】心主血，心受损伤，则阴血虚，阴虚则阳易上浮，所以稍有劳倦则阳浮于上而头面红赤。心液虚耗，邪热自盛，阴虚失养，热动于中，故心中痛而自烦，发热。又心受损伤，心气必虚，心气不足，则清气下陷而为肛门下坠或脱肛之证。心虚于上，则肾水妄动于下，故当脐跳动。心之平脉，累累如贯珠，本不应弦今反弦，变圆润滑利之常而为强直刚劲之形，是为心脏受损伤之故。

【原文】心死脏，浮之实如麻豆，按之益躁疾者，死。

【白话解】心的真脏脉浮实如豆粒样转动，重按更见躁疾，多属死候。

【解析】心的真脏脉，脉来坚硬躁疾，像弹丸、豆粒样转动，重按更见躁疾之象，为心血枯竭之象，故主死，称为心死脏。

【原文】邪哭使魂魄不安者，血气少也。血气少者，属于心。心气虚者，其人则畏，合目欲眠，梦远行而精神离散，魂魄妄行。阴气衰者为癫，阳气衰者为狂。

【注释】邪哭：指无故悲伤哭泣。

【白话解】无故悲伤哭泣，精神错乱，其原因是血气亏少。血气亏少缘于心。心气虚的人，有惊恐、合目思睡又不能熟睡、梦远行而精神分散不能集中的表现。阴气虚会形成癫证，阳气虚会形成狂证。

【解析】当心之气血虚少之时，其主神明的功能受到了影响，所以发生了精神错乱的病证。魂魄不安是指文中所说的一系列精神错乱的症状而言。魂不安者，由于血少；魄不安者，由于气少。魂魄不安，故无故悲伤哭泣，有如鬼神作怪。心藏神，心虚则神不能藏，故可见到惊恐、合目思睡又不能熟睡、梦远行而精神分散不能集中等表现，如进一步发展，则可成癫狂之证。阴气虚则邪先乘阴而为癫，阳气虚则邪先乘阳而为狂。

【原文】脾中风者，翕翕发热，形如醉人，腹中烦重，皮目瞤瞤而短气。

【白话解】脾中于风，身体像被羽毛覆盖一样微微发热，形态像喝醉酒一样，腹部沉重，烦躁，皮肉瞤动，短气。

【解析】脾属中土，居腹中，司运化，合肌肉，主四肢。脾中于风，故身体懈惰，四肢不收，形如醉人，皮肉瞤动，腹中烦重；脾不运湿，气机阻滞，呼吸不利，故短气；风为阳邪，中风而见翕翕发热，是风邪的特征。

【原文】脾死脏，浮之大坚，按之如覆杯，洁洁状如摇者，死。臣亿等详五脏各有中风中寒，今脾只载中风，肾中风、中寒俱不载者，以古文简乱极多，去古既远，无文可以补缀也。

【注释】① 洁洁：形容里面空无所有的样子。

② 状如摇：形容在重按无脉的情况下，偶然指下有躁疾不宁、散乱不定而绝无柔和之象的脉搏。

【白话解】脾的真脏脉浮大而坚，重按中空，如杯中酒空，偶然指下有躁疾不宁、散乱不定而绝无柔和之象的多属死候。

【解析】脾脉应缓，脾胃失去冲和之气，故脉轻按大坚，重按中空，如杯中酒空，覆之绝无涓滴，或忽然上出鱼际，忽然下入尺部，初如杯子倾倒摇荡不定，继而突然中断，为脾之真脏脉现，故主死。

【原文】趺阳脉浮而涩，浮则胃气强，涩则小便数，浮涩相搏，大便则坚，其脾为约，麻子仁丸主之。

麻子仁丸方

麻子仁二升　芍药半斤　枳实一斤　大黄一斤（去皮）　厚朴一尺杏仁一升

上六味，末之，炼蜜和丸梧子大，饮服十丸，日三，以知为度。

【注释】① 浮涩相搏：浮脉表示胃阳实（胃气强），涩脉表示脾阴虚。脾阴虚，不能为胃运输精气，水只向下行，所以小便数；胃气强，使脾不能生化津液，所以大便难。浮涩相搏，是浮脉、涩脉并见，表示脾胃均有病，功能不协调。

② 其脾为约：脾约，古病名，出自《伤寒论·辨阳明病脉证并治》。指脾虚津少，肠液干燥以致大便坚硬难出的病证。《注解伤寒论》："约者，俭约之约，又约束之约。……胃强脾弱，约束津液，不得四布，但输膀胱，致小便数，大便难。"

【白话解】趺阳脉浮而涩，浮主胃气强盛，涩则小便频数，浮脉、涩脉并见，大便坚硬，脾不能为胃行其津液，用麻子仁丸治疗。

【解析】趺阳以候脾胃，今脉浮而涩，浮是举之有余，为阳脉，主胃气强盛，涩是按之滞涩而不流利，为阴脉，主脾脏津液不足。胃气强，脾阴弱，则脾不能为胃行其津液，因而津液不能四布，而偏渗于膀胱，故大便硬而小便数。这就是脾约证。因此用麻子仁丸泻热润肠、导滞通便。本方即小承气汤合麻仁、杏仁、芍药、白蜜组成。小承气汤泻肠胃燥热而通便，麻仁、杏仁多脂润肠，芍药养胃和里，白蜜润燥滑肠，合而用丸，具有润肠通便缓下的作用。同时此方泻下药与润肠药同用，泻而不峻，润而不腻，故为缓下之良剂。但对老人或体虚便秘由于血枯津少者，不宜应用。

【原文】肾著之病，其人身体重，腰中冷，如坐水中，形如水状，反不渴，小便自利，饮食如故，病属下焦，身劳汗出，衣里冷湿，久久得之。腰以下冷痛，腹重如带五千钱，甘姜苓术汤主之。

甘姜苓术汤方

甘草　白术各二两　干姜　茯苓各四两

上四味，以水五升，煮取三升，分温三服，腰中即温。

【注释】肾著：肾着，病名。由寒湿附着肾区腰部所致，前人以"腰为肾之府"，故名。

【白话解】肾着病的人身体重，腰部冷，像坐在水中，肢体浮肿，但是不口渴，小便自利，饮食正常，病属于下焦。身体劳累后汗出，衣服湿透而感到冷，长时间如此而得病。腰部以下冷痛，腰部如佩戴了五千贯钱一样沉重，用甘姜苓术汤治疗。

【解析】肾为水火之脏，内藏元阴元阳，主水液，腰为肾之外府。肾受寒湿，着而不去，则为肾着。身重，腰中冷，如坐水中，肢体稍见浮肿，都是寒湿着肾而阳气不行的现象。"不渴"，是上焦无热；小便清长自利，是下焦有寒；"饮食如故"，为胃中无病。故曰"病属下焦，身劳汗出，衣里冷湿，久久得之"。本证实际部位不在肾之本脏，而在肾之外府，以"腰以下冷痛，腹重如带五千钱"为特征。所以它的治法，不用温肾之药，而用甘姜苓术汤健脾利水，温中散寒除湿。方中以干姜、甘草补中暖土，茯苓、白术健脾利湿。凡寒湿所伤，而为身重、腰部冷痛者，宜用本方。

【原文】肾死脏，浮之坚，按之乱如转丸，益下入尺中者，死。

【注释】乱如转丸：形容脉象躁动，如弹丸之乱转。

【白话解】肾的真脏脉，轻按坚实，重按脉象躁动，如弹丸之乱转，尺部更加明显，多属死候。

【解析】关于肾的真脏脉，本篇提出是"浮之坚，按之乱如转丸，益下入尺中"。肾脉当沉，今反其常态而见躁动不藏，轻按之坚实，重按则好似弹丸乱滚，尺部更加明显，是躁疾坚硬，动至尺后，全无柔和之象。《素问·平人气象论》曰："死肾脉来，发如夺索，辟辟如弹石，曰肾死。"又《素问·玉机真脏论》曰："真肾脉至，搏而绝，如指弹石辟辟然。"表面看来，本篇提法与《内经》文字不尽相同，而实质上是互相发明的，均属肾精欲竭、肾气欲绝之危候。尤在泾对此作了很好的说明。

综合前述五脏死脉脉象，浮取时多出现异常脉形变化，如肺死脏的浮之虚，肝死脏的浮之弱，心死脏的浮之实，脾死脏的浮之大坚，肾死脏的浮之坚等。五脏病为里证，脉不应浮，现在浮取出现病脉，而且多兼脏真败露，毫无从容和缓的形态，说明脏气已绝，真气涣散，故皆主死。

本篇所论五脏死脉，不外无根（肺死脉、肝死脉）、无胃（心死脉）、无神（脾死脉、肾死脉）三端，皆属无胃气的脉象。《内经》特别强调脉象的胃气。《素问·玉机真脏论》云："脉弱以滑，是有胃气。"有胃气的脉象，在形态上表现为虚实和调，阴阳互济，至数分明，从容和缓。若出现毫无从容和缓之感的脉象，就为真脏脉。仲景所论五脏死脉，均无从容和缓之象，如"肺死脏，浮之虚，按之弱如葱叶，下无根""肝死脏，浮之弱，按之如索不来，或曲如蛇行""心死脏，浮之实如麻豆，按之益躁疾""脾死脏，浮之大坚，按之如覆杯，洁洁状如摇""肾死脏，浮之坚，按之乱如转丸，益下入尺中"等，所有这些脉象皆失去了冲和有神的形态，是为无胃气。《针灸甲乙经》云："人常禀气于胃，脉以胃气为本，无胃气曰逆，逆者死。"所谓无胃气，即是无神、无根之属。由此可知，五脏死脉皆是反常的脉象，属于脏真垂危之候，故见此者必主死。

【原文】问曰：三焦竭部，上焦竭善噫，何谓也？师曰：上焦受中焦气未和，不能消谷，故能噫耳。下焦竭，即遗溺失便，其气不和，不能自禁制，不须治，久则愈。

【注释】三焦竭部：指三焦各部所属脏腑的功能衰退。

【白话解】问：三焦各部所属脏腑的功能衰退，上焦功能衰退的人常嗳出食气，这是为什么？老师回答说：上焦所受的是功能衰退的脾胃中不能消化水谷的陈腐之气，所以经常嗳出食气。下焦所属的脏腑功能衰退便出现遗溺或大便失禁等现象，这是因为下焦气不和，不能自我管制，不需要治疗，时间久了便会痊愈。

【解析】上、中、下三焦各部脏腑生理功能衰退，就会互相影响或直接发生病变。例如上焦受气于中焦，如中焦脾胃功能衰退，不能消化水谷，则上焦所受的是胃中陈腐之气，以致经常嗳出食气。这是上焦受到中焦的影响发生的病变。又如下焦所属的脏腑是肾、膀胱、小肠、大肠等，如果这些脏腑的功能衰退，就不能制约二便，出现遗溺或大便失禁等现象，这是下焦本部直接发生的病变。既然云"下焦竭"，又云"不须治，久则愈"，于理难通，当存疑。

【原文】师曰：热在上焦者，因咳为肺痿；热在中焦者，则为坚；热在下焦者，则尿血，亦令淋秘不通。大肠有寒者，多鹜溏；有热者，便肠垢。小肠有寒者，其人下重便血；有热者，必痔。

【注释】① 坚：指大便坚硬。

② 鹜溏：鹜即鸭。鹜溏是说大便如鸭粪样，水粪杂下。

③ 便肠垢：形容泄泻垢腻的粪便，多指热利下重的病证。

【白话解】老师回答说：热在上焦的人，咳久则肺伤而成肺痿；热在中焦的人，大便燥实坚硬；热在下焦的人，会出现尿血或淋秘不通的症状。大肠有寒的人，多大便如鸭粪样，水粪杂下；大肠有热的人，泄泻垢腻。小肠有寒的人，有里急后重，便血；小肠有热的人，一定有痔。

【解析】本条论述热在三焦的病证。肺居上焦，热在上焦者，肺受影响而为咳，咳久则肺伤而成肺痿。脾胃居中焦，热在中焦者，脾胃受影响，大便就燥实坚硬。肾与膀胱同居下焦，热在下焦者，肾与膀胱受到影响，就会出现尿血或淋秘不通之证。其次说明辨证应分寒热，如大肠有寒，则大便不能坚实，水粪杂下而为鹜溏；热则排出肠垢等腐败物质。小肠有寒，日久损伤阳气，则可能出现虚寒性的里急后重之证；脾气损伤，以致气失统摄，血无所归，而致便血；小肠有热则湿热蕴蓄，影响血运而为痔。

【原文】 问曰：病有积、有聚、有䅽气，何谓也？师曰：积者，脏病也，终不移；聚者，腑病也，发作有时，展转痛移，为可治。䅽气者，胁下痛，按之则愈，复发为䅽气。诸积大法，脉来细而附骨者，乃积也。寸口，积在胸中；微出寸口，积在喉中；关上，积在脐旁；上关上，积在心下；微下关，积在少腹；尺中，积在气冲；脉出左，积在左；脉出右，积在右；脉两出，积在中央。各以其部处之。

【注释】 ① 䅽气：䅽（gǔ），《千金要方》作"谷"。䅽气系指食气，这里主要指饮食所伤而引起的一种病证，因为饮食伤脾，脾气呆滞而郁遏肝气，所以有胁痛等表现。

② 诸积：泛指因气、血、痰、食等因素引起的疾病。

③ 积在胸中：指胸痹之类的病证。

④ 积在喉中：指梅核气、喉痹等病证。

⑤ 积在脐旁：指绕脐腹痛之类的病证。

⑥ 上关上：指寸口脉关、寸之间的部位。

⑦ 微下关：指寸口脉关、尺之间的部位。

⑧ 积在少腹：指少腹寒痛之类的病证。

⑨ 积在气冲：气冲为穴名，属足阳明胃经，在脐腹下横骨两端近毛处，积在气冲指寒疝一类的病证。

【白话解】 问：病分为积病、聚病、谷气病，有什么区别？老师回答说：积病属于脏病，始终不移动；聚病属于腑病，有发作性，部位不固定，是可以治疗的。谷气病的人胁下疼痛，按摩就会好转，会复发。因气、血、痰、食等因素引起的积病多脉来沉细，按之着骨。如果这种脉象见于寸脉，是胸中有积；见于寸脉稍上的部位，是喉中有积；见于关上，是脐旁有积；见于关脉稍上的部位，是心下有积；见于在关脉稍下的部位，是少腹有积；见于尺中，是气冲有积。这种脉见于左脉，是积在左；见于右脉，是积在右；同时见于左右脉，是积在腹部中央。应根据积所在的部位而进行治疗。

【解析】本条主要是讲积聚。"榖"即水谷、稻谷。水谷在体内形成积滞，叫"榖气"。积是脏病，是血积，比较难治，始终固定不移，如脾大，或者肝硬化。聚是腑病，腑病相对比较轻，发作有时间性，有时发，有时不发。因为聚是气聚，气聚发作时好像肚子里有个包块，胀胀的，心情舒畅的时候包块又没了，所以叫"发作有时"。"展转痛移"就是疼痛的部位不固定，有时这里痛，有时那里痛，"为可治"，气聚的病通过理气，是可以治好的。言下之意，积者为血积，是有形的瘀血积成的肿块，就比较难治。榖气，是水谷积滞。病位在胃部，积滞在胃，影响到肝，称为"土壅木郁"。胃为阳土，胃土壅滞，则肝木失于疏泄。所以肝病患者吃得太多不是好事，吃太多反而壅滞，不利于气机的条达，所以说"榖气者，胁下痛"。胁下是肝经所过的部位。"按之则愈，复发为榖气"，胁下疼痛，按摩就会好转，按摩可以促进水谷的消化。但还是会复发的，饮食不慎，榖气会经常发作。以上把积、聚、榖气作了一个说明。积是血积，聚是气聚。谷气是饮食积滞，使得土壅而木郁。"诸积大法，脉来细而附骨者，乃积也。寸口，积在胸中；微出寸口，积在喉中；关上，积在脐旁；上关上，积在心下；微下关，积在少腹；尺中，积在气冲；脉出左，积在左；脉出右，积在右；脉两出，积在中央"，这是凭脉诊断积病的大法。脉来沉细，按之着骨，往往是积病的表现。有些严重的肿瘤患者就是这种细而沉伏的脉，要推之着骨，才能摸到脉动，这是积。如果这种脉象见于寸脉，是胸中有积，因为寸部对应心肺，心肺位居胸中；见于寸脉稍上的部位，是喉中有积；见于关上，是脐旁有积，关上主中焦，脐旁位于中焦；见于关脉稍上的部位，是心下有积，心下即胃；见于关脉稍下的部位，是少腹有积；见于尺中，是气冲有积，气冲就在脐下，即少腹有积。这种细而附骨的脉见于左脉，是积在左；见于右脉，是积在右；同时见于左右脉，是积在腹部中央。"各以其部处之"，应根据积所在的部位而进行治疗。以上讲的是积病在脉诊上的体现，但还是应四诊合参，不能光凭脉诊来确定。这段条文很长，主要讲了积、聚、𪔀气的不同，以及如何从脉上来判断积的部位。

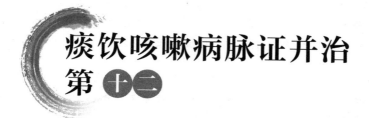

痰饮咳嗽病脉证并治第十二

【原文】问曰：夫饮有四，何谓也？师曰：有痰饮，有悬饮，有溢饮，有支饮。

【注释】痰饮：古称澹（或淡）饮。指体内过量水液不得输布运化，停留或渗注于某一部位而发生的疾病。它是一个总的病名，其中又可分为痰饮、悬饮、溢饮和支饮四种。这里的痰饮为四饮之一。一般认为"稠浊者为痰，清稀者为饮"。

【白话解】问：饮病有四种，这四种饮病是怎样的呢？老师说：有痰饮，有悬饮，有溢饮，有支饮。

【解析】总述痰饮病及其主证，为全篇之提纲。

【原文】问曰：四饮何以为异？师曰：其人素盛今瘦，水走肠间，沥沥有声，谓之痰饮；饮后水流在胁下，咳唾引痛，谓之悬饮；饮水流行，归于四肢，当汗出而不汗出，身体疼重，谓之溢饮；咳逆倚息，短气不得卧，其形如肿，谓之支饮。

【注释】① 素盛今瘦：谓痰饮病人在未病之前身体丰腴，既病之后，身体消瘦。

② 水走肠间，沥沥有声：水饮在肠间流动时所发出的声音。

③ 咳逆倚息：咳嗽气逆，不能平卧，须倚床呼吸。

【白话解】问：四饮根据什么来区分？老师说：痰饮病人在未病之前身体丰腴，既病之后，身体消瘦。水饮在肠中流动发出的"沥沥"的声音，这叫作痰饮。饮水以后，水流到胁下，咳嗽时牵引胁下作痛，这叫作悬饮。饮水以后水液流行，渗入四肢，应该有汗出却不出汗，身体疼痛、沉重，这叫作溢饮。咳嗽气喘不能平卧，须倚坐呼吸，病人外形像水肿病的样子，叫作支饮。

【解析】 仲景据饮停部位和主症不同，将痰饮病分为四饮。四饮既可分，亦常相兼为患，故临证宜根据主症，辨明饮停部位、受累脏腑和邪正的盛衰，随证施治。

【原文】 水在心，心下坚筑，短气，恶水不欲饮。

【注释】 ① 心下坚筑：心下，相当于上脘处。坚，坚实凝结之意。筑，《说文》"捣也"，此处引申为悸动不宁。心下坚筑，即上脘部位感觉坚实不舒、悸动不宁。

② 恶水：厌恶饮水。

【白话解】 饮邪侵犯心脏，心下痞坚、悸动，呼吸短促，厌恶水不想喝水。

【解析】 痰饮形成后，不仅潴留于局部（胃肠、胸膈、胁下、肢体肌肤间），又可影响到五脏。水在五脏，均非五脏本身有水，而是受水饮的影响，出现与各脏有关的外候。

【原文】 水在肺，吐涎沫，欲饮水。

【白话解】 饮邪侵犯肺脏，吐清稀的痰涎，想喝水。

【解析】 详见下文。

【原文】 水在脾，少气身重。

【注释】 少气：指言语无力，呼吸微弱短促。

【白话解】 饮邪侵犯脾脏，气短，身体沉重。

【解析】 详见下文。

【原文】 水在肝，胁下支满，嚏而痛。

【注释】 支满：谓支撑胀满。

【白话解】 饮邪侵犯肝脏，胁肋下支撑胀满，打喷嚏时牵引到胁肋部疼痛。

【解析】 详见下文。

【原文】水在肾，心下悸。

【白话解】饮邪侵犯肾脏，心下悸动。

【解析】上五条论述水饮在五脏的症状。水在某脏，是指水饮影响某脏。因其气机受阻，功能失常，故有相应表现。水饮凌心，心阳阻遏，故心下坚实不舒、悸动不宁；饮乘心胸，妨碍气机升降，则短气；心阳被水饮所困，因而恶水不欲饮。水饮射肺，宣降失常，气不布津，则欲饮水；水饮上逆，故吐涎沫。水饮困脾，运化失职，中气不足，故少气；水饮浸渍肌肉，则身重。水饮侵肝，其气郁遏，故胁下支满；饮邪循经扰肺，则嚏而胁下痛。水饮犯肾，气化失司，下焦饮动，故脐下悸。从临床医家的辨治经验看，水在心、肾可从痰饮（狭义）辨治，水在肺宜归属支饮，水在脾与痰饮、溢饮有关，水在肝为悬饮。

【原文】夫心下有留饮，其人背寒冷如手大。

【注释】留饮：指饮邪久留不去者。即水饮停留或潜伏，病时较久，病情较重。属四饮之内，非四饮之外有留饮。

【白话解】心下有饮邪久留，病人感到背部寒冷，范围像手掌那样大。

【解析】留饮，是指水饮久留不去者。饮留部位不同，见症亦各异。饮留胸膈或胃，不仅阻遏其阳气，使之不能通达于背，而且饮邪还可流注其背俞穴，以致背冷如手大。

【原文】留饮者，胁下痛引缺盆，咳嗽则辄已。

【注释】① 缺盆：穴位名，在左右锁骨上窝中央。

② 咳嗽则辄已：辄已作转甚、加剧解，即咳嗽时疼痛更加剧烈。

【白话解】留饮的病人，胁肋下疼痛会牵引到缺盆处，一咳嗽疼痛就更加剧烈。

【解析】饮留胁下，肝肺气机不利，肝络失和，则胸胁痛引缺盆；咳嗽时振动病所，故痛尤甚。

【原文】胸中有留饮，其人短气而渴，四肢历节痛。脉沉者，有留饮。

【白话解】胸中有停留的饮邪，病人呼吸短促，口渴，四肢关节疼痛，脉沉的，这是因为有留饮。

【解析】饮留胸中，妨碍呼吸之气的升降则短气，气不布津故渴。饮留四肢，流注关节，致阳气不通，可出现四肢历节痛。无论饮留何处，总属阴邪为患，每易闭阻阳气，故留饮常见脉沉。

【原文】膈上病痰，满喘咳吐，发则寒热，背痛腰疼，目泣自出，其人振振身瞤剧，必有伏饮。

【注释】① 目泣自出：眼泪自行流出。

② 振振身瞤剧：谓全身震颤动摇很厉害。瞤，形容肌肉、皮肤、身体、眼睑等的跳动。

③ 伏饮：指潜伏于体内，根深蒂固，难于攻除，伺机而发的一种饮病。

【白话解】胸膈部有痰饮，胸满气喘，咳嗽吐痰涎，发作的时候还会恶寒发热，背痛腰痛，眼泪会自行流出，病人身体震颤动摇得很明显，这必定是有伏饮。

【解析】本条论述膈上伏饮和发作时的表现。伏饮，是指痰饮伏于胸膈，难以根除，常由外感而引发的证候。饮伏膈上，心阳受阻，肺失肃降，常见胸满气喘、咳吐痰涎等。若气候变化或外受风寒，每易引动内饮，加剧病情。风寒侵袭太阳经脉，故恶寒发热、背痛腰痛；表寒里饮，闭阻于肺，气逆上迫，故满喘咳吐加剧，咳甚则眼泪自出；饮邪内伏，易伤阳气，外寒内饮，必遏阳气，导致经脉失于温养，故喘甚可见身体摇动。

【原文】夫病人饮水多，必暴喘满。凡食少饮多，水停心下，甚者则悸，微者短气。脉双弦者，寒也，皆大下后善虚。脉偏弦者，饮也。

【注释】① 脉双弦：两手脉象皆弦。

② 偏弦：左手或右手脉象见弦。因饮邪多侵犯局部，偏注一侧，故见单手脉弦，且弦而有力。

【白话解】病人如果喝水太多，就会突然发生气喘胸满。凡是吃得少而饮水多的，水饮就会停聚在心下，严重的会出现心慌，轻微的会出现呼吸短促。两手脉都弦的是寒，多由被猛烈地攻下之后身体容易虚弱所引起。只有一只手脉弦的是饮痰。

【解析】本条论述痰饮的病因及常见脉证。本条是讲述水停心下，因饮水多引起急性发作的症状。由于中阳运化不足，水停心下，饮邪上迫，轻者，肺气不利则短气；重者，水饮凌心则悸动不安。再加之饮水过多，引起急性发作，故突然发生气喘胸满等症。

【原文】肺饮不弦，但苦喘短气。

【注释】肺饮：指水饮犯肺，属支饮之类。

【白话解】饮在肺的人脉象不弦，只是气喘呼吸短促。

【解析】论肺饮的脉证。肺饮即饮邪在肺，应属支饮范畴，其脉可以不弦；水饮犯肺，气逆不降，故苦于喘逆短气。为何肺饮不弦？注家有从肺饮所涉脏腑解者，如吴谦认为是病在肺而不在肝的缘故；曹家达认为是病不在下，即非肾脏虚寒、寒水上逆所致。亦有从病情深浅轻重分析者，如赵良仁、陈念祖认为是水饮未积、病邪不甚；魏荔彤却认为脉不弦则必见沉紧，是病情至深的表现。

【原文】支饮亦喘而不能卧，加短气，其脉平也。

【白话解】支饮的病人可见气喘不能平卧、呼吸短促，脉象是平和的。

【解析】支饮，病之初起，邪尚未留伏，脉象可以不弦，而与平常脉象一样或见浮滑、微滑，如饮停日久，则脉象多见弦。如若邪除正虚，脉象又可不弦，而见沉细。所以在病情各个不同阶段，根据邪正情况可以出现不同脉象，不能拘泥。

【原文】病痰饮者，当以温药和之。

【白话解】患痰饮病，应该用温性的药物来调和治疗。

【解析】论述广义痰饮病的总治则。这条中的"痰饮"指广义的痰饮病，包括四饮。痰饮病的治疗大法为"以温药和之"。饮为阴邪，易伤人体阳气，具有遇寒则凝、得温则行的特点。所谓"温药"是指能振奋阳气、开发腠理、通调水道的温性的药物。"和之"是温和调理之意，要求所用温药既不可过于温散，也不宜专事温补。

【原文】心下有痰饮，胸胁支满，目眩，苓桂术甘汤主之。

茯苓桂枝白术甘草汤方

茯苓四两　桂枝　白术各三两　甘草二两

上四味，以水六升，煮取三升，分温三服，小便则利。

【注释】胸胁支满：是指胸胁有支撑胀满感。

【白话解】心下有痰饮停留，胸胁部位支撑胀满，头目眩晕，主要用苓桂术甘汤治疗。

【解析】痰饮（狭义）的证治。苓桂术甘汤为治痰饮病的主方，亦是"温药和之"的具体应用。临床常用于痰饮留在胃肠，引起心悸、目眩、胸胁满闷、脘腹疼痛等。

【原文】夫短气有微饮，当从小便去之，苓桂术甘汤主之。方见上。**肾气丸亦主之。**方见脚气中。

【注释】微饮：指饮之轻微者。

【白话解】呼吸短促，有轻微的饮邪停留人体，应当从小便去除它，主要用苓桂术甘汤，或者是肾气丸治疗。

【解析】本条一病二方，虽皆"温药和之"之意，为治本之法，然治脾治肾又各有所主，应善为分析。属中阳不振，脾虚水停者，治宜健脾利水，用苓桂术甘汤；属下焦阳虚，肾虚水泛者，治宜温肾化水，用肾气丸。

【原文】病者脉伏，其人欲自利，利反快，虽利，心下续坚满，此为留饮欲去故也，甘遂半夏汤主之。

甘遂半夏汤方

甘遂大者三枚　半夏十二枚（以水一升，煮取半升，去滓）　芍药五枚

甘草 如指大一枚（炙）

上四味，以水二升，煮取半升，去滓，以蜜半升，和药汁煎取八合，顿服之。

【注释】① 脉伏：指脉象重按着骨始得，细而有力。

② 自利：不用攻药而大便自下利。

③ 续坚满：继续感到心下坚满。

【白话解】病人脉象沉伏，未经攻下，自欲下利，下利后人反而觉得爽快舒服，虽然下利，心下又继续出现了痞硬胀满，这是因为停留的饮邪有欲去之势，主要用甘遂半夏汤治疗。

【解析】本条饮邪有欲去之势，留饮又非攻不除，故宜用攻破利导之剂，下而去之。甘遂半夏汤中甘遂反甘草却同用的问题，注家多从相反相成解释，同用之以激荡久留深伏的饮邪，使之外出。

【原文】脉浮而细滑，伤饮。

【注释】伤饮：饮水过多，故曰伤饮。

【白话解】病人的脉象浮而细滑，是饮邪所伤。

【解析】饮病的脉象，如果浮而细滑，是饮邪伤及气分的征象。

【原文】脉弦数，有寒饮，冬夏难治。

【白话解】脉象弦数，是有寒饮，若在冬季和夏季的时候出现，则很难治疗。

【解析】本条从脉象判断寒饮的预后。饮病常见脉弦，若脉弦数，是寒饮夹热，预示冬夏难治。因冬寒利于热却不利于饮，治取温法化饮又恐助热；夏热利于饮却不利于热，欲用清法除热则虑碍饮。

【原文】脉沉而弦者，悬饮内痛。

【注释】内痛：胸胁部牵引疼痛。

【白话解】脉象沉弦的，是悬饮病，胸胁疼痛。

【解析】饮流胁下，阻遏气机，妨碍肃降，故脉沉而弦，咳唾时引及胸胁内作痛。

【原文】病悬饮者，十枣汤主之。

十枣汤方

芫花（熬）　甘遂　大戟各等分

上三味，捣筛，以水一升五合，先煮肥大枣十枚，取八合，去滓，内药末，强人服一钱匕，羸人服半钱，平旦温服之；不下者，明日更加半钱。得快下后，糜粥自养。

【白话解】患悬饮病的，主要用十枣汤治疗。

【解析】对饮积胁下、邪实病重者，当泻下逐饮，用十枣汤。十枣汤是攻下逐水峻剂，确属水饮壅盛、正气尚充的悬饮，方可使用。其常见证候有咳唾牵引胸胁或胸背掣痛，心下痞硬，短气，苔白甚至水滑，脉沉弦（或弦滑）有力等。

【原文】病溢饮者，当发其汗，大青龙汤主之，小青龙汤亦主之。

大青龙汤方

麻黄六两（去节）　桂枝二两（去皮）　甘草二两（炙）　杏仁四十个（去皮尖）　生姜三两（切）　大枣十二枚　石膏如鸡子大（碎）

上七味，以水九升，先煮麻黄，减二升，去上沫，内诸药，煮取三升，去滓，温服一升，取微似汗，汗多者，温粉粉之。

小青龙汤方

麻黄三两（去节）　芍药三两　五味子半升　干姜三两　甘草三两（炙）　细辛三两　桂枝三两（去皮）　半夏半升（洗）

上八味，以水一斗，先煮麻黄，减二升，去上沫，内诸药，煮取三升，去滓，温服一升。

【白话解】溢饮病应该采用发汗的方法治疗。主要用大青龙汤，或者是小青龙汤治疗。

【解析】本条指出溢饮的治法和主方。溢饮为饮流四肢，卫气郁闭，当汗出而不汗出所致。以身体疼重、无汗为主症。病位近于表，当发其汗，使饮随汗而解。同一溢饮，却出两方，缘由病情有别。一者内兼郁热，常伴发热恶寒、烦躁、脉浮紧等，故用大青龙汤以发汗散饮，兼清郁热。若夹里饮者，多见咳嗽喘逆、痰多稀白、恶寒发热、脉弦紧等，当用小青龙汤发汗宣肺、温化寒饮。

【原文】膈间支饮，其人喘满，心下痞坚，面色黧黑，其脉沉紧，得之数十日，医吐下之不愈，木防己汤主之。虚者即愈，实者三日复发，复与不愈者，宜木防己汤去石膏加茯苓芒硝汤主之。

木防己汤方

木防己三两　石膏十二枚，如鸡子大　桂枝二两　人参四两

上四味，以水六升，煮取二升，分温再服。

木防己去石膏加茯苓芒硝汤方

木防己　桂枝各二两　人参　茯苓各四两　芒硝三合

上五味，以水六升，煮取二升，去滓，内芒硝，再微煎，分温再服，微利则愈。

【注释】① 膈间支饮：饮邪支撑于胸膈。

② 黧黑：黧，黑中带黄的颜色。谓黑而晦暗。

③ 虚者：指心下虚软。

④ 实者：指心下痞坚结实。

⑤ 三日：当活看，可作数日解。

【白话解】胸膈间有支饮，病人气喘、胸胀满，心下部位痞满坚硬，面色暗黑晦滞，脉象沉紧。得病已几十日，医生曾经用过吐法和下法但病还未好，主要用木防己汤治疗。服药后心下痞坚变成虚软的人就会痊愈，若仍痞满坚硬的约过三日病会复发，这时给服木防己汤但病不愈的，适合用木防己汤去石膏加茯苓芒硝汤治疗。

【解析】本条论述膈间支饮喘满的证治。饮聚膈间，肺气不降，心阳不布，故喘满；饮阻气滞，则心下痞坚；饮停胸膈，营卫运行不利，故面色黧黑；寒饮内结，脉乃沉紧。患病数十日，邪愈缠绵则正益耗伤，又经吐下法治疗，病仍不愈。此属水饮夹热，结聚胸膈，正气已虚的支饮重症。治以木防己

汤，通阳利水、清热补虚。方中木防己利水，善走下行，桂枝通阳化气，还可温通血脉，两药相合，通阳利水消饮，利于气血畅行；石膏清解郁热，人参益气补虚。本方攻补兼施，寒温并行，专为病程较长、寒饮夹热、虚实互见的复杂证候而设。服木防己汤后，若心下痞坚变虚软，表明饮消气行，病即可愈；若心下痞坚结实如故，为水饮结聚，病根未除，其病多有反复；再予此方，仍然未愈，则是饮邪痼结难消，法当于通阳利水补虚之中，兼以软坚散结，故上方加芒硝以咸寒软坚散结，兼能除热；添茯苓淡渗利水；去石膏之重坠，减苦寒之防己的用量。经此化裁，更合病情。使结聚之饮邪，从前后分消而去，故方后注云"微利则愈"。

【原文】心下有支饮，其人苦冒眩，泽泻汤主之。

泽泻汤方

泽泻五两　白术二两

上二味，以水二升，煮取一升，分温再服。

【注释】冒眩：即头昏目眩。

【白话解】心下有饮邪支撑，病人苦于头目昏眩，主要用泽泻汤治疗。

【解析】本条论述水饮上泛冒眩的证治。饮停心下，清阳不升，浊阴上泛，故苦于头昏目眩。法当利水消饮，健脾制水，用泽泻汤治疗。方中重用泽泻淡渗利水，引浊阴下行；轻取白术温补培土，以制水饮。"苦冒眩"为泽泻汤证的主症，病发时见头目沉重，眩晕，双目紧闭，不欲视物，动则呕吐清水。泽泻汤临床常用治梅尼埃病、中耳积液等。

【原文】支饮胸满者，厚朴大黄汤主之。

厚朴大黄汤方

厚朴一尺　大黄六两　枳实四枚

上三味，以水五升，煮取二升，分温再服。

【白话解】支饮胸部胀满，主要用厚朴大黄汤治疗。

【解析】本条论述支饮胸满兼及肠腑的证治。饮停胸膈，阻滞气机，常见胸满。若饮盛壅遏肺气，累及肠胃，致腑气不通，治宜涤饮通腑、行气导滞，用厚朴大黄汤。方中重用厚朴行滞除满，下气平喘；大黄荡实通腑，枳实破结逐饮。

【原文】支饮不得息，葶苈大枣泻肺汤主之。方见肺痈中。

【白话解】支饮呼吸困难，主要用葶苈大枣泻肺汤治疗。

【解析】本条论述支饮壅肺的证治。饮聚胸膈，肺壅气逆，故呼吸困难。此属邪实气闭的急症，当用葶苈大枣泻肺汤以利水逐饮、泄肺下气。凡属水饮犯肺凌心或痰浊壅肺的急症，均可选用本方，其常见症状有咳喘气急、呼吸困难、胸闷、咳唾浊痰涎沫、苔腻或滑、脉弦滑等。临床应用时多随症加味。病情较重时，葶苈子宜重用。

【原文】呕家本渴，渴者为欲解，今反不渴，心下有支饮故也，小半夏汤主之。《千金》云，小半夏加茯苓汤。

小半夏汤方

半夏—升　生姜半斤

上二味，以水七升，煮取一升半，分温再服。

【白话解】经常呕吐的人本来应该口渴的，这是津伤的缘故。若是痰饮病人呕吐以后出现口渴的现象，说明饮邪随呕吐而去，是病快好的表现。假如患饮病的人呕吐以后反不口渴，这是心下有支饮的缘故，主要用小半夏汤治疗。

【解析】饮病呕吐者出现口渴，为饮随呕去，胃阳渐复，预示病欲解；若呕后不渴，表明心下仍有水饮停留。治以小半夏汤温化寒饮，和胃止呕。方中半夏、生姜皆辛温之品，能温化水饮、降逆止呕，且生姜能制半夏的毒性。

【原文】腹满，口舌干燥，此肠间有水气，己椒苈黄丸主之。

防己椒目葶苈大黄丸方

防己　椒目　葶苈（熬）　大黄各一两

上四味，末之，蜜丸如梧子大，先食饮服一丸，日三服，稍增，口中有津液，渴者加芒硝半两。

【白话解】腹部胀满，口舌干燥，这是肠中有水饮的缘故，主要用己椒苈黄丸治疗。

【解析】本条论述肠间饮聚成实的证治。饮聚肠间，壅阻气机，故腹满；饮阻气结，津不上承，则口舌干燥；而水走肠间，当闻及沥沥之声。病由肠间饮聚成实，气机壅滞所致。治用己椒苈黄丸涤饮泄实，前后分消。方中苦寒的防己、葶苈合辛温的椒目皆能利水，以导饮从小便去；大黄泄实，则逐饮从大便出；葶苈还能开泄肺气，有助于大肠的通利。

【原文】卒呕吐，心下痞，膈间有水，眩悸者，小半夏加茯苓汤主之。

小半夏加茯苓汤方

半夏一升　姜半斤　茯苓三两（一法四两）

上三味，以水七升，煮取一升五合，分温再服。

【注释】眩悸：目眩心悸。

【白话解】突然呕吐，心下痞满，膈间有水饮，头眩心悸的人，主要用小半夏加茯苓汤治疗。

【解析】痰饮呕吐兼眩悸的证治。本条论述膈间停饮呕吐兼痞、眩悸的治疗。膈间，当涵盖胸膈胃脘等处。膈间有饮，若犯及胃，胃气上逆，可突然呕吐；饮阻气滞，则心下痞塞；凌于心胸，遂觉心悸；妨碍清阳上达，故见眩晕。诸症总与膈间停饮、上逆气阻有关，故用小半夏加茯苓汤利水蠲饮、降逆止呕。

【原文】假令瘦人，脐下有悸，吐涎沫而癫眩，此水也，五苓散主之。

五苓散方

泽泻一两一分　猪苓三分（去皮）　茯苓三分　白术三分　桂枝二分（去皮）

上五味，为末，白饮服方寸匕，日三服，多饮暖水，汗出愈。

【注释】 癫眩：癫，当作颠。即头目眩晕。

【白话解】 假如原来身体丰腴现在消瘦了的人脐下有悸动感，吐清稀的痰涎，且头目眩晕，这是有水饮的缘故，主要用五苓散治疗。

【解析】 本条论述下焦饮逆悸眩的证治。在杂病中，瘦人既可见于虚劳、历节等病，也可见于痰饮病，正如第二条所谓"其人素盛今瘦"。假如饮停下焦，扰动于内，则脐下悸；泛于中焦，随胃气上逆，遂吐涎沫；水饮阻遏清阳上达，故癫眩。诸症皆由水饮作祟，治宜化气利水，导饮下出，方用五苓散。方中泽泻、猪苓、茯苓淡渗利水，祛饮于下；白术性温健脾制水，桂枝辛温通阳化气。诸药合用，组成通阳化气利水的专方。白饮即米汤，以此送服散剂，是借之充养胃气；多饮暖水，既可补充水津、增益汗源，又能温助胃阳、鼓舞卫气，冀阳气内外宣通，以助药力。

附方

【原文】《外台》茯苓饮　治心胸中有停痰宿水，自吐出水后，心胸间虚气，满不能食，消痰气，令能食。

茯苓　人参　白术各三两　枳实二两　橘皮二两半　生姜四两

上六味，水六升，煮取一升八合，分温三服，如人行八九里进之。

【白话解】《外台》茯苓饮治疗心胸中痰饮久停，病人自己将痰饮呕出以后；心胸间空虚，气机不畅而胀满，不想进食，治疗应消除痰饮、疏理气机，使病人能进饮食。

【解析】 本条论述脾气虚兼痰饮的证治。痰饮停聚胸膈胃脘，妨碍胃气和降，则呕吐，呕后水饮虽减，但脾胃必伤。脾胃气虚，纳运失常，故脘腹胀满、不能食。证属饮滞胸胃、脾胃气虚。治当消饮行滞、益气健脾，用《外台》茯苓饮。方中人参、茯苓、白术益气健脾，以绝痰饮生成之源；橘皮、枳实行滞化痰；茯苓配生姜消饮邪，橘皮协生姜和胃气。本方消补兼施，可作为痰饮病脾胃气虚、痰饮未尽的调理方。

【原文】咳家，其脉弦，为有水，十枣汤主之。方见上。

【白话解】经常咳嗽的人脉弦，是有水饮内停的缘故，主要用十枣汤治疗。

【解析】本条论述水饮咳嗽属实的证治。咳嗽的成因和见症多端，而本条至第三十五条，专论水饮咳嗽。咳嗽见脉弦，若属水饮射肺、气逆上冲的饮盛邪实证，当用十枣汤峻逐水饮以止其咳。

【原文】夫有支饮家，咳烦，胸中痛者，不卒死，至一百日或一岁，宜十枣汤。方见上。

【注释】卒死：指突然死亡。

【白话解】久患支饮病的人，咳嗽、心烦、胸中疼痛的，如果没有突然死亡，迁延到百日或一年的，宜用十枣汤治疗。

【解析】本条论述支饮邪实咳烦胸痛的证治。饮停胸膈，故称"支饮家"。水饮犯肺，肺气上逆故咳；饮遏心阳，阳郁则烦；饮停胸中，郁阻营卫运行，气血不畅，故胸中痛。此属水饮盘踞胸中，凌心射肺的支饮重症。若短期内未死亡，迁延至百日或一年左右，表明其正气未虚，此时宜急祛饮邪，可酌情选用十枣汤攻逐水饮。本条为支饮重症，正气尚能耐受攻伐者，可考虑用十枣汤治疗。

【原文】久咳数岁，其脉弱者，可治；实大数者，死。其脉虚者，必苦冒，其人本有支饮在胸中故也，治属饮家。

【白话解】长期咳嗽，经过几年，如果脉象弱的，预后良好；如果脉实大数的，预后差。脉虚的人一定眩晕，这是病人旧有支饮停留在胸中的缘故。治疗与旧有停饮的治法一样。

【解析】本条论述支饮久咳的脉证和预后。此久咳是由饮聚胸中、肺气上逆所致，属支饮范畴。久咳数岁，正气必伤，若见脉弱，表明正虚邪不盛，故可治；若脉实大数，为正虚而邪盛，攻补两难，预后较差，故曰"死"。久咳脉虚之人，因水饮内停，致清阳不升、浊阴上扰，故苦冒眩，当从饮病论治。

【原文】咳逆，倚息不得卧，小青龙汤主之。方见上及肺痈中。

【白话解】咳嗽气逆，倚床呼吸，不能平卧，主要用小青龙汤治疗。

【解析】本条论述支饮兼外寒咳逆的证治。"咳逆，倚息不得卧"为支饮的主症，此因胸膈饮停、复感外寒、内外合邪、阻遏肺气所致，故用小青龙汤辛散外寒、温化里饮。

【原文】青龙汤下已，多唾口燥，寸脉沉，尺脉微，手足厥逆，气从小腹上冲胸咽，手足痹，其面翕热如醉状，因复下流阴股，小便难，时复冒者，与茯苓桂枝五味子甘草汤，治其气冲。

桂苓五味甘草汤方

茯苓四两　桂枝四两（去皮）　甘草三两（炙）　五味子半升

上四味，以水八升，煮取三升，去滓，分温三服。

【注释】① 下已：服药后的意思。

② 面翕热如醉状：面部红且热，如醉酒状。

③ 下流阴股：冲气下流在两腿内侧。

【白话解】服用小青龙汤后，痰唾多而口干燥，寸脉沉，尺脉微，手足厥冷，自觉有股气从小腹向上冲，直到胸部、咽喉，手足麻痹，面部红且发热，好像喝醉了酒的样子，冲气有时下流到两腿的内侧，小便困难，有时又见头目昏冒的，用茯苓桂枝五味子甘草汤来治疗病人的气冲。

【解析】自此以下五条以案例的形式论述支饮体虚者服小青龙汤后的变证及其治疗。本条承第三十五条论述服小青龙汤后发生冲气的证治。小青龙汤可治疗支饮兼外寒的咳喘证，但必须是体实之人。若体虚者用之，由于发散太过，必然耗伤正气。因饮邪未消，津不上承，故多唾口燥；上焦阳虚饮停，则寸脉沉；下焦肾阳不足，失于温煦，故尺脉微、手足厥逆；体虚过汗，气血亦伤，手足筋脉肌肉失于濡养，则麻木不仁；肾阳既虚，复用辛散，以致肾气不能固守下焦，冲气夹虚阳上逆，故气从小腹上冲胸咽，且面翕热如醉状；冲气下降，则大腿内侧出现热感；肾阳虚不能化气行水，则小便难；饮邪阻遏清阳上达，故时觉头昏冒。上述脉证，总由阳虚饮停、冲气上逆所致。此时宜治标为先，兼顾其本。故用桂苓五味甘草汤敛气平冲、通阳蠲饮。

【原文】冲气即低，而反更咳，胸满者，用桂苓五味甘草汤，去桂加干姜、细辛，以治其咳满。

苓甘五味姜辛汤方

茯苓四两　甘草　干姜　细辛各三两　五味子半升

上五味，以水八升，煮取三升，去滓，温服半升，日三服。

【注释】而反更咳，胸满者：咳满乃由寒饮未除，其邪蓄积于肺中则咳，留滞胸中则满。

【白话解】服上药后，冲气很快下降，但咳嗽、胸满更厉害的，用桂苓五味甘草汤去桂加干姜、细辛来治疗咳嗽和胸满。

【解析】本条承前论述冲气已平而支饮复动的证治。经桂苓五味甘草汤治疗，冲气下行，但咳嗽、胸满却转剧，这是肺中寒饮复动、阻遏胸阳、肺气上逆所致，故当温肺散寒、蠲饮止咳，用苓甘五味姜辛汤治疗。因由上证变化而来，故用上方化裁治之。冲气既平，故去平冲降逆的桂枝；寒饮在肺，则加温肺散寒、化饮止咳的干姜、细辛，仍取茯苓利水消饮，甘草培土制水；虑其支饮体虚，故以五味子配细辛、干姜，避免辛散耗气、温燥伤津。诸药合用，使寒饮去，咳满自止。

【原文】咳满即止，而更复渴，冲气复发者，以细辛、干姜为热药也，服之当遂渴。而渴反止者，为支饮也。支饮者，法当冒，冒者必呕，呕者复内半夏，以去其水。

桂苓五味甘草去桂加干姜细辛半夏汤方

茯苓四两　甘草　细辛　干姜各二两　五味子　半夏各半升

上六味，以水八升，煮取三升，去滓，温服半升，日三服。

【白话解】服药后咳嗽、胸满很快停止，可是口渴变得明显，冲气又复发，这是因为细辛、干姜是热性的药，服后应该立即出现口渴。可是这个病人却没有口渴，这是有支饮的缘故。患支饮的人应该出现眩晕，当出现眩晕就会呕吐，治这种呕吐应当再加半夏以去除水饮。

【解析】本条承前论述服苓甘五味姜辛汤的两种转归及其治疗。服苓甘五味姜辛汤后，肺中寒饮渐化，咳满遂止；若又见口渴及冲气复发者，是因干姜、细辛温燥伤津、辛散耗气，以致引发冲气上逆，此宜再用桂苓五味甘草汤敛气平冲。若口不渴，寓示支饮未愈，因苓甘五味姜辛汤属温肺化饮之剂，药后饮化阳复，理应口渴。饮既未尽，每易上扰、犯胃，必见眩晕、呕吐，故用苓甘五味姜辛汤化裁治之。方中除加半夏化饮降逆、和胃止呕外，还减少了干姜、细辛、甘草的用量，一则防止干姜、细辛温燥伤正，引发冲气；二则避免甘草甘缓滞中，更加重呕吐。经此增减，本方祛饮之力并未减弱。

【原文】水去呕止，其人形肿者，加杏仁主之。其证应内麻黄，以其人遂痹，故不内之。若逆而内之者，必厥，所以然者，以其人血虚，麻黄发其阳故也。

苓甘五味加姜辛半夏杏仁汤方

茯苓四两　甘草三两　五味子半升　干姜三两　细辛三两　半夏半升

杏仁半升（去皮尖）

上七味，以水一斗，煮取三升，去滓，温服半升，日三服。

【注释】形肿：是肺气壅滞所致之气肿。

【白话解】服药后水饮去除，呕吐停止，病人身肿的加杏仁来治疗。本来这个病证是应该加麻黄的，可是由于病人手足有麻痹感，所以不能加入。若违反病情而加入麻黄的，一定会出现厥逆变证，之所以会这样是因为病人血虚，麻黄会使阳气发散。

【解析】本条承前论述体虚支饮兼形肿的治疗。服桂苓五味甘草去桂加姜辛夏汤后，胃中寒饮得消，呕即停止。若肺中寒饮未尽，宣降受阻，通调失职，饮溢肌表，可见形肿。故于前方加杏仁，宣降肺气，俾水道通调，形肿自消。肺卫郁滞，饮泛肌表，按理当首选麻黄，以发汗宣肺、祛散水饮，但虑及患者手足痹，气血已虚，故未用之。若不顾其虚而加之，必将导致厥逆等变证，因体虚之人，以麻黄发散开泄之，更耗阳伤阴。本方于桂苓五味甘草去桂加姜辛夏汤中加杏仁的同时，还将干姜、细辛、甘草的量增至三两，以增强温化寒饮兼培脾土之力。

【原文】**若面热如醉，此为胃热上冲熏其面，加大黄以利之。**

苓甘五味加姜辛半杏大黄汤方

茯苓四两　甘草三两　五味子半升　干姜三两　细辛三两　半夏半升
杏仁半升　大黄三两

上八味，以水一斗，煮取三升，去滓，温服半升，日三服。

【白话解】假如脸上发热像喝醉了酒的样子，这是胃中有热
上冲熏脸，应当加大黄来泄胃热。

【解析】本条承前论述支饮兼胃热上冲的证治。"若"字承上
文而言，既有咳嗽、胸满、冒眩、呕吐、形肿诸症，又见面热如
醉。证属肺中寒饮未去，兼胃热上冲。故在温肺化饮、利气降逆
的苓甘五味加姜辛半夏杏仁汤中加大黄一味，兼清泄胃热。

【原文】**先渴后呕，为水停心下，此属饮家，小半夏加茯苓
汤主之。**方见上。

【注释】先渴后呕：渴必饮水，饮入之水不能布散，停留心
下而上逆，故呕也。

【白话解】先口渴，饮水后出现呕吐，这是水饮停留在心下，
旧有痰饮病的缘故，主要用小半夏加茯苓汤治疗。

【解析】本条指出从渴与呕辨饮证，并提出治法。本应呕后
才渴，本条是先渴后呕，为饮家再伤饮。饮家口渴为阳气被遏，
津液不能上承之故，但虽渴而不喜饮。如因渴而多饮，饮后水停
心下（胃），不能下行，反而上逆为呕，所以说是饮家再伤其饮
而致呕。治疗可用降逆止呕、引水下行的小半夏加茯苓汤。

消渴小便不利淋病脉证并治第十三

【原文】厥阴之为病，消渴，气上冲心，心中疼热，饥而不欲食，食即吐，下之不肯止。

【注释】肯：能够。

【白话解】厥阴病的症状是口渴想喝水，自觉有股气向上冲到心胸，心中疼痛发热，虽然饥饿但是不想吃东西，吃了就会呕吐，若用下法治疗就会下利不止。

【解析】本条主论厥阴病的消渴不可使用下法。厥阴肝经，禀风木而寄相火，在五行之中处于水火之间，下连肾水，为乙癸同源；上接心火，成子母相应。得病易寒易热，寒热夹杂，病涉多脏，常成上热下寒之势。肝气有余，肝火旺犯胃，胃火旺消耗胃中阴液，则口渴引饮；肝气横逆，夹胃气上冲心胸，则气上冲心；胃火旺，火气冲逆，气机逆乱，则见胃中或并及胸骨后灼热疼痛；胃中火热则消谷，故易饥。但由于本证又兼脾肾虚寒，脾主大腹，肠也归属于脾。胃热而脾虚肠寒，故饥而不欲食；肠寒得热得食则虫易动，如素有蛔虫者，则可有进食吐蛔的情况发生。若误用下法，必致脾虚寒甚，甚至发生脾肾阳虚、下利清谷不止的情况。本条所论消渴实为口渴症状，并非消渴病。本条特别提示下有脾肾虚寒者，不可攻下，具有整体观念的治疗意义。

【原文】寸口脉浮而迟，浮即为虚，迟即为劳，虚则卫气不足，劳则荣气竭。趺阳脉浮而数，浮即为气，数即消谷而大坚，一作紧。气盛则溲数，溲数即坚，坚数相搏，即为消渴。

【注释】① 浮即为气：此脉浮非邪气在表，而是胃气亢盛，故云"浮即为气"。

② 数即消谷：趺阳脉数，是热结于中，胃热盛则消谷而善饥。《灵枢·师传》云："胃中热则消谷"。

【白话解】寸口脉浮而迟，浮是由于虚，迟是由于劳。虚乃卫气不足，劳乃营气竭乏。趺阳脉浮而数，浮是由于胃气有余，数为胃中有热，胃热气盛就会多食易饥而大便坚硬。胃气亢盛会致小便频数，小便频数大便就会坚硬，便坚与溲数相互影响，则形成消渴病。

【解析】本条论述消渴分属虚劳和胃热的病机。消渴病虽有表现为热证、实证的一面，但究其根本，由积渐而成，与虚劳有关。寸口脉以候心肺，心主血属营，肺主气属卫，今脉浮迟并见，浮为阳虚气浮、卫气不足之象，迟为血脉不充、营气虚少之征。营卫两虚、气血不足，是发病的主要原因。"浮即为虚，迟即为劳"为互文备义之文；"浮迟"脉相连，意在说明消渴病属虚劳之疾。趺阳脉为胃经之脉，以候胃象。趺阳脉浮而数，浮为胃气有余，数为胃热气盛。胃热气盛，则消谷善饥；耗伤津液，则大便干结。气有余便是火，水为火迫，津液偏渗膀胱，则小便频数；小便频数，更伤津液，故言"溲数即坚"。

【原文】男子消渴，小便反多，以饮一斗，小便一斗，肾气丸主之。方见脚气中。

【注释】① 男子：本证男女都有，故不可拘泥于"男子"二字。

② 饮一斗，小便一斗：形容饮水多，小便亦多。

【白话解】男子患消渴病，小便反而增多，如果喝了一斗水的话，小便也排出一斗，主要用肾气丸治疗。

【解析】本条主论肾气亏虚消渴的证治。条首言"男子"，意在说明本证为房劳伤肾、精气亏损所致。非但男子，女子亦然。肾气充盛，能化气行水，则可使小便排出体外；肾气固摄尿液，则使小便排有控制。肾气虚，不能化气固摄，膀胱开合失司，故小便反多；肾气不能蒸腾津液上承，又小便偏多而阴伤，则口渴；越渴越尿，遂出现"饮一溲一"之症。总由肾精亏损、肾阳虚、肾气不化所致。治用肾气丸滋阴补阳、温化肾气，以恢复蒸腾津液、化气行水和固摄尿液的功能。

【原文】脉浮，小便不利，微热消渴者，宜利小便、发汗，五苓散主之。

【白话解】脉浮，小便量少或不畅，轻微发热，口渴严重的人，治疗用利小便、发汗的方法，主要用五苓散治疗。

【解析】凡属膀胱气化失职引起的小便不利，皆可用五苓散治疗。临床运用时可随症加减。

【原文】渴欲饮水，水入则吐者，名曰水逆，五苓散主之。方见上。

【注释】水逆：此指水入即吐，属蓄水重症。以小便不利、渴欲饮水、水入即吐为主要表现。

【白话解】口渴想喝水，可是水喝进去了却又呕吐的病，叫作水逆，主要用五苓散治疗。

【解析】本条论述先因膀胱气化失职，水蓄下焦，不得小便，进而逆犯中焦致水停者。水蓄中、下焦，气不布津，故渴欲饮水；水停于胃，胃失和降，拒不入纳，故水入则吐。但此吐水为吐后仍然渴饮。其病证虽有不同，下焦蓄水、小便不利则一。其治皆当化气行水、利小便，使水去气行、津液得布。方用五苓散，方中泽泻、茯苓、猪苓淡渗利水，白术健脾利水，桂枝通阳化气，兼能解表。

【原文】渴欲饮水不止者，文蛤散主之。

文蛤散方

文蛤五两

上一味，杵为散，以沸汤五合，和服方寸匕。

【白话解】口渴想要喝水不能停止的人，主要用文蛤散治疗。

【解析】本条论述肾阴耗伤渴饮不止的治法。肾主液，肾为水脏，藏五脏之阴，为阴之根。肾阴不足，则肺阴不济，故燥热口干、渴欲饮水不止。治当咸寒滋阴补肾，以生阴津。主用文蛤一物，制成散剂，徐徐缓图。文蛤为海产品，味咸性寒，咸可入肾，滋阴润燥，寒可清热，于病相益。由文蛤散可以得到提示，治消渴烦渴不止者可酌加咸寒的海产品，如龟甲、牡蛎等。

【原文】 淋之为病，小便如粟状，小腹弦急，痛引脐中。

【注释】 ① 小便如粟状：小便中有粟状之物。

② 弦急：拘急。

【白话解】 淋病的症状是小便中有粟粒样大小的物质，小腹部拘急疼痛，且牵引到肚脐中。

【解析】 本条主论淋病的症状。淋病，是以小便淋沥疼痛为主症的病证。膀胱热盛，煎熬尿液，结成固体物质，故小便中有结石如粟米之状；粟状物阻滞膀胱或尿道，小便涩而难出，故小腹拘急疼痛；膀胱居于下，因砂石停积，阻滞气机，故有时小腹胀痛或小腹拘急痛可牵引脐部。

【原文】 趺阳脉数，胃中有热，即消谷引食，大便必坚，小便即数。

【白话解】 趺阳脉数，是胃中有热，会出现多食易饥、大便坚硬、小便频数的症状。

【解析】 本条论述胃热盛消渴的病机和脉证。趺阳脉以候脾胃，趺阳脉数，为胃热气盛、胃之腐熟功能太过，故消谷善饥而多食；胃热气盛，耗伤津液，肠道失于濡润，则大便干结；热气盛则气有余，膀胱化气多而津液偏渗，则小便频数。

【原文】 淋家不可发汗，发汗则必便血。

【注释】 便血：这里指尿血。

【白话解】 旧有淋病的人不能用发汗的方法，如果发汗会致尿血。

【解析】 本条主论淋家禁用汗法。素患淋病的人，谓之淋家。淋病多因膀胱蓄积有热，损伤阴液所致。虽感外邪，亦不可轻易发汗。若误发其汗，则会更伤阴液。同时，也会使邪热炽盛，伤及营血，迫血妄行，引起尿血。淋家必伤阴，当慎用汗法。反之，凡阴伤血不足之体，如失血、大面积烧伤、失精、汗家、大吐大利之后，又当慎用利尿之法，以防阴血耗伤。

【原文】 小便不利者，有水气，其人若渴，用瓜蒌瞿麦丸主之。

瓜蒌瞿麦丸方

瓜蒌根二两　茯苓　薯蓣各三两　附子一枚（炮）　瞿麦一两

上五味，末之，炼蜜丸梧子大，饮服三丸，日三服；不知，增至七八丸，以小便利，腹中温为知。

【白话解】 小便不畅利的人，是有水湿之邪内停，其口渴严重，主要用瓜蒌瞿麦丸治疗。

【解析】 本条主论上燥下寒、水停的证治。肾阳虚，下焦虚寒，不能化气行水，故出现以小便不利为主的病证。寒滞下焦，气不化水，津不上承，则上焦燥热，故"其人若渴"。上口渴多饮，下小便不利，必致水液潴留而发生水肿，故云"有水气"。由方后注"腹中温为知"，说明肾阳虚、下焦虚寒是本病的关键。其病机为肾阳不足，水气内停，下寒上燥。治当温阳化气，利水润燥。方用瓜蒌瞿麦丸，方中瓜蒌根生津润燥以治其渴；瞿麦、茯苓淡渗行水，以利小便；薯蓣固护脾阴，使利水而不伤脾之阴液；附子温肾阳化气，使津液上承，则肺之肃降功能恢复，上焦之燥热自解。肾阳得温，小便通利，则下寒自除。

【原文】 小便不利，蒲灰散主之，滑石白鱼散、茯苓戎盐汤并主之。

蒲灰散方

蒲灰七分　滑石三分

上二味，杵为散，饮服方寸匕，日三服。

滑石白鱼散方

滑石二分　乱发二分（烧）　白鱼二分

上三味，杵为散，饮服半钱匕，日三服。

茯苓戎盐汤方

茯苓半斤　白术二两　戎盐弹丸大一枚

上三味，先将茯苓、白术煎成，入戎盐再煎，分温三服。

【白话解】小便不利，主要用蒲灰散主治，或用滑石白鱼散，或用茯苓戎盐汤。

【解析】本条主论小便不利的三种治法，但仅提出小便不利一症而出三方，说明三方都可治小便不利。小便不利，可见于多种疾病之中，其发生的原因甚多，本条详方略证，故需以药测之。蒲灰散由蒲灰、滑石二味组成，蒲灰即蒲黄粉。方中蒲黄生用，凉血消瘀，滑石清利湿热，合用有化瘀利窍泄热之功。适用于内有湿热，兼有瘀血的小便不利。其症当见小便不利、尿色黄赤、尿道疼痛、小腹拘急等。滑石白鱼散由滑石、乱发、白鱼三味药组成。白鱼，又名衣鱼、蠹鱼，乃衣帛、书纸中的蠹虫，具有消瘀行血、疗淋通便的作用。方中滑石通利小便、清利湿热，乱发（烧炭）止血消瘀，白鱼消瘀行血，合之具有通利小便、止血散瘀之功。适用于内有湿热，兼有尿血的小便不利。其症当有小便不利、尿血、小腹拘急、痛引脐中等，后世多称之为"血淋"者。茯苓戎盐汤由茯苓、白术、戎盐组成。戎盐即青盐，性味咸寒，此取其走血分及入肾、利水、泄热之功；茯苓、白术健脾利湿，与戎盐合之具有清热健脾利湿之功。以方测证，当有小便不利、腹部胀痛，或尿后余沥等症。本条三方皆治小便不利，但各有侧重。蒲灰散和滑石白鱼散具有泄热化瘀利窍的作用，其中蒲灰散凉血作用强，滑石白鱼散止血作用明显，两者均无补的作用；茯苓戎盐汤能泄热健脾利湿，是通中兼补之剂。

【原文】渴欲饮水，口干舌燥者，白虎加人参汤主之。方见中暍中。

【白话解】病人口渴想喝水，口干舌燥的，主要用白虎加人参汤治疗。

【解析】本条主论肺胃热盛津气两伤的消渴证治。消渴患者，必渴欲饮水，若饮水后仍然口干舌燥，是肺胃热盛、津气两伤之候。盖胃热盛，胃阴耗伤，肺气热，不能布津，故渴欲饮水；热能伤津，亦能伤气，气虚不能化津，津亏无以上承，形成肺燥，虽饮水也不能润其燥，故口干舌燥。其病机为肺胃热盛，气津两伤。治宜清热生津，益气润燥。方用白虎加人参汤。方中石膏、知母清肺胃之热，粳米、甘草益胃和中，人参益气生津。诸药合用，共奏清热生津、益气润燥之功。

【原文】 脉浮发热，渴欲饮水，小便不利者，猪苓汤主之。

猪苓汤方

猪苓（去皮）　茯苓　阿胶　滑石　泽泻各一两

上五味，以水四升，先煮四味，取二升，去滓，内胶烊消，温服七合，日三服。

【白话解】 病人脉浮发热，渴而想喝水，小便不利的，主要用猪苓汤治疗。

【解析】 本条主论水热互结、郁热伤阴小便不利的证治。"脉浮发热"，非为表证，乃内热郁发所为；热邪伤阴，更兼水气内停，不能蒸化上承，故渴欲饮水；水热互结，气化不行，则小便不利。本证病机为水气内停，水热互结，郁热伤阴。治宜利水滋阴，兼以清热，方用猪苓汤。方中猪苓、茯苓、泽泻淡渗利水，滑石利水清热，阿胶滋阴润燥。合而用之，使水祛则热无所附，津复则口渴自止。

水气病脉证并治第十四

【原文】师曰：病有风水、有皮水、有正水、有石水、有黄汗。风水，其脉自浮，外证骨节疼痛，恶风；皮水，其脉亦浮，外证胕肿，按之没指，不恶风，其腹如鼓，不渴，当发其汗；正水，其脉沉迟，外证自喘；石水，其脉自沉，外证腹满不喘；黄汗，其脉沉迟，身发热，胸满，四肢头面肿，久不愈，必致痈脓。

【注释】胕肿：胕与"肤"通。胕肿指皮肤浮肿，《素问·水热穴论》云"上下溢于皮肤，故为胕肿，胕肿者，聚水而生病也"。

【白话解】老师说：水气病有风水、皮水、正水、石水、黄汗等五种。风水的脉象浮，其症状是周身骨节疼痛而怕风；皮水的脉象亦浮，同时可见身体浮肿，用手按压皮肤凹陷不起，不怕风，腹部胀大如鼓，口不渴，应当用发汗的方法治疗；正水的脉象沉迟，外部症状为气喘；石水的脉象沉，外部症状为腹部胀满而不喘；黄汗的脉象沉而迟，全身发热，胸部胀满，四肢皮肤及头面浮肿，日久不愈，一定会导致痈脓。

【解析】本条总论水气病五种类型的脉证和病机。水气病是水肿的总称。风水由于风邪侵袭肌表，导致肺气不宣、通调失职、水气泛滥，故同时存在外感及水肿的情形。"其脉自浮"说明存在外感，故有恶寒、恶风、骨节疼痛等症。其病位主要为皮肤和肺，其发病特点为起病较急，从头面开始，迅速遍及周身，并且兼有发热、恶寒等症状。

皮水病机为脾失运化，且肺失宣降，导致水湿潴留，湿邪阻滞中焦及皮肤。湿邪阻滞中焦则见腹满如鼓状，湿邪溢于皮肤，可见皮肤浮肿，按之没指。脾阳虽虚，但虚不甚，阳气尚且可以外达，津液可上承，故不渴。虽皮水未见恶风等表证，但水在肌肤，应该由外而解。

正水病机为脾肾阳虚，不得气化蒸发水湿，水湿内盛，水气上逆外溢。水停于里，故脉沉而迟、腹满。若水气外溢则肿，水气上逆则喘，水气在下则小便不利。病位主要在肾，兼及于肺。

石水病机为肾阳衰微、寒水凝结。肾阳衰微，不能温化水湿，水气结于少腹，故见腹满如石，脉沉。水聚于下，未累及肺，故不喘。病位在肾。

黄汗病机为水湿袭表、湿邪郁久化热，湿热互结。水湿内郁，故脉沉迟。湿邪郁久化热，流于肌肤，故见身热、四肢头面肿。湿热入营，邪热郁蒸，汗出色黄，故名"黄汗"。湿热上蒸，肺气不畅，故胸满。若本病日久不愈，湿热外蒸，郁滞不透，腐肉化脓，伤及血分，可导致痈肿。

【原文】脉浮而洪，浮则为风，洪则为气。风气相搏，风强则为隐疹，身体为痒，痒为泄风，久为痂癞。气强则为水，难以俯仰。风气相击，身体洪肿，汗出乃愈，恶风则虚，此为风水。不恶风者，小便通利，上焦有寒，其口多涎，此为黄汗。

【注释】 ① 风强：风邪盛。

② 隐疹：瘾疹。指风疹块遍及全身而痒痛之证。

③ 泄风：风热外泄于表，瘙痒不止的证名。

④ 痂癞：风热在表，瘙痒不止，挠破结痂遍及全身，而如癞状。

⑤ 气强：水气盛。

⑥ 洪肿：洪，大。指全身浮肿严重。

【白话解】脉象浮而洪，浮脉为有风，洪脉为水气盛。风与水气相搏结，风邪强于水气，就会发生瘾疹，而且身体发痒，痒是风邪外透的表现，称为泄风，日久不愈，成为痂癞。水气强于风邪，就会发生水气病，出现身体俯仰困难。风邪与水气互相搏结，就会出现全身浮肿，用发汗的方法治疗则愈。怕风是卫气虚，这是风水病；不怕风的，小便通利，这是上焦有寒；病人口中涎沫多，这是黄汗病。

【解析】本条论述风水病机以及风水为病的特点。风水卫气强是由于外感风邪，而内有水气，故脉浮而洪。浮为风，故恶风；洪为热盛，故洪则为气。风气相搏，风强伤卫，则为瘾疹，而遍身瘙痒。风热燥血，则瘙痒不止，而成癞；气强则卫受邪，而表闭气郁，不能行水，故全身肿，难以俯仰。本证由于风邪闭郁肌表，内热外蒸，水停为肿，故用发汗解表法，使风热与水皆从表排出。

黄汗，为脾虚不运化水湿，湿郁化热，侵入营分，热邪郁蒸而汗出色黄。无表证，故不恶风。下焦无病，故小便通利。肺脾虚，上焦不能敷布津液，故其口多涎。口多涎的病机，可体会为寒邪，又可体会为痰饮。肺脾者太阴也，肺脾之气羁绊，而湿邪久留，此黄汗之所由也。

【原文】寸口脉沉滑者，中有水气，面目肿大，有热，名曰风水。视人之目窠上微拥，如蚕新卧起状，其颈脉动，时时咳，按其手足上，陷而不起者，风水。

【注释】① 目窠上微拥：目窠，指眼睑。拥，通"壅"，义同"肿"。指两眼睑微肿。

② 颈脉：足阳明人迎脉，在喉结两旁。

【白话解】寸口部的脉象沉滑，为体内有水气，面目浮肿，发热，名叫风水。望诊可见病人两眼睑微肿，像刚睡醒的样子，颈部的脉管跳动，时常咳嗽，用手按压病人的手脚皮肤凹陷不起的，这是风水病。

【解析】本条论述风水发展到严重阶段的脉证。风水初起，人体正气强盛，与风邪抗争于表，故脉浮；本条寸口脉见沉滑，提示水气盛，为风水肿势增剧之证；头面属阳，风为阳邪，风与水邪上犯，水湿潴留于胸颈以上，故面目肿大；卫气为水湿郁遏，则见有热；望诊见眼睑浮肿，好像刚刚睡醒的样子，颈脉跳动明显，乃因眼睑属脾、胃脉，颈部人迎为肺胃所主，风水邪气过盛而上凑，脾胃二经所过之处为水气壅遏之故；闻诊时时咳嗽，乃水气上渍于肺、肺气上逆所致；切诊按其手足肿处凹陷不起为水邪浸渍，溢于肌表较盛所致。

【原文】太阳病，脉浮而紧，法当骨节疼痛，反不疼，身体反重而酸，其人不渴，汗出即愈，此为风水。恶寒者，此为极虚，发汗得之。渴而不恶寒者，此为皮水。身肿而冷，状如周痹，胸中窒，不能食，反聚痛，暮躁不得眠，此为黄汗，痛在骨节。咳而喘，不渴者，此为脾胀，其状如肿，发汗即愈。然诸病此者，渴而下利，小便数者，皆不可发汗。

【注释】① 周痹：病名，以周身上下游走作痛为特点，而左右则不移动。

② 脾胀：应为肺胀。

【白话解】患有太阳病，脉象浮而兼紧，理应有骨节疼痛的症状，现在反而不疼，身体反而感到沉重而酸，病人口不渴，出汗以后病可以好，这是风水病。怕冷的，这是身体极度虚弱而又发汗损伤卫阳所引起的。口渴而不怕冷的，这是皮水病。全身浮肿而又怕冷的，症状像周痹病。胸中憋闷，不能进食，反觉骨节疼痛，傍晚时烦躁不安，不能入眠，这是黄汗病。咳嗽而又气喘，口不渴的，这是肺胀病，其症状像水肿病，用发汗的方法治疗可以痊愈。然而这些患水气病的人，口渴而腹泻，小便次数较多的，都不可以用发汗的方法治疗。

【解析】本条再论风水、皮水、黄汗及肺胀的辨证和治疗原则。

太阳伤寒在表，感受风寒邪气，理应脉象浮紧，骨节疼痛。现未见疼痛，反而出现肢体酸重且口不渴，虽脉浮紧，但不属于伤寒表实证，而是内有水湿，潴留在肌肤关节之间而形成的风水，应当发汗解表使水湿随汗而出即愈。若出现恶寒怕冷，此为极虚之候，因发汗太过导致。

皮水与风水区别在于渴或不渴。皮水因脾阳亏虚，水湿内停，气不化津，津不上承，故见口渴，病位在脾肺，不在表，故不见恶寒的表证，治疗上不能用发汗解表的方法，此条与前文皮水"不渴"时的治法需要做出鉴别，现"口渴"说明湿邪阻遏气机的程度较前"不渴"时更加严重。

黄汗主因脾虚不运，水湿郁而化热所致。身体浮肿而冷，且周身上下出现游走性疼痛，为湿邪郁于肌表、经脉气血运行受阻所致；寒湿之邪进一步入里阻碍肺中阳气，肺气不宣则胸中窒；伤及胃阳，则不能进食，且拘急疼痛；至暮时，阴气盛，阳气更难舒展，阳郁心烦，不能安卧，故至暮躁不得眠；寒湿流于关节，故痛在骨节，这就是黄汗病。此病情较第一条"身发热，胸满，四肢头面肿"的黄汗为重。

"肺痿肺痈咳嗽上气病脉证治第七"曰"咳而上气，此为肺胀"，可知"咳而喘"为肺胀的主症，此处的咳喘为寒水闭肺、肺气上逆所致，故口不渴。形证如同水肿，与风水相似，可通过汗法使水寒之邪随汗而解。

最后论及风水、皮水、肺胀、黄汗等病使用汗法的禁忌证。以上诸病虽然症状不同，但病机有共通之处，若有渴而下利、小便数等症状的情况，均提示津液已伤，若再用汗法，可致津液枯竭，而变生他病。

【原文】 里水者，一身面目黄肿，其脉沉，小便不利，故令病水。假如小便自利，此亡津液，故令渴也。越婢加术汤主之。方见中风。

【注释】 ① 里水：水从里积而溢于外，一作"皮水"。

② 黄肿：与皮水不同。在皮内，色黄肿胀；一作"洪肿"。

【白话解】 患皮水病的人，面目及全身其他部位都浮肿，脉象沉，小便不通利，导致水湿潴留，所以患水气病。如果小便通利，这是水去而津液损伤，所以病人出现口渴的症状，用越婢加术汤治疗。

【解析】 本条论述皮水夹热的证治。周身面目肿甚，脉沉，小便不利，为脾不能运化水湿，肺气不宣，不能通调水道，下输膀胱所致。水湿不能随小便出，又不能外达，在里郁而发热，泛于肌表，故面目黄肿。可应用越婢加术汤发汗利水，清泄里热。

【原文】趺阳脉当伏，今反紧，本自有寒，疝瘕，腹中痛，医反下之，下之即胸满短气。

趺阳脉当伏，今反数，本自有热，消谷，小便数。今反不利，此欲作水。

【注释】疝瘕：疝，指阴寒性的腹痛，抽引急痛；瘕，指腹中包块，时聚时散，游走无定处。

【白话解】趺阳部位的脉象应当呈现伏象，现今反见紧象，这是体内本来有寒的缘故。例如寒疝、瘕病、腹中痛等病，医生反用下法，攻下后即感胸部胀满、呼吸气短。趺阳部位的脉应当呈伏象，现反见数，这是体内本来有热的缘故，应当出现食物消化得快，小便频数；如果小便不通利，这是将要发生水气病。

【解析】此两条从趺阳脉的变化情况，预测发生水气病的可能性，对照分析，加强辨证思维。趺阳脉为胃脉，一般沉伏于里。今不沉于里而反见紧象，是由于有寒，因有寒，故见疝瘕、腹中痛等宿疾，寒者当温，而医者未能识之，反而用苦寒攻下法，更加损伤阳气。中阳虚衰，水寒不化，上逆致肺气不得宣畅，故见胸满、短气等症状。

趺阳脉本应伏而不见，今见数脉，是由于素体中焦内有伏热，本应因胃热而消谷善饥，水津偏渗膀胱而小便频数、大便燥，而今却见小便不利，可知是热未化燥，而与水互结不行，水气有溢于肌肤之势，故曰"此欲作水"之变。

【原文】寸口脉浮而迟，浮脉则热，迟脉则潜，热潜相搏，名曰沉。趺阳脉浮而数，浮脉即热，数脉即止，热止相搏，名曰伏。沉伏相搏，名曰水。沉则络脉虚，伏则小便难，虚难相搏，水走皮肤，即为水矣。

【白话解】寸口的脉象浮而迟，浮脉为有邪热，迟脉为潜藏，热与潜相合，名叫沉；趺阳部位的脉象浮而数，浮脉是有热，数脉为水谷精微停滞于中，不能运化，热与止相合，名叫伏；沉与伏相合，名叫水；沉为络脉空虚，伏为小便困难，虚与难相合，水邪泛溢肌肤，就会形成水气病。

【解析】本条进一步从脉象论水气病形成的机制。寸口为阳位，脉浮属阳，热为阳邪，故寸口脉浮则为热；迟脉属阴，阴主潜藏，故寸口脉迟则为潜，潜与热互相搏结，热而潜藏，则热象有内伏之势，热内伏而不外达，故曰沉。趺阳为胃脉，趺阳脉浮而数，是热伏止于下，留于内而不行于外，故曰"热止相搏，名曰伏"。热留于内，与水气相搏则致水停于内，继而影响气不外行而络脉空虚；阳气不化而小便难，最终致使水湿不循常道，浸溢于皮肤肌肉之间，则成水气病。"沉"与"伏"不能理解为脉象，而是揭示邪热内伏而不外达的病机。"沉伏相搏"阐明了肺胃郁热，妨碍气化，以致水停于内。

【原文】寸口脉弦而紧，弦则卫气不行，即恶寒，水不沾流，走于肠间。少阴脉紧而沉，紧则为痛，沉则为水，小便即难。

【注释】水不沾流：水不流溢，即津液不能按照应输布的部位运行。

【白话解】寸口的脉象弦而紧，弦脉为卫气运行不畅，故而怕冷，水液不能循常道流行，而下注于肠间。少阴的脉象紧而沉，紧脉是痛证的表现，沉脉为有水，于是小便就困难。

【解析】本条论述水气病的病机，即水气病与肺肾、卫气的关系。寸口脉主肺，主卫气。寒邪外束，卫阳被遏，则寸口脉弦而紧、恶寒；肺气不利，不能通调水道、下输膀胱，则水津输布失常，潴留肠间，进而形成水气病。少阴脉主肾，肾阳不足，寒水内生，则少阴脉紧而沉；肾阳虚衰不能布津于周身，故骨节身体疼痛，不能温煦膀胱化气行水，则小便难，进而形成水气病。

【原文】脉得诸沉，当责有水，身体肿重。水病脉出者死。

【注释】脉出：指水气病突然出现脉出而无根。

【白话解】诊脉沉的，当有水气，身体肿胀而沉重。如果水病而脉象暴出无根的，这是死证。

【解析】本条是从脉象论述水气病的预后。水气病的脉象当以沉为主，因水气停滞，阳气不能外达，故沉潜，为水之象，当责有水，然而阴寒内盛之证，必须结合身体肿重，才能说是水气病。若水病脉沉，肿未消，而陡然脉出无根，浮而躁盛，轻举有脉，重按则散，则脉证相反，为根气已散，是阴盛格阳、真气涣散于外的现象，故预后不良。

【原文】夫水病人，目下有卧蚕，面目鲜泽，脉伏，其人消渴。病水腹大，小便不利，其脉沉绝者，有水，可下之。

【白话解】水气病人，眼睑浮肿，好像蚕卧在上面一样，颜面、眼部光亮润泽，脉象伏，口渴，饮水多。若腹部膨隆肿大，小便不通利，脉象沉绝，是里有水气，可用下法治疗。

【解析】本条论述水气病可用下法的脉证。患水气病者，因水盛反侮脾土，脾气不健，脾主目胞，则因水湿潴留而见微肿；水气太盛泛溢皮肤，故见面目鲜泽；水气病者脉沉，沉极则伏，提示水肿病情加重；水饮内盛，津不上承，故见口渴引饮；水蓄更多，气化不利，又无处可去，聚于中则见腹胀满、小便不利。沉伏不出，此水势甚盛，可用攻下逐水法治之，待水势减轻再论他法。

【原文】问曰：病下利后，渴饮水，小便不利，腹满因肿者，何也？答曰：此法当病水，若小便自利及汗出者，自当愈。

【注释】因肿：程林、魏荔彤、吴谦等注本皆注"阴肿"，为前阴水肿，故从之。一作"因而水肿"。

【白话解】问：患下利以后，口渴饮水，小便不通利，腹部胀满而前阴水肿的，这是什么道理呢？老师回答说：按道理要发生水气病；如果小便通畅及有汗出的，病当自愈。

【解析】本条承接上条，论述下利后出现渴饮水的两种转机。病因下利后，而渴欲饮，一因津少者，饮水后，阴阳自和必自愈。二若小便不利，则水有入而无出，积于腹中，而为腹满。腹既满矣，则水气横流，因而水肿。究其然者，以下利后而脾气伤，气伤则水不行，又因饮水过多，而无路可消，则势必然矣。若其人小便自利及汗出者，则三焦表里通达，则水何从而生。

【原文】心水者，其身重而少气，不得卧，烦而躁，其人阴肿。

【注释】 ① 身重：《千金要方》作"身肿"。

② 躁：疑为"悸"之误。此处按原文解。

【白话解】 心水病患者，可出现身体沉重而呼吸短促不畅，不能平卧，心烦而躁动不安，前阴部肿胀等症状。

【解析】 本条及以下诸条论述五脏水之症。由于心阳不足，水气内盛，泛溢周身，故见身体肿重；水阻气机，故少气；水气凌心，而见心烦、心悸、不得安卧；寒水停于下，心火不能下温肾水，水湿不去，则阴肿。

【原文】 肝水者，其腹大，不能自转侧，胁下腹痛，时时津液微生，小便续通。

【注释】 ① 时时津液微生：指口中时时微微有津液。

② 小便续通：指小便有时不利，有时又正常。

【白话解】 肝水病患者，可出现腹部肿大，身体不能自由转动，胁下、腹部疼痛，口中常常产生少许的津液，小便时通时不通等症状。

【解析】 本条论述肝病导致水肿的症状。由于寒水阻滞肝络，则气机被阻，不通则痛，故见胁下腹痛；寒水阻滞肝络，但未侵袭脾胃与肾，脾胃尚可生津化液，而肝病又影响脾胃，故时时津液微生，小便续通。

【原文】 肺水者，其身肿，小便难，时时鸭溏。

【白话解】 肺水病人，可出现身体浮肿，小便困难，大便时常水粪混杂如鸭粪样等症状。

【解析】 本条论述肺病导致水肿的症状。因"皮毛者，肺之合也""风伤皮毛，内舍于肺"，肺病导致水肿，则见身肿；肺为水之上源，主通调水道，水液不能下输膀胱，则小便难；肺与大肠相表里，大肠主津，肺气不行，则大肠传导功能失调，则见大便稀溏、水粪混杂。

【原文】 脾水者，其腹大，四肢苦重，津液不生，但苦少气，小便难。

【白话解】脾水病人，可出现腹部胀大，四肢很沉重，口中没有津液，少气，小便困难等症状。

【解析】本条论述脾病导致水肿的症状。由于寒水内停，湿困脾胃，脾失转输之常，不能升清降浊，水湿聚于中，流于四肢，故其腹大、四肢苦重。脾为湿困，津液不生，气亦不足，故口渴、少气。脾不散精于肺，肺不能通调水道以行决渎，故小便难。

【原文】肾水者，其腹大，脐肿腰痛，不得溺，阴下湿如牛鼻上汗，其足逆冷，面反瘦。

【白话解】肾水病人，可出现腹部肿大，肚脐肿，腰痛，小便不通畅，阴囊部潮湿如牛鼻上的汗一样，两脚冷，面部反而消瘦等症状。

【解析】本条论述肾病所致水肿的症状。肾阳虚，不能化气行水，水蓄下焦，且关门不利，水反侮土，故水聚于腹且脐肿；腰为肾之外府，肾虚水泛则见腰痛；肾阳虚，膀胱失于气化，故不得小便；水渍前阴，故阴部潮湿"如牛鼻上汗"；肾阳虚不能下温两足，故两足逆冷；肾为五脏之本，肾虚则五脏气血不能上荣于面，故"面反瘦"。

【原文】师曰：诸有水者，腰以下肿，当利小便；腰以上肿，当发汗乃愈。

【白话解】老师说：凡水肿病腰以下浮肿的，应当用利小便的方法治疗；腰以上浮肿的，应当用发汗的方法治疗才能痊愈。

【解析】本条论述水气病的治疗原则。水气病由于有水在上下、表里的不同，应根据因势利导的原则采用不同的治法。凡水肿之病，腰以下肿者，提示病位在下、在里，当用利小便的方法，使水湿从小便排泄；腰以上肿者，提示病位在上、在表，属阳，当用发汗的方法，宣通肺气，开泄腠理，使水从汗液排泄，水肿自愈。

【原文】师曰：寸口脉沉而迟，沉则为水，迟则为寒，寒水相搏，趺阳脉伏，水谷不化，脾气衰则鹜溏，胃气衰则身肿。少阳脉卑，少阴脉细，男子则小便不利，妇人则经水不通。经为血，血不利则为水，名曰血分。

【注释】 ① 少阳脉：指和髎部位之脉，在耳门微前上方部位。

② 脉卑：指按之沉而弱，表示营血不足。

③ 少阴脉：指左手尺脉。

【白话解】 老师说：寸口的脉象沉而迟，沉脉为有水，迟脉是有寒，寒与水相互搏结为害。趺阳部位的脉象伏，饮食不能消化，脾气虚衰大便就水粪杂下，如鸭溏。胃气虚衰出现身体浮肿。少阳脉卑，少阴脉细，在男子就会有小便不通利，在妇人就会出现经水不通。月经来源是血，经血不通就形成水气病，叫血分。

【解析】 本条从寸口、趺阳、少阳、少阴等脉的变化，说明水肿病发生的病机和证情。寸口主肺，寸口脉迟主寒，沉主水。沉而迟的脉象，是阳气被寒水所阻，肺气不宣，以致治节失常而发生水肿。趺阳脉是胃脉，脾与胃相表里，胃主纳谷，脾主运化，今趺阳脉伏而不起，说明脾胃衰弱。脾胃气衰则水谷不化，大便溏，精微不能运化，水湿浸于肌肤而产生水肿。少阳脉主候三焦之气，少阳脉沉而弱，表示三焦的决渎功能失常；少阴脉主候肾，少阴脉细，主血少肾虚。故少阳脉卑，少阴脉细，在男子则小便不利，在女子则经水不通，因女子月经与冲脉有关，而冲脉又与肾有联系。阳气不足，血寒而凝，故在妇女则经闭。因水肿发生在经闭之后，显然与血有关，故称血分。

【原文】 问曰：病有血分、水分，何也？师曰：经水前断，后病水，名曰血分，此病难治；先病水，后经水断，名曰水分，此病易治。何以故？去水，其经自下。

【注释】 本条原缺，据《脉经》，尤怡、魏荔彤、陈念祖等注本补入。

【白话解】 问：水肿病有血分、水分之分，如何区分呢？老师回答说：先经水断而后水肿的，是血分，属于难治的情况；先水肿，再断经水的，是水分，属于相对好治的类型，因为下其水，则经血自通。

【解析】本条论述妇人病水有血分、水分之别，并对预后做出比较。先经闭而后水肿者，称为血分，因其由瘀血阻滞水道所致，病在血分，位深难通，故难治；先病水肿而后经闭者，称为水分，因其由水液阻滞血道所致，病在水分，位浅而易行，故易治。在治疗上，下其水则经血自通，而病亦痊愈。

【原文】问曰：病者苦水，面目身体四肢皆肿，小便不利，脉之，不言水，反言胸中痛，气上冲咽，状如炙肉，当微咳喘。审如师言，其脉何类？

师曰：寸口脉沉而紧，沉为水，紧为寒，沉紧相搏，结在关元，始时当微，年盛不觉，阳衰之后，荣卫相干，阳损阴盛，结寒微动，肾气上冲，喉咽塞噎，胁下急痛。医以为留饮而大下之，气击不去，其病不除。后重吐之，胃家虚烦，咽燥欲饮水，小便不利，水谷不化，面目手足浮肿。又与葶苈丸下水，当时如小差，食饮过度，肿复如前，胸胁苦痛，象若奔豚，其水扬溢，则浮咳喘逆。当先攻击冲气，令止，乃治咳，咳止，其喘自差。先治新病，病当在后。

【注释】① 状如炙肉：是形容咽中如有物阻塞。

② 审如：审，助词。审如：诚如，果然如此。

③ 关元：任脉穴，在脐下三寸，此处指下焦。

④ 阳衰：指女子五七、男子六八之阳明脉衰之时。

⑤ 荣卫相干：荣卫，即营卫。干，触犯。营卫相干，即营卫互相触犯，是说营卫不相和谐。

【白话解】问：患水气病之人，面目、身体四肢都浮肿，小便不通畅，按罢脉，诊病说不是水气病，反谈到胸中疼痛，气逆上冲到咽部，咽中好像有异物梗塞一样，应当有轻微咳嗽、气喘。病情果真像老师说的那样，他的脉象属何类？

老师回答说：寸口的脉象沉而紧，脉沉为有水，脉紧为有寒，沉紧相合，寒水交结，聚于下焦关元，起初病情轻微，青壮年时，阳气旺盛，不觉得怎么样，待年老体弱、身体渐衰时，营卫不调，阳虚阴盛，阴寒闭塞，下焦的寒水随肾气上冲，咽喉部感到梗塞，胁下拘急疼痛。医生认为是留饮，而大量使用攻下药物泻下，结果气逆不降，寒水不除，后来医生再用吐法，损伤胃气，使胃气虚而烦闷，咽喉干燥想喝水，小便不通利，饮食不消化，水谷之精微不能运化，故面目、手脚浮肿；医生又用葶苈丸泻其水，当时水肿虽稍见消退，但如果稍有不慎，食饮过度，浮肿又和以前一样，胸胁部苦于疼痛，形如奔豚病发作一样，水气随冲气泛滥，上迫于肺，则见咳嗽、气喘。此时治疗，应当先降其冲逆之气，待冲气平以后，再治咳嗽，咳嗽停止，喘息自然痊愈。先治冲气、咳嗽、气喘等新病，然后再治水气旧病。

【解析】本条论述水气病误治而发生的变证，并指出相应的救治原则。水气病并发冲气之人，寸口脉象沉而紧，是水寒结在下焦的关元部位，病初起尚轻，又当壮年，所以没有什么感觉。年龄较大，阳气渐衰，营卫流通不畅，前所凝结的水寒，乘阳虚随肾气而上冲，就出现咽喉塞噎、胁下急痛等症状。医者未能诊出其为寒水内结，误认为留饮，用下法逐水，辨证失当，治疗无效，冲击之气不去，其病未除。又复误认为咽喉塞噎是病在上焦而用吐法，则不仅冲气不减，反致胃气虚损，而出现虚烦、咽燥欲饮水等症。更由于阳虚气化失职，而见小便不利、水谷不化、面目手足浮肿。若只就其浮肿而用葶苈丸（方佚）大下其水，虽浮肿暂时减轻，但由于脾胃之虚损未复，饮食一有过度，水谷就不能运化，前症重复发作。若水气上犯于肺，则更进一步出现咳嗽、喘逆等症。正确的治疗方法，应该是先治疗其冲气，冲气止后再治咳，咳止则喘当自瘥，最后才治疗水肿本病。这就是"先治卒病，后治痼疾"之意。

【原文】风水，脉浮身重，汗出恶风者，防己黄芪汤主之。腹痛加芍药。

防己黄芪汤方　方见湿病中。

【白话解】风水病，脉象浮，身体沉重，汗出怕风的，用防己黄芪汤治疗。若有腹痛则加芍药。

【解析】本条论述风水表虚的证治。风水脉浮，示病在表；

汗出恶风，是卫气虚不能固表；身重为水所引起。故用防己黄芪汤补卫固表，利水除湿。腹痛者加芍药以通血闭，疼痛即止。

【原文】风水，恶风，一身悉肿，脉浮不渴，续自汗出，无大热，越婢汤主之。

越婢汤方

麻黄六两　石膏半斤　生姜三两　大枣十五枚　甘草二两

上五味，以水六升，先煮麻黄，去上沫，内诸药，煮取三升，分三温服。恶风者，加附子一枚，炮。风水，加术四两。《古今录验》。

【白话解】怕风，全身都浮肿，脉象浮，口不渴，不断地出汗，全身没有大热，用越婢汤治疗。

【解析】风水病人，因水潴留于皮肤经络，故一身悉肿；肺胃有郁热，故脉浮；由于无大汗无大热，故不渴；热甚则逼汗自出，此与防己黄芪汤的自汗出由于表虚者不同；无大热是指表无大热，由续自汗出所致，故可用越婢汤表里同治，以增强消退水肿的作用。恶风者加附子，以汗多阳伤，附子有温经、复阳、止汗之力。

【原文】皮水为病，四肢肿，水气在皮肤中，四肢聂聂动者，防己茯苓汤主之。

防己茯苓汤方

防己三两　黄芪三两　桂枝三两　茯苓六两　甘草二两

上五味，以水六升，煮取二升，分温三服。

【注释】四肢聂聂动：聂聂，《辞源》："木叶动貌。"四肢聂聂动，形容四肢肌肉动的样子。

【白话解】皮水病人，四肢浮肿，水气在皮肤中，四肢肌肉轻微跳动的，用防己茯苓汤治疗。

【解析】皮水，是指脾虚不运，外合湿邪，水走皮肤而致的水肿。脾主四肢肌肉，故皮水病人以四肢浮肿，按之没指，甚则肌肉轻微跳动为主症。治用防己茯苓汤，畅营卫以逐皮间水气。

【原文】 里水，越婢加术汤主之，甘草麻黄汤亦主之。

越婢加术汤方　方见上。于内加白术四两，又见脚气中。

甘草麻黄汤方

甘草二两　麻黄四两

上二味，以水五升，先煮麻黄，去上沫，内甘草，煮取三升，温服一升，重覆汗出，不汗，再服，慎风寒。

【注释】 重覆：重再也。覆，犹被也。重覆，谓再覆以被使之汗出。

【白话解】 里有水（皮水病），用越婢加术汤治疗，也可以用甘草麻黄汤治疗。

【解析】 本条主要论述皮水表实的证治。里水即皮水，对于表实有汗夹热者，宜越婢加术汤治之；若表实无汗无热者，宜甘草麻黄汤发其汗，使水从汗解。此为皮水表实、脾失健运、肺失通调所致，以甘草麻黄汤宣肺发汗利水而治之。方用麻黄宣肺发汗利水，甘草健脾和中。

【原文】 水之为病，其脉沉小，属少阴，浮者为风；无水，虚胀者为气。水，发其汗即已。脉沉者，宜麻黄附子汤。浮者，宜杏子汤。

麻黄附子汤方

麻黄三两　甘草二两　附子一枚（炮）

上三味，以水七升，先煮麻黄，去上沫，内诸药，煮取二升半，温服八分，日三服。

杏子汤方　未见，恐是麻黄杏仁甘草石膏汤。

【白话解】 水气病人，脉象沉小的属少阴，脉浮的为有风；没有水气、虚胀的为气病。水气病，发汗就能痊愈。脉象沉的，宜用麻黄附子汤；脉象浮的，宜用杏子汤。

【解析】 本条论述风水与正水的不同治法，以及水气病和虚胀的区别。脉沉主病在里，脉小主阳气不足。水气病脉沉小，主少阴虚寒，乃肾阳不足，不能化气行水所致，属正水。正水水聚于内，故腰以下肿甚；上逆犯肺，故多兼气喘。治宜温经助阳，肃肺行水，方用麻黄附子汤。风水为风邪袭表、肺失宣肃、水溢肌肤所致，邪在肌表，故见脉浮。治宜宣肺发汗行水，方用杏子汤。

【原文】厥而皮水者，蒲灰散主之。方见消渴中。

【白话解】病人四肢厥冷且有皮水，用蒲灰散治疗。

【解析】本条论述皮水兼手足逆冷的证治。皮水患者水困于外，阳郁于内，不能达于四末，故见四肢厥冷；不能达于膀胱，气化不利，则小便不利而水肿。治宜甘淡利水，通阳解郁，方用蒲灰散，水散阳通，气化畅行，手足得温，则厥冷自愈。

【原文】问曰：黄汗之为病，身体肿，一作重。发热汗出而渴，状如风水，汗沾衣，色正黄如柏汁，脉自沉，何从得之？师曰：以汗出入水中浴，水从汗孔入得之，宜芪芍桂酒汤主之。

黄芪芍药桂枝苦酒汤方

黄芪五两　芍药三两　桂枝三两

上三味，以苦酒一升，水七升，相和，煮取三升，温服一升，当心烦，服至六七日乃解。若心烦不止者，以苦酒阻故也。一方用美酒醯代苦酒。

【白话解】问：黄汗这种病，身体浮肿，发热汗出而口渴，症状像风水，汗出沾衣，颜色正黄如黄柏汁一样，脉象沉，这种病是怎样得的呢？老师回答说：这是因为出汗以后，进入水中洗浴，水湿从汗孔渗入肌肤而得病，宜用黄芪芍药桂枝苦酒汤治疗。

【解析】本条论述黄汗的病机与证治。《内经》云："阳加于阴谓之汗。"若里热蒸津外出之时，入冷水洗浴，水寒之气从汗孔侵入，郁遏汗液，阳热内郁，阻碍营卫运行，卫郁营热，湿热交蒸而成黄汗；湿邪泛溢肌表，则身体肿；气不化津，津不上承，故口渴；水湿阻遏脉道，故脉自沉。治以芪芍桂酒汤调和营卫，畅达气血。

【原文】黄汗之病，两胫自冷；假令发热，此属历节。食已汗出，又身常暮卧盗汗出者，此劳气也。若汗出已，反发热者，久久其身必甲错；发热不止者，必生恶疮。若身重，汗出已辄轻者，久久必身瞤，瞤即胸中痛，又从腰以上必汗出，下无汗，腰髋弛痛，如有物在皮中状，剧者不能食，身疼重，烦躁，小便不利，此为黄汗，桂枝加黄芪汤主之。

桂枝加黄芪汤方

桂枝　芍药各三两　甘草二两　生姜三两　大枣十二枚　黄芪二两

上六味，以水八升，煮取三升，温服一升，须臾饮热稀粥一升余，以助药力，温服取微汗；若不汗，更服。

【注释】① 劳气：虚劳病，一作"荣气"。

② 恶疮：痈脓。

③ 身瞤：身体瞤动。

④ 腰髋弛痛：腰髋部无力而疼痛。

【白话解】黄汗这个病，两小腿发冷；如果两小腿发热的，则是历节病；饭后出汗，又时常在傍晚的时候盗汗的，就是虚劳病；如果汗出后反而发热的，发病时间长了，就会肌肤干枯粗糙，状如鳞甲；如果发热不退的，就会生恶疮。如果身体沉重，出汗之后感到轻快一点的，那么病久就会出现肌肉皮肤的跳动，胸中疼痛，并且腰以上有汗出，腰以下无汗，腰髋部肌肉无力而疼痛，就好像有东西在皮肤中的样子，严重的甚至不能进食，身体沉重而疼痛，烦躁，小便不利，这就是黄汗。主要用桂枝加黄芪汤治疗。

【解析】本条论述黄汗与历节、劳气的鉴别，进一步论述黄汗的证治。由于黄汗是湿热壅滞肌表及上焦，阳气被郁，不能下达，所以患黄汗病身体虽发热而两胫反冷，历节则是湿热流入关节注于下焦，故两胫发热。气虚不固，卫气外泄，营气亏虚故食后汗出；营阴不足，阳气不固，津液外泄，出现夜卧盗汗；皆属虚劳的症状，与黄汗的湿热熏蒸随时汗出者不同。因为湿热之汗出，每当出汗后，发热及其他症状减轻。但亦有汗出以后，湿热并不因此减轻，而仍然发热的，若日久不愈，必耗损营血，肌肤失其营养，可致皮肤甲错；若长期发热不退，热壅肌肤，必致营气不通，正气日衰，一旦外感邪毒，可使肌肤溃烂而发生痈疮。黄汗为湿郁于肌肤，湿盛故身重。若汗出，湿随汗泄，虽觉身重减轻，但津随汗泄，津气两伤，筋失所养，必出现肌肉跳动；胸阳不足，气机不利，则胸痛。由于上焦阳虚，故腰以上汗出；下焦湿盛，则下无汗，腰髋弛痛，如有物在皮中。若病势转剧，内伤于心脾、膀胱，则烦躁、不能饮食、小便不利；湿伤于肌肉，则见身体疼痛。治以桂枝加黄芪汤调和营卫，宣阳散湿。

【原文】师曰：寸口脉迟而涩，迟则为寒，涩为血不足。趺阳脉微而迟，微则为气，迟则为寒。寒气不足，则手足逆冷；手足逆冷，则荣卫不利；荣卫不利，则腹满胁鸣相逐。气转膀胱，荣卫俱劳；阳气不通，即身冷，阴气不通，即骨疼；阳前通，则恶寒，阴前通，则痹不仁。阴阳相得，其气乃行，大气一转，其气乃散。实则失气，虚则遗尿，名曰气分。

【注释】① 寒气不足：指有寒而又存在气血不足。

② 胁鸣：程林、魏荔彤、吴谦等注本均作"肠鸣"，此处从。

③ 阴气：此指营血。

④ 前通：此即断绝流通之意。

⑤ 大气：指膻中之宗气。

⑥ 气分：指水肿凡由气机不通利而见以胀满为主症者。

【白话解】老师说：寸口脉迟涩，迟主有寒，涩主血不足。趺阳脉微迟，微主气虚，迟主有寒，有寒而又气血不足，就会手足逆冷，手足逆冷说明营卫运行不畅，营卫运行不畅就不断地出现腹部胀满、腹中肠鸣，甚至会影响到膀胱。营卫之气虚衰，阳气不流通就会怕冷，阴气不流通就会骨头疼痛；阳气不流通就会恶寒，阴气不流通就会麻痹不仁。必须阴阳调和，营卫才能正常运行，胸中的宗气运行正常，寒气才能消散。若属实证常见腹胀矢气，若属虚证常见小便失禁。这就是气分病。

【解析】本条论述气分病的病机和症状，而与血分病对比发明。由于脾胃虚寒，则趺阳脉微而迟。脾阳不暖四肢，则手足逆冷。脾胃虚寒，营卫无源，血寒而少，则寸口脉迟而涩。脾阳虚，血涩少，荣卫不利，寒积中焦不散，则腹满肠鸣相逐，肠实便燥则矢气。今营卫劳损俱甚，寒气传于下焦膀胱，气虚不能收涩，则遗溺。阴寒积于下焦，阳气不通，则身冷、恶寒；阴血不行，则骨节疼痛、肌肤麻痹不仁。本条所论气寒则凝而不通，因脾胃虚寒则荣卫不利。中焦寒气甚，可传于下焦，传于肌肉、骨节。治疗原则是温通阳气、补益阴血，使阴阳相得，其气乃行，水谷之气积于胸中者，名曰大气，一日转流全身，其阴寒之气可以消散，则气分之病可愈。

【原文】气分，心下坚大如盘，边如旋杯，水饮所作，桂枝去芍药加麻辛附子汤主之。

桂枝去芍药加麻黄细辛附子汤方

桂枝三两　生姜三两　甘草二两　大枣十二枚　麻黄　细辛各二两　附子一枚（炮）

上七味，以水七升，煮麻黄，去上沫，内诸药，煮取二升，分温三服，当汗出，如虫行皮中即愈。

【白话解】气分病，表现为心下坚硬，大小相当于一只盘子，边缘像圆杯子的形状。这是水饮内停所引起的，主要用桂枝去芍药加麻黄细辛附子汤治疗。

【解析】本条论述气分病阳虚阴凝的证治。本条强调了心下坚的症状，且大如盘而边如旋杯，此为阳气虚衰、阴寒凝聚、水气留滞而成。治疗用桂枝去芍药加麻辛附子汤以温通阳气，散寒化饮。

【原文】心下坚大如盘，边如旋盘，水饮所作，枳术汤主之。

枳术汤方

枳实七枚　白术二两

上二味，以水五升，煮取三升，分温三服，腹中软，即当散也。

【白话解】气分病，出现心下坚硬，大小相当于一只盘子，边缘像圆盘子的形状，是水饮内停所致。主要用枳术汤治疗。

【解析】本条论述气分病脾虚气滞的证治。原文未见"气分"二字，属省文笔法。本证是因脾虚气滞、脾运失司，致水湿内聚，痞结于心下，故心下坚，如盘如杯，并有上腹部胀闷或疼痛等症。治用枳术汤行气散结，健脾化饮。方中枳实消痞散结，白术健脾燥湿化饮。

仲景于气分心下坚大如盘者，出两方：一方治阴气凝结于心下，用桂枝去芍药加麻黄细辛附子汤；一方治水饮痞结于心下，用枳术汤。从两方药味组成看，前者可兼有手足逆冷，或身冷，或骨痛恶寒，或痹不仁等，是表里同病；后者则病在中焦。

附方

【原文】《外台》防己黄芪汤　治风水，脉浮为在表，其人或头汗出，表无他病，病者但下重，从腰以上为和，腰以下当肿及阴，难以屈伸。方见风湿中。

【白话解】《外台》防己黄芪汤治疗风水。脉象浮说明病位在表，病人有的表现头部出汗，而无其他表证症状，病人只是感到下部沉重，腰部以上无明显水肿，腰部以下水肿直至阴部，下肢关节难以屈伸。

【解析】本方是论述风水在下的证治。由于下焦阳气不振，外感风湿，故下重上轻。心阳不能向下而郁蒸于上，故脉浮、头汗出。头汗出则腰以上风水病和缓。凡水下重，湿从下起，上溢于腹，故腰下沉重，水肿，阴部亦肿，难以屈伸。本证上轻下重，上有郁热，下有寒水，风少湿多，故用防己黄芪汤，益气除湿、调和营卫。方中防己宣通肺气，通调水道，降气泻火，水去火降，上下皆和；黄芪强卫固表，使汗孔开合正常，可止头汗，可泄水气；黄芪配防己，益气行水，行在下肌表之水气；白术健脾化湿，使脾胃升降得宜，配黄芪而升清阳，合防己而降浊阴；甘草健中化湿，调肺气输布津液；生姜温阳行水、消散水气、通阳助卫；大枣安中，补脾益阴，生化气血，和营。姜枣相配在内调和脾胃，在外和其营卫。

黄疸病脉证并治第 十五

【原文】寸口脉浮而缓，浮则为风，缓则为痹，痹非中风，四肢苦烦，脾色必黄，瘀热以行。

【注释】① 痹：痹，闭也。此指湿热内蕴，郁闭于脾。

② 四肢苦烦：四肢为烦所苦。四肢重滞不舒之意。

【白话解】寸口脉象浮缓，浮脉为风邪外袭，缓脉为湿与热郁滞在脾而营卫运行不畅。但这里的"痹"不是指《伤寒论》中的太阳中风证，亦不是杂病的中风病。四肢重滞不舒，脾色外现而发黄，这是湿热郁滞于脾，瘀热行于体表的缘故。

【解析】本条论述湿热黄疸的病因病机。由"脾色必黄，瘀热以行"说明黄疸形成乃脾蕴湿热所致，强调了黄疸的病变脏腑主要责之于脾胃，与后世将黄疸病位主要归于肝胆有所不同。"瘀热以行"之"瘀"有瘀血之瘀与通"郁"两种解释，作"瘀"解，认为是湿热由气分波及血分而致血瘀，进而湿热与瘀血交结而发黄；作"郁"解，认为是湿热郁闭于脾，脾色外现而发黄。多数教材的提法属前者。后世医家治疗黄疸常从湿、热、瘀着手，以治脾为要。

【原文】趺阳脉紧而数，数则为热，热则消谷；紧则为寒，食即为满。尺脉浮为伤肾，趺阳脉紧为伤脾。风寒相搏，食谷即眩，谷气不消，胃中苦浊，浊气下流，小便不通，阴被其寒，热流膀胱，身体尽黄，名曰谷疸。额上黑，微汗出，手足中热，薄暮即发，膀胱急，小便自利，名曰女劳疸。腹如水状，不治。心中懊憹而热，不能食，时欲吐，名曰酒疸。

【注释】苦浊："苦"作"病"字解，"浊"即指湿热，这里指湿热内盛于胃中。

【白话解】趺阳部位的脉象紧而数，数脉是有热，胃热盛则能消食善饥，紧脉是有寒，寒伤脾阳，运化失职，即出现食后腹部胀满。尺部的脉象浮，是风热伤肾；趺阳部位的脉象紧，是寒邪伤脾。风寒相合，进食后即感到头部眩晕，食物不能消化，内酿湿热，胃为湿热侵扰，湿热浊气下流膀胱，就会出现小便不通利。由于足太阴脾感受寒湿，加之胃热流入膀胱，所以全身发黄，这种病名叫谷疸。额部的颜色变黑，微汗出，手足心发热，每到傍晚时分就发病，膀胱拘急，小便通畅，这种病叫作女劳疸。如果腹部胀满，好像有水的样子，这是不治之症。病人感觉心中郁闷而又燥热不安，不能进食，时常恶心想吐，这种病叫作酒疸。

【解析】本条进一步论述黄疸的病机、分类及主症。趺阳脉以候脾胃，脉数为胃中有热，热盛则消谷善饥；脉紧主寒湿，湿胜则伤脾，脾伤则不能运化水谷，故"食即为满"。胃热脾湿，互为郁蒸，则发为黄疸。"尺脉浮为伤肾，趺阳脉紧为伤脾"是插笔，指出谷疸与女劳疸不同的脉象。浮脉主虚，尺以候肾，女劳疸为肾虚有热，故尺脉浮。趺阳脉紧为前文"趺阳脉紧而数"的互辞，指谷疸病机为湿热困脾，与女劳疸病机不同。

"风寒相搏"犹言湿热郁结。脾胃湿热内蕴，则消化功能减退，故云"谷气不消"，即使勉强进食，则反能助湿增热，湿热上冲则头眩，湿热下注，膀胱气化受阻，故小便不利。"阴被其寒，热流膀胱"，"阴"指太阴脾，脾寒生湿，湿郁化热，湿热下流于膀胱，气化不行，则小便不利；湿热无从排泄，郁蒸日久，乃成黄疸。因为发病的原因与饮食不节有关，故称之为谷疸。

女劳疸是因房劳伤肾所致，肾虚内热，故见手足中热、微汗出、薄暮即发等症。女劳疸的特征是"额上黑"，色黑属肾，肾虚脏色外露。病因房劳伤肾，非膀胱湿热，故"小便自利"。如病至后期，出现腹如水状，是为脾肾两败，治疗较为困难，故称"不治"。

酒疸因嗜酒伤中、湿热内蕴所致。如湿热上熏于心，则心中郁闷不舒，烦热不安；湿热盛于内，清浊升降之机受阻，浊气不能下行，胃气失和而上逆，故不能食，时常泛恶欲吐。病由嗜酒过度引起，故称酒疸。

【原文】阳明病，脉迟者，食难用饱，饱则发烦头眩，小便必难，此欲作谷疸。虽下之，腹满如故，所以然者，脉迟故也。

【白话解】阳明病脉象迟的，不能饱食，若饱食则气滞不化而感到烦闷，头晕目眩，小便很困难，这是将要发生谷疸的征兆。虽然用了泻下剂，但腹部胀满依然不减，之所以会这样，是脉迟的缘故。

【解析】本条论述谷疸从寒化的病机。阳明病之脉，本应洪大或沉实，今反脉迟，说明是胃阳衰弱、脾气虚寒之证，其脉象应迟而无力。胃阳不足，脾失健运，不能腐熟消化谷食，故"食难用饱"；若勉强进食，则水谷不化，湿浊积于中焦，阻碍气机，导致"发烦"；浊气上犯，则"头眩"；湿邪下流，影响膀胱气化，故小便难。谷气壅滞郁蒸，湿浊无外达之机，有内陷血分，瘀积发黄之象，故曰"欲作谷疸"。病属脾气虚寒，故虽见腹满，不宜攻下。下之则损伤中阳，不但"腹满如故"，甚或使病情恶化。寒湿之谷疸，症见黄而晦暗，食少纳呆，饱则发烦头眩，脘闷腹胀，畏寒肢冷，便溏，小便不利，脉迟，治当以温运为主。

【原文】夫病酒黄疸，必小便不利。其候心中热，足下热，是其证也。

酒黄疸者，或无热，靖言了，腹满欲吐，鼻燥，其脉浮者，先吐之；沉弦者，先下之。

酒疸，心中热，欲呕者，吐之愈。

【注释】靖言了：指语言清晰不乱。

【白话解】酒疸病人，一定会有小便不通畅，胃中灼热，足心发热，这就是酒疸的症状。酒疸病人，有的不发热，神情安静，语言不乱，出现腹部胀满、想吐、鼻腔干燥等症状，假如脉象浮，说明病邪在上，可用涌吐剂治疗；脉象沉弦，说明病邪在下，可首先采用下法治疗。酒疸病人，胃中有热想吐的，可用吐法治疗，病即愈。

【解析】以上三条，论述酒疸的病机及证治。酒疸是因嗜酒过度、湿热内蕴而形成的黄疸病。由于湿热内结，影响膀胱气化，故小便不利。而小便不利，湿热没有去路，则是形成黄疸的关键，故云"必小便不利"。湿热下注，则足下有热感。

酒疸虽由于湿热内蕴所致，但其病机趋势却有在上、在中、在下的不同。如湿热偏于上部，则欲吐、鼻燥；偏于下部，则腹部胀满，湿热不甚；邪在于中，故心中无热，神情安静，语言清晰。治疗上，应根据病变部位因势利导，就近祛邪。如鼻燥、脉浮而欲吐者，是病势趋向于上，当用吐法；如腹满、脉沉弦者，是病势趋向于下，当用下法。由于人体上下表里是相互联系的，所以疾病的发展，也往往是有余于此，不足于彼，临证时须随证变通，采取灵活的治疗方法。

酒疸是湿热蕴于胃所致，欲吐是湿热蕴胃，胃气上逆，病势趋向于上。病在上者，因而越之，酒疸欲吐者，"因势利导"以用吐法治之，可使病邪从上排出，故曰"吐之愈"。

【原文】**酒疸下之，久久为黑疸，目青面黑，心中如啖蒜齑状，大便正黑，皮肤爪之不仁，其脉浮弱，虽黑微黄，故知之。**

【注释】① 心中如啖蒜齑状："啖"是吃的意思。"齑"（jì，济），指捣碎的姜、蒜、韭菜等品。此言胃中有灼热不舒之感。

② 爪之不仁：谓肌肤麻木，搔之无痛痒感。

【白话解】酒疸病人，如果误用下法，日久会转为黑疸，眼睛发青而面色发黑，胃中灼热，像吃了姜、蒜等辛辣之物一样难受，大便呈黑色，搔抓皮肤没有痛痒感觉，病人脉象浮而弱，皮肤呈黑微带黄色，所以知道这是酒疸误用下法的结果。

【解析】本条论酒疸误下变为黑疸的证候。酒疸虽有可下之证，但需下之得当，若攻下不当，损伤正气，使正气虚弱，湿热内陷血分，阻滞营血，则瘀为黑疸。血脉瘀滞，气血不能外荣，则目青面黑，皮肤搔之不仁。瘀热内积，脉络损伤，瘀血流滞于大肠，则大便正黑。病因酒疸误治转为黑疸，肝脾俱伤，故虽目青面黑，但仍黑中带黄；湿热犹存，内扰血分，故心中灼热不舒。其脉浮弱，脉浮说明湿热仍有上攻之势，但脉弱说明血分已伤。治在活血消瘀、清热利湿的同时尚需顾扶正气，不可一伤再伤。

【原文】师曰：病黄疸，发热烦喘，胸满口燥者，以病发时火劫其汗，两热所得。然黄家所得，从湿得之。一身尽发热而黄，肚热，热在里，当下之。

【注释】① 火劫其汗：指用艾灸、温针或熏法，强迫出汗。
② 两热所得：谓火与热相互搏结。

【白话解】老师说：患黄疸病，出现发热、烦躁、气喘、胸胁胀满、口咽干燥等症状的，是因为病初发的时候，误用艾灸、温针或熏法等火攻的方法强迫出汗，以致热邪与火邪相合所致。但是，黄疸病的形成，是因湿郁而得。如果病人全身都发热，肚中灼热，为热邪郁结在里，应当用下法治疗。

【解析】本条指出黄疸病误用火劫的证治。病在太阳，应该发汗，如用火劫法强迫出汗，则火与热相互搏结，瘀于血分，因而发生黄疸。《伤寒论》太阳篇"太阳病中风，以火劫发汗……两阳相熏灼，其身发黄"，所述与本证相同。

原文中提到"黄家所得，从湿得之"，这是意味着黄疸病多得之于湿。唯本条则是火劫发汗后"两热所得"的里热证，特别是"一身尽发热""肚热"，更是里热的证候无疑；病既属于里热，所以必须下之。

这里的辨证关键在于"一身尽发热"而腹热尤重，则知为热在里。一身尽热是意味着热势很重，毫无恶寒现象；同时，腹热尤重，更证明里热无疑。

【原文】脉沉，渴欲饮水，小便不利者，皆发黄。
腹满，舌痿黄，躁不得睡，属黄家。舌痿疑作身痿。
【注释】躁不得睡：指躁扰不宁，难以安睡。
【白话解】脉象沉，口渴想喝水，小便不通利的，都会发生黄疸病。

病人的腹部胀满，身体皮肤色黄而不润泽，烦躁而不能入睡，这些症状亦属于黄疸病的范畴。

【解析】以上两条分别论述湿热发黄与寒湿发黄的不同证候。黄疸有湿热与寒湿之分。脉沉主病在里，是湿热郁结于里的表现。热郁于里，正津不布，故口渴欲饮水，但饮水不多；若小便自利，则湿有去路而不能发黄；若小便不利，则湿热蕴结，无由排泄，熏蒸肌肤而发生黄疸。

脾主大腹，腹满是太阴寒湿的基本症状，由脾虚不能运化所致。其腹满按之柔软，与实热内结阳明之拒按者完全不同。躁不得睡，乃湿郁中焦、壅遏阳气所致。腹满而软，身体萎黄晦暗，病属于阴黄，故曰："属黄家"。

【原文】黄疸之病，当以十八日为期，治之十日以上瘥，反剧为难治。

【白话解】黄疸这种病应当以十八天为病愈的期限，治疗十天以上病愈，若病情反而加剧的为难治之症。

【解析】本条论述黄疸病的预后。黄疸之形成，主要与脾有关，即首条"脾色必黄，瘀热以行"，脾之旺令为 18 天，如《素问·太阴阳明论》："脾者土也，治中央，常以四时长四脏，各十八日寄治。"首篇首条"四季脾王"也与此同理。故黄疸病以 18 天为期。脾气旺盛，则黄疸易治；反之，则难治。说明治疗黄疸病，当注意脾气的旺盛与否。"治之十日以上瘥，反剧为难治"，意即在 18 天内治疗易愈，超过 18 天仍不能治愈者，治疗起来较难。此判断预后的方法，是仲景对前人治疗黄疸病的经验总结，临床所见，治疗黄疸病，一般 10 天左右黄疸消退，2～3 周症状全除。

【原文】疸而渴者，其疸难治；疸而不渴者，其疸可治。发于阴部，其人必呕；阳部，其人振寒而发热也。

【白话解】黄疸病人若出现口渴的，这种黄疸治疗困难；若黄疸病人口不渴的，这种黄疸可以治疗。病邪在里，病人必然呕吐，若病邪在表，病人就会恶寒、发热。

【解析】本条再论黄疸病的预后。原文以口渴与否提示湿热黄疸病情的轻重，以口渴为难治，是由于湿热化燥，里热炽盛，或热毒深重，病势迅猛。相反则病势较缓，预后较好。临床判断，不能仅限于口渴一症，尚需结合相关脉证，方能全面。发于阴部或阳部，提示病情偏里偏表，均有不同见症，临证可资参考。

【原文】谷疸之为病，寒热不食，食即头眩，心胸不安，久久发黄，为谷疸，茵陈蒿汤主之。

茵陈蒿汤方

茵陈蒿六两　栀子十四枚　大黄二两

上三味，以水一斗，先煮茵陈，减六升，内二味，煮取三升，去滓，分温三服。小便当利，尿如皂角汁状，色正赤，一宿腹减，黄从小便去也。

【白话解】谷疸这种病，恶寒发热，不想吃东西，食后就感头目眩晕，心胸部烦闷不适，时间久了，全身皮肤发黄而成为谷疸。用茵陈蒿汤治疗。

【解析】本条论述湿热谷疸的证治。本证由于脾胃湿热，湿热交蒸，营卫之气壅塞不利，故发热恶寒；湿困脾胃，不能运化，故不能食；若多进食，助其湿热，湿热内聚，不得下行，故心胸不安；湿热邪气上冲，故食即头眩；湿热阻遏气化，故尿黄而少；湿热无从排泄，持续日久，势必增盛，熏蒸肝胆，胆汁外溢，而成谷疸。治宜茵陈蒿汤清利湿热。方中茵陈、栀子清利湿热，导邪下出，从小便而去；大黄泄热破结，使阳明瘀滞之热，从小便排出体外。三药相配，使二便通利，湿热下行，气机复常，诸症可愈。故方后注云"尿如皂角汁状""黄从小便去"。

【原文】黄家，日晡所发热，而反恶寒，此为女劳得之。膀胱急，少腹满，身尽黄，额上黑，足下热，因作黑疸。其腹胀如水状，大便必黑，时溏，此女劳之病，非水也。腹满者难治，硝石矾石散主之。

硝石矾石散方

硝石　矾石（烧）等分

上二味，为散，以大麦粥汁和服方寸匕，日三服。病随大小便去，小便正黄，大便正黑，是候也。

【白话解】黄疸病人，一般在午后四、五点钟的时候发热，若身上反而怕冷的，这是得了女劳疸。如果膀胱拘急，少腹胀满，全身发黄，额头色黑，足心发热，这是得了黑疸病。如果腹部胀满如有水一样，大便必然是黑色，时常溏泄，这是由于房事过度所致的疾病，不是水气病。腹部胀满的，治疗困难。用硝石矾石散治疗。

【解析】本条论述女劳疸转变为黑疸兼有瘀血湿热的证治。黄疸多由湿热郁于阳明所致，故日晡所发热而不恶寒，若反见恶寒，则非阳明热证，而是女劳疸的见症，故云"此为女劳得之"，肾虚兼湿热阻遏，阳气不能外达可恶寒。膀胱急、少腹满、大便必黑、时溏等，为瘀血内着所致；身尽黄、额上黑、足下热是肾虚湿热熏蒸引起。女劳疸日久不愈可发展为黑疸，故言"因作黑疸"。女劳疸由房劳伤肾所致，病在肾，其病及脾，脾虚生湿，湿浊和瘀血内阻，虽腹胀满如水状，但与水肿病无关，故云"非水也"。如病至后期脾肾两败，其病难治。"硝石矾石散主之"一句是倒装笔法，其意实为"此女劳之病，非水也，硝石矾石散主之"。硝石矾石散有消瘀化湿的功能，方中硝石即火硝，味苦，性咸寒，能入血分消除瘀热；矾石能入气分化湿利水；因石药碍胃，故以大麦粥汁调服以保养胃气，使攻邪而不伤正。

【原文】酒黄疸，心中懊憹，或热痛，栀子大黄汤主之。

栀子大黄汤方

栀子十四枚　大黄一两　枳实五枚　豉一升

上四味，以水六升，煮取二升，分温三服。

【白话解】患酒黄疸的病人，出现心中郁闷不宁，或发热，或疼痛的，用栀子大黄汤治疗。

【解析】本条论述酒疸热盛的证治。酒疸为酒毒湿热积于中焦，上蒸于心胸，故心中郁闷烦乱；湿热中阻，气机不利，故心中热痛。第二条言"心中懊憹而热"，本条则言"心中懊憹，或热痛"，说明其热势较重，治用栀子大黄汤以清心除烦。方中栀子、豆豉清心除烦；大黄、枳实除积泄热。本方为清上导中泻下之方。

【原文】诸病黄家，但利其小便。假令脉浮，当以汗解之，宜桂枝加黄芪汤主之。方见水气病中。

【白话解】各种黄疸病人，只需通利小便，假如脉象浮，应当用汗法治疗，宜用桂枝加黄芪汤治疗。

【解析】本条论黄疸的基本治则和黄疸有表邪的证治。黄疸的病因，多为湿热郁蒸，气化失职，湿热不去。治以清利湿热，通利小便，方能达到退黄目的，所以说："诸病黄家，但利其小便"。治疗黄疸病，大都如此。但也有内热不盛，表虚夹湿，寒湿外束，阳气不伸，湿邪内郁，而成黄疸。常见脉浮汗出等症。当以发汗祛邪、解郁退黄为主，可用桂枝加黄芪汤治之。方中以桂枝汤解表透邪，调和营卫，舒展阳气；黄芪益卫以行表湿，合桂枝汤可为黄疸病的解表剂。桂枝加黄芪汤适用于表虚夹湿、内热不重之证。如表实而湿热内盛，则用麻黄连翘赤小豆汤为宜。

【原文】诸黄，猪膏发煎主之。

猪膏发煎方

猪膏半斤　乱发如鸡子大三枚

上二味，和膏中煎之，发消药成，分再服，病从小便出。

【白话解】各种黄疸病，可用猪膏发煎治疗。

【解析】本条论述胃肠燥结发黄的治法。猪膏，即猪脂油，味甘寒，有润燥补虚消瘀之功。乱发，味苦、性温，治五癃、关格不通，利小便水道。以方测证，本证系湿去燥存，胃肠燥结，气血不利，津枯血燥的黄疸，故症见肤色萎黄，目多不黄，兼有腹满便秘等。治以猪膏润燥补虚利血脉，乱发消瘀活血、通利水道。

【原文】黄疸病，茵陈五苓散主之。—本云：茵陈汤及五苓散并主之。

茵陈五苓散方

茵陈蒿末十分　五苓散五分　方见痰饮中

上二物和，先食饮方寸匕，日三服。

【白话解】黄疸病，用茵陈五苓散治疗。

【解析】本条论述黄疸湿重于热的证治。条文叙证简略，以方测证，除身黄较为鲜明外，当有身热体倦，食欲减退，小便不利，口不渴或渴不多饮，或恶心呕吐，便溏，苔白腻或微黄，脉浮缓等症。此属湿热内蕴，膀胱气化不利，湿重于热的黄疸病。治宜清热利湿退黄，用茵陈五苓散，茵陈清热利湿，五苓散化气行水。方中茵陈利湿清热退黄；泽泻性寒，利水渗湿；茯苓、猪苓淡渗除湿；白术健脾化湿；桂枝助膀胱气化以利小便。诸药合用，起到利湿退黄之功。

【原文】黄疸腹满，小便不利而赤，自汗出，此为表和里实，当下之，宜大黄硝石汤。

大黄硝石汤方

大黄　黄柏　硝石各四两　栀子十五枚

上四味，以水六升，煮取二升，去滓，内硝更煮，取一升，顿服。

【白话解】黄疸病人，出现腹部胀满、小便不畅而色红、自汗出等症状，这是表无病而里有实热，应当用下法治疗，宜用大黄硝石汤。

【解析】本条论述黄疸病热盛里实的证治。由于湿热熏蒸脾胃，气机不畅，湿浊内塞，所以腹满。热盛湿阻，故小便不利而赤。"自汗出"为表和无病。此证为表和里实，治当泻下。治宜大黄硝石汤清泄湿热。方中大黄、硝石攻下瘀热，通便泄热；栀子、黄柏清热燥湿，除湿退黄。诸药相配，清泄三焦湿热，使湿热邪气从下泄去，故其病可愈。

本证与栀子大黄汤证，同为邪热偏盛之证。但大黄硝石汤证是里热极盛，病情比栀子大黄汤证更为严重，所以此方苦寒泻热之力强。因此，栀子大黄汤证为邪热偏盛之轻症，而大黄硝石汤证是邪热偏盛之重症。

【原文】黄疸病，小便色不变，欲自利，腹满而喘，不可除热，热除必哕。哕者，小半夏汤主之。方见痰饮中。

【白话解】黄疸病人，若小便颜色不变，而且畅通自利的，腹部胀满而气喘，不能用苦寒清泻之法，否则，热虽除，必然导致胃气上逆而引起呃逆；有呃逆的，用小半夏汤治疗。

【解析】本条指出黄疸误治变哕的治法。黄疸病如果实热重者，小便必见赤黄。若小便颜色正常，又有下利，腹部虚满，气喘，虽然腹满，但清便自调，说明里无热证，且有脾胃虚寒倾向，治疗时就不可用寒药去除热。若是误用寒药除热，就会伤阳气，因而脾胃虚寒而发为哕等变证。此时宜用小半夏汤等温胃止哕，待哕停止，然后再治黄疸。

【原文】诸黄，腹痛而呕者，宜柴胡汤。必小柴胡汤，方见呕吐中。

【白话解】各种黄疸病，凡出现腹部疼痛而呕吐的，宜用柴胡汤治疗。

【解析】本条论述黄疸兼少阳证的证治。在黄疸的发病过程中，如见往来寒热，胸胁苦满，腹痛而呕，但属邪在少阳，治宜和解少阳，方用小柴胡汤。因为黄疸病与脾胃关系密切，脾胃有邪则肝胆受累，所以在黄疸的诸多兼证中，少阳兼证最多。腹痛而呕，是土壅木郁、少阳失和之征，故治宜柴胡汤。

【原文】男子黄，小便自利，当与虚劳小建中汤。方见虚劳中。

【白话解】男子患黄疸病，小便通畅，应当用治疗虚劳病的小建中汤治疗。

【解析】本条论述虚劳萎黄的证治。黄疸病多因湿热蕴结于内，无从排泄所致，故见小便不利而黄。若小便通利，湿有去路，则不能发黄。"男子黄"，乃"精血亏虚"之互辞，指出其发黄并非湿邪蕴结所致，而是精血不足、肌肤失荣使然。临床特点是肌肤黄而不泽，目多不黄，并有神疲乏力、气短心悸等兼症。肾主藏精，先天之精禀受于父母，与生俱来；后天之精，来源于水谷精微。因此，仲景对于精血不足、肌肤失养而致的萎黄证求之于脾胃，以小建中汤建立中气，增加饮食，开发生化之源，气血充而外荣，则萎黄自愈。

附方

【原文】瓜蒂汤　治诸黄。方见暍病中。

【解析】古书有用瓜蒂治疗黄疸的记载，认为它能祛湿除黄，但是后来比较少用。据报道瓜蒂研末搐鼻，渗出黄水，治黄疸有效。

【原文】《千金》麻黄醇酒汤　治黄疸。

麻黄三两

上一味，以美清酒五升，煮取二升半，顿服尽。冬月用酒，春月用水煮之。

【解析】外感风寒，湿热在表，郁蒸发为黄疸，其症发热，身黄脉数，故治疗用麻黄醇酒汤发汗散邪。方中麻黄轻清走表发汗，清酒助麻黄辛温以发汗，使黄疸从汗解。

惊悸吐衄下血胸满瘀血病脉证治第十六

【原文】寸口脉动而弱，动即为惊，弱则为悸。

【注释】① 脉动：是相对脉静而言，形容脉来短促微数，无宁静和缓之象。

② 弱：脉来无力少神。

③ 惊：指由突受外惊，或遭遇危险，以致心惊神摇，不能自主。

④ 悸：指心跳、心慌的证候。

【白话解】寸口脉搏动急促而弱，脉急促多为惊，脉弱多为悸。

【解析】从脉象论惊与悸的病因病机。脉象动弱可分为两种病情，前者由于惊而气乱，惊恐，精神不定，多属实证；后者是气血不足，自觉心悸，多属虚证。"惊者平之"，治惊以镇惊安神为主，佐以补心养血之品。治悸，以补虚为主。

【原文】师曰：尺脉浮，目睛晕黄，衄未止。晕黄去，目睛慧了，知衄今止。

【注释】① 目睛晕黄：指眼睛（黑睛）发黄，有黄晕；也有指病人视物有昏黄不清的感觉。

② 衄：鼻出血。

③ 目睛慧了：指自觉视物明晰清楚。

【白话解】老师说：尺脉浮，眼睛晦黄，视物不清，衄血病证仍未解除；眼睛晦黄消失，视物清晰，推测衄血即可痊愈。

【解析】根据脉证来推断衄血的预后。尺脉主肾，脉应沉不应浮，今尺脉浮为肾虚火旺；目为肝窍，眼睛晦黄、视物不清为肝有瘀热。肝藏血，肾藏精，肝肾热郁，火冲阳经，经血妄出，此为衄血病机；如果晦黄消失，视物清晰，则知肝热得解，肾热亦除，肝血肾精不受热邪所迫，故知衄血可止。此时尺脉亦当沉而不浮。

【原文】又曰：从春至夏衄者太阳，从秋至冬衄者阳明。

【白话解】又说："从春季至夏季出现鼻出血，属于太阳表证；从秋季至冬季出现鼻出血，属于阳明里证。"

【解析】指出四季变化与衄血的关系。春夏季阳气生发，阳气在外，而太阳属表，出现衄血，大多属于表热；秋冬季阳气内敛，阳气在内，而阳明属里，此时出现衄血，多属于内热。本条归纳人体与自然的关系，可做参考，不可拘泥于此。

【原文】衄家不可汗，汗出必额上陷，脉紧急，直视不能眴，不得眠。

【注释】① 额上陷，脉紧急：额上两旁动脉因失血伤津而下陷不起；寸口脉紧张不柔和。《医宗金鉴》认为"陷"字不能断句，而当紧接"脉紧急"三字，为"额上陷脉紧急"，指额角上陷之脉为热灼而呈紧急之象。当从《医宗金鉴》。

② 眴：眼球转动。

【白话解】出血的病人，不可用发汗法治疗。若发汗则导致头面部的经脉紧张而拘急，两目直视且不能转动，不得闭目而眠。

【解析】本条指出失血后不能用发汗的方法治疗。血与汗同源，失血后若再误发其汗，则血液更加亏虚，筋脉失于濡养，故额角上陷之脉呈现紧急之象。肝开窍于目，目得血而能视，肝血虚而失所养，故目瞪直视不能转动。目睁不能合，故不得眠。此处"衄"不特指鼻出血，泛指任何失血的病症。

【原文】病人面无色，无寒热。脉沉弦者，衄；浮弱，手按之绝者，下血；烦咳者，必吐血。

【注释】下血：下部出血。

【白话解】病人面色苍白，无寒热表现。脉沉弦者，可出现衄血；脉浮细无力，重按不应指，可出现便血；若同时见心烦咳嗽，则为吐血。

【解析】本条论述了三种出血疾病与脉象的关系。病人面无血色，乃是脱血之象，精血不足，不能上荣于面，则见面色苍白；无寒热则是排除了外感，进而可以推断是内伤失血之证；在此基础上，如果出现脉沉弦，乃是虚劳之脉象，提示久衄；脉浮弱而重按无力，乃是大失血所致，提示下部出血过多；烦而咳，烦属心，咳属肺，是上焦受损，必然咳血、吐血。

【原文】夫吐血，咳逆上气，其脉数而有热，不得卧者，死。

【白话解】吐血的病人，有咳嗽、气逆，脉数而且有热象，不能平卧，病人预后不良。

【解析】本条论述吐血的不良预后。吐血本就伤阴，脉数而有热象，是阴虚火旺的表现，咳嗽气逆提示病变在肺，肺气受损，气血俱虚，病人烦躁不得卧，这是阴虚而热盛，正虚而邪盛，故病人预后不良。

【原文】夫酒客咳者，必致吐血，此因极饮过度所致也。

【注释】酒客：经常饮酒的人。

【白话解】经常饮酒之人有咳嗽，必然引起吐血，这是因为饮酒太过所引起的。

【解析】本条论述饮酒引起出血的病机。酒为热性，过度饮酒必然胃中热盛，火热熏蒸于肺则见咳嗽，灼伤肺络则见咳血，损伤胃络则见吐血。告诫人们要适度饮酒。

【原文】寸口脉弦而大，弦则为减，大则为芤，减则为寒，芤则为虚，寒虚相击，此名曰革，妇人则半产漏下，男子则亡血。

【注释】① 半产：小产。

② 漏下：有两种含义，一是非月经期的子宫出血；二是妊娠期的子宫出血。

【白话解】脉象弦而大，虽弦但重按无力，虽大但中空。重按无力是寒，中空是虚，并见以上两种脉象，即为"革脉"。革脉可见于半产漏下的妇女，也可见于失血的男子。

【解析】本条从脉象论出血病机。本条已见于"血痹虚劳病脉证并治第六"中，此处再次提出乃是强调失血有因虚寒得之。女子半产漏下，男子亡血失精，均会导致精血不足，阳随阴脱，虚阳浮越，脉象上表现为革脉。

【原文】亡血不可发其表，汗出则寒栗而振。

【注释】寒栗而振：怕冷，身体发抖震颤。

【白话解】病人失血后不能再发汗解表，强行发汗则会出现怕冷，身体发抖震颤。

【解析】本条论述亡血后禁用汗法。血汗同源，亡血后津液亦不足，不可再用发汗之法，如果强行发汗，更加丧失津液，气随血脱，阳气亦不足，气血两虚，卫外不固，则有怕冷、身体发抖震颤。

【原文】病人胸满，唇痿舌青，口燥，但欲漱水不欲咽，无寒热，脉微大来迟，腹不满，其人言我满，为有瘀血。

【注释】唇痿：唇色枯萎不润泽。

【白话解】病人胸部胀满，口唇皱缩，舌色发青，口虽干燥，却只是用一点水漱口而并不想咽下去，没有恶寒发热，脉象微弱，脉大无力，来去迟缓，看上去腹部外形正常，但病人自觉腹部胀满，这些都是内有瘀血的征象。

【解析】本条论述瘀血的脉证。口唇枯萎不润、口干，都提示津液不能上荣；漱口不欲咽，舌色青紫，则是内有瘀血的表现，瘀血内阻，新血不生，气机不畅，气不化津，则见口唇不能濡养，加之瘀血日久，郁而化热，均会有口干唇燥的表现；无寒热提示不是外感疾病；此处脉象应是微、大、迟三种脉象，都是阴血不足的表现；病人只是自觉腹满，但看上去并无异常，提示无形气机阻滞，并无其他实邪；病人胸满腹满，均是因瘀血内阻、气机不通所致。瘀血症状表现多端，临床需仔细辨别。

【原文】病者如热状，烦满，口干燥而渴，其脉反无热，此为阴伏，是瘀血也，当下之。

【注释】阴伏：阴伏即是伏于阴，血为阴，指邪热伏于血分。

【白话解】病人好像发热的样子，心烦胸满，口干且燥而渴，可是脉象却不是热象的表现，这是热在血分，是有瘀血的表现，应采用攻下逐瘀的方法治疗。

【解析】本条论述瘀血脉证及治法。病人心烦胸满，口干欲饮，一派热象的表现，但脉象却与症状不符，这是瘀血日久、郁而化热的表现。治疗上应用攻下逐瘀的方法。

【原文】火邪者，桂枝去芍药加蜀漆牡蛎龙骨救逆汤主之。

桂枝救逆汤方

桂枝三两（去皮）　甘草二两（炙）　生姜三两　牡蛎五两（熬）　龙骨四两　大枣十二枚　蜀漆三两（洗去腥）

上为末，以水一斗二升，先煮蜀漆，减二升，内诸药，煮取三升，去滓，温服一升。

【注释】火邪：《伤寒论》114条："太阳病，以火熏之，不得汗，其人必躁，到经不解，必清血，名为火邪。"即是指用火熏、艾灸、温针、熨煨等法治疗，如误用这些方法而致病，便称为火邪。

【白话解】误用艾灸等方法治疗后，出现惊狂等症状，可以用桂枝去芍药加蜀漆牡蛎龙骨救逆汤治疗。

【解析】论述火邪致惊的治疗方法。《伤寒论》112条有详细描述："伤寒脉浮，医以火迫劫之，亡阳必惊狂，卧起不安者，桂枝去芍药加蜀漆牡蛎龙骨救逆汤主之。"外感伤寒病人，如果使用艾灸等方法导致其大汗出，不仅不能祛邪，更会损失大量津液，汗为心之液，大量汗出导致心失濡养，心神不定，即出现惊狂、卧起不安等症状。方用桂枝去芍药加蜀漆牡蛎龙骨救逆汤，桂枝去芍药汤主治"太阳病，下之后，脉促胸满"，病人大发汗，表仍未解，气机随汗液上逆，去芍药能加强桂枝、生姜辛散之力，使气机恢复，加龙骨、牡蛎镇惊安神，蜀漆是常山之苗，具有化痰祛湿之功，津液外越，不循常道，即为痰湿之邪。

【原文】心下悸者，半夏麻黄丸主之。

半夏麻黄丸方

半夏　麻黄_{等分}

上二味，末之，炼蜜和丸小豆大，饮服三丸，日三服。

【注释】心下：指胃脘部。

【白话解】病人心下悸动不安，用半夏麻黄丸治疗。

【解析】本条论述水饮致悸的治疗方法。"痰饮咳嗽病脉证并治第十二"说："……水停心下，甚者则悸，微者短气。"水饮阻遏胸阳则见胸闷短气，水饮凌心则见心悸；半夏有燥湿化痰之功，麻黄不仅能解表发汗，也具有利水消肿之功，此处用丸药说明并未取其发汗之功，二药均能治疗水饮。

【原文】吐血不止者，柏叶汤主之。

柏叶汤方

柏叶　干姜_{各三两}　艾叶_{三把}

上三味，以水五升，取马通汁一升，合煮，取一升，分温再服。

【注释】马通汁：马粪加水搅拌后取澄清液。

【白话解】病人吐血不止，用柏叶汤治疗。

【解析】本条论述虚寒证吐血的治疗。吐血之因繁多，如因虚寒性吐血，可用柏叶汤来治疗。推测病人症状应有畏寒喜暖、面色微黄、神疲乏力、舌淡苔白、脉弱等虚寒证表现。干姜、艾叶温经止血，柏叶虽性寒，但乃是止血要药，配合干姜、艾叶，去性存用，马通汁有引血下行之功。（此方可用于急性出血止血治疗。）

【原文】下血，先便后血，此远血也，黄土汤主之。

黄土汤方　_{亦主吐血衄血。}

甘草　干地黄　白术　附子（炮）　阿胶　黄芩_{各三两}　灶中黄土_{半斤}

上七味，以水八升，煮取三升，分温二服。

【注释】远血：出血部位远离肛门，多位于胃或小肠。

【白话解】大便出血，先有大便，后见到出血，出血部位远离肛门，要用黄土汤治疗。

【解析】本条论述虚寒性便血的治疗。便血需鉴别近血、远血，远血多是中焦病变，近血多是局部痔疮出血；有远血出现，病情多较重。中焦虚寒，脾虚不能摄血，以致血溢脉外，需用黄土汤来温中健脾止血。炮附子、黄土属温热之药，能温中祛寒；干地黄、阿胶、甘草补血止血；白术健脾摄血；反佐黄芩，防止温热太过。

【原文】下血，先血后便，此近血也，赤小豆当归散主之。
方见狐惑中。

【注释】近血：出血部位在肛门附近，多是痔疮出血。

【白话解】大便出血，先有出血，后有大便，出血部位多在肛门附近，用赤小豆当归散治疗。

【解析】本条论述湿热便血的治疗。便血时先有血，后有大便，提示出血部位在肛门附近（还可根据血的颜色来判断是新鲜出血还是瘀血），多是痔疮出血。赤小豆有清热解毒排脓、利湿消肿之功，当归补血活血，二药合用，可以治疗湿热便血。

【原文】心气不足，吐血，衄血，泻心汤主之。

泻心汤方　　亦治霍乱。

大黄二两　黄连　黄芩各一两
上三味，以水三升，煮取一升，顿服之。

【注释】心气不足：心气不定，心悸心烦；亦有人认为是火热耗伤心阴，心之气阴不足。不是真正的虚证。

【白话解】心烦不安，吐血、鼻出血，用泻心汤治疗。

【解析】本条论述热盛出血的治疗。热邪亢盛，扰动心神，则心烦不安；热邪损伤络脉，迫血妄行，则吐血、衄血。泻心汤中黄连、黄芩共用，清泄中上二焦之热，大黄导热下行、清热泻火。热退则出血亦止。

呕吐哕下利病脉证治第十七

【原文】夫呕家有痈脓，不可治呕，脓尽自愈。

【注释】① 呕家：患呕吐病的人。

② 不可治呕：不能仅局限于治呕，应既治痈脓又治呕吐。

③ 脓尽：尽，溃散，消散；脓尽，痈脓消散。

【白话解】患呕吐病的人，若呕吐物中有脓，不可以单纯止呕，待脓排尽了，呕就会自行痊愈。

【解析】本条论述痈脓呕吐的治法。本病因热毒聚于胃腑，腐肉化脓，胃气上逆，驱脓外出，故见呕吐痈脓。呕吐是病之标，痈脓是病之本，治病必求其本，故应治其痈脓，使胃中热毒消散，不再化脓。有脓吐出，胃气则安，呕亦可止。如果用止吐药治呕，则热毒不解，脓液内留，可以引起其他坏证，病情恶化，所以说"不可治呕"。

【原文】先呕却渴者，此为欲解；先渴却呕者，为水停心下，此属饮家。呕家本渴，今反不渴者，以心下有支饮故也，此属支饮。

【注释】① 先呕却渴：先呕，呕吐在前；却渴，口渴在后。亦即呕吐之后津液被伤则有口渴。

② 此为欲解：呕吐之后，饮邪得去，病为向愈。

③ 先渴却呕：先渴，口渴在前；却呕，呕吐在后。亦即饮水之后有呕吐，这是水饮留结不去的缘故。

④ 水停心下：停，留结不去；心下，胃脘。

⑤ 饮家：饮邪留结久而不愈。

⑥ 呕家本渴：呕家，呕吐日久不愈；本，本来。

⑦ 以心下有支饮故也：以，因为；心下，胃脘；支饮，饮邪支结。

⑧ 此属支饮：支饮，水饮之邪留结，胃脘支结不舒。

【白话解】病人先呕吐，呕吐以后感到口渴的，这是病去正气将要恢复的表现；若病人先感口渴，饮水之后才呕吐的，这是水饮停蓄心下，属于饮病范围。患呕吐病的人，呕吐之后本应口渴，现在反而不渴，这是心下有支饮的缘故，这属于支饮病。

【解析】呕吐后胃中津液丧失很多，出现口渴是正常、是快好的现象。饮酒过量时，容易恶心呕吐，吐完后首先出现口渴，不是严重的事情，是由饮酒过量或饮食不洁导致的，吐完后休息一下也就好了。"先渴却呕"，先感到口渴去饮水，一喝水就吐掉，由此得知此人"水停心下"，就是胃中有水饮，当属"饮家"，是小半夏汤证。"呕家本渴"，患呕吐病的人，呕吐之后本应口渴，但是"今反不渴者，以心下有支饮故也，此属支饮"表示患者本身还有支饮，是苓桂术甘汤证。苓桂术甘汤证和小半夏汤证需要仔细鉴别，小半夏汤证的饮只是在胃里，患者只有恶心而无眩晕；而苓桂术甘汤证的饮在整个横膈上，患者必定伴有眩晕的症状。

【原文】问曰：病人脉数，数为热，当消谷引食，而反吐者，何也？师曰：以发其汗，令阳气微，膈气虚，脉乃数，数为客热，不能消谷，胃中虚冷故也。脉弦者，虚也。胃气无余，朝食暮吐，变为胃反。寒在于上，医反下之，今脉反弦，故名曰虚。

【注释】①客热：假热或虚热。

②胃反：俗称"反胃"或"翻胃"，朝食暮吐或暮食朝吐，吐出不消化食物，因其食入反出，故名。

【白话解】问：病人脉数，脉数为热象，应当消化水谷而能食，病人反而呕吐，这是什么原因？老师回答说：这是因为医生误用辛温发汗之药治疗时，损伤胃阳，耗损胃气，使膈上胸中正气不足，这种数脉，是客热上浮所致，因此不能消化水谷而呕吐，是胃中虚冷的缘故。脉弦的属里虚，胃中阳气所剩无几，所以早晨吃的食物，晚上吐出，就变成了胃反病。寒邪在上焦，医生反误用下法，脉反呈弦象，故称为虚证。

【解析】本条文通过设问来讲表证误治导致胃虚饮停。起初病人为太阳病，热在体表，医者误治，发汗过度，则表热不解（脉数），同时过汗使得人体津液亏虚（阳气微），引起胃虚（膈气虚）。胃虚则无力消谷，故不欲进食；胃虚则饮停（脉弦），导致呕吐。此时胃气已虚，医者再次误治，误用攻下消食，导致胃气更虚，无力纳谷，则出现朝食暮吐的胃反。

【原文】寸口脉微而数，微则无气，无气则荣虚，荣虚则血不足，血不足则胸中冷。

【注释】① 寸口脉：寸关尺三部脉。

② 无气：无即没有，引申为气虚较甚。

③ 胸中冷：指上焦和胃气虚冷。

【白话解】患者寸口脉微而数，脉微表示气虚，气虚则导致营虚，营虚则血虚，血不足就会引起胸中寒冷。

【解析】脉微则津气虚衰，故无以充养血脉，营卫皆虚，血不足，无以温煦人体。本条结合上条，胃反呕吐病证，其临床治疗可以采取温养真气的方法，温之则可使上浮之客热自收，养之则可使胸中之虚冷自化。

【原文】趺阳脉浮而涩，浮则为虚，涩则伤脾，脾伤则不磨，朝食暮吐，暮食朝吐，宿谷不化，名曰胃反。脉紧而涩，其病难治。

【注释】① 趺阳脉：位于足背胫前动脉搏动处，属足阳明胃经的经脉。

② 虚：脉浮无力。

③ 脾：脾胃。

④ 脾伤则不磨：脾伤，脾胃因寒而伤；不磨，胃不受纳，脾不运化。

⑤ 朝食暮吐：朝为阳，暮为阴，朝则阳气渐盛故能食；暮则阳气渐弱，脾胃虚寒，不能纳食则吐。

⑥ 暮食朝吐：暮为阳明主时，故能食；朝则阳气渐生，阴寒未去而上逆则吐。

⑦ 宿谷不化：宿谷，食而不消；化，消化。

【白话解】病人趺阳脉浮而涩，脉浮说明胃阳虚弱，涩则是脾阴受损，胃阳虚弱不能腐熟水谷，脾阴损伤不能运化水谷精微，因此就会导致早晨进食晚上吐出，晚上进食早晨吐出，胃中宿食不能消化的胃反病。如果胃反病长期不治疗，患者脉象转为紧涩，这种病就很难治疗了。

【解析】趺阳脉候脾胃，脉浮而中空，为脾胃虚。脾虚则不运，食物停滞于胃，形成宿食；同时胃虚导致呕吐，严重者朝食暮吐（胃反）。此时既有邪盛（宿食），又有正虚，如果脉以虚为主，则易治；如果脉以实为主，说明邪盛正衰，则难治。

【原文】病人欲吐者，不可下之。

【注释】① 欲吐：想要呕吐。

② 不可下之：不可用攻下法治疗。

【白话解】病人想要呕吐的，不可用攻下法治疗。

【解析】病邪在上部，则不可用下法治疗。病人欲吐，是说病人泛泛恶心、有一吐为快之感，欲呕吐而未能吐出，这是陈宿之物泛于人体上部，而有上出之势，治之可因其病势而利导之，用涌吐法以吐出病邪。不可逆其病势使用下法，若误用下法则徒伤正气，正伤里虚，邪气陷而入里，则病势即因之而转深。

【原文】哕而腹满，视其前后，知何部不利，利之即愈。

【注释】① 哕：呃逆。

② 前后：前指小便，后指大便。

【白话解】病人呃逆，腹部胀满，应当注意观察其大小便情况，究竟是大便困难，还是小便不利。若属小便不利的，利其小便，则呃逆可愈；若属大便不通的，通其大便，则呃逆可愈。

【解析】本条为实证呃逆之治疗原则。病为实邪阻滞，故治疗当用通利的方法，使实邪外出。但在运用通利方法时，还当审其前后阴，是何部不利。如前阴不利，则当通利小便以治之，使邪从前阴而去；如后阴不利，则当通利大便以治之，使邪从后阴而去。邪去气顺而腹满、呃逆即愈。

【原文】呕而胸满者，茱萸汤主之。

茱萸汤方

吴茱萸一升　人参三两　生姜六两　大枣十二枚

上四味，以水五升，煮取三升，温服七合，日三服。

【注释】① 呕而胸满：阳明虚寒证，既可能以呕吐为主，又可能以胸满为主。

② 茱萸汤：既可辨治阳明虚寒证，又可辨治上焦虚寒证，但不可局限于阳明胃。

【白话解】病人呕吐而胸部胀满的，用茱萸汤治疗。

【解析】本条为中气虚寒的呕吐证治。下焦之阳气虚而阴盛，浊阴上干于胃则呕吐涎沫，上干于胸肺之清阳则胸满，主以吴茱萸汤散阴寒、降浊阴，则呕吐、胸满自愈。胃虚停水，水饮上冲则呕吐，甚者胸满、头顶痛。水性为寒，故用性温之吴茱萸降逆，生姜止呕化饮，大枣、人参建中，即茱萸汤。

【原文】干呕，吐涎沫，头痛者，茱萸汤主之。方见上。

【注释】① 干呕：呕时有声无物。

② 头痛者：肝经挟寒，循经上冲，犯于颠顶，故头痛。

【白话解】病人呕吐时有声无物，有时吐出黏液和白沫，又有头痛的，用茱萸汤主治。

【解析】本条为肝胃虚寒、寒邪上逆的呕吐证治。吴茱萸汤为暖肝和胃、降逆补虚之方，凡肝寒胃逆而呕吐者，多用以为治。今用于肝寒吐蛔证，效果亦良好。

【原文】呕而肠鸣，心下痞者，半夏泻心汤主之。

半夏泻心汤方

半夏半升（洗）　黄芩　干姜　人参各三两　黄连一两　大枣十二枚
甘草三两（炙）

上七味，以水一斗，煮取六升，去滓，再煮，取三升，温服一升，日三服。

【注释】① 呕而肠鸣：呕，包括恶心、哕逆；肠鸣，包括大便溏泄。

② 心下痞者：心下，胃脘；痞，不通，包括心下疼痛。

【白话解】病人表现为呕吐，伴有肠鸣，胃脘部感到痞塞不通的，用半夏泻心汤主治。

【解析】本条为寒热错杂的呕吐证治。胃虚停水，水饮在胃则呕，水饮下注肠道则肠鸣下利。胃虚则心下痞硬，为人参证。里饮郁热，热与水结于胃，亦心下痞硬。整体病机为胃虚及水热互结，寒热错杂，属于厥阴病，用人参、甘草、大枣补中，黄芩、黄连清热祛湿，干姜、半夏祛饮，即半夏泻心汤。

【原文】干呕而利者，黄芩加半夏生姜汤主之。

黄芩加半夏生姜汤方

黄芩三两　甘草二两（炙）　芍药二两　半夏半升　生姜三两　大枣十二枚

上六味，以水一斗，煮取三升，去滓，温服一升，日再，夜一服。

【注释】① 干呕而利者：病变证机是阳明胃寒，浊气上逆；少阳胆热，下迫下注。

② 黄芩加半夏生姜汤：既可辨治少阳胆热证与阳明胃寒证相兼，又可辨治少阳胆热证与太阴脾寒证相兼。

【白话解】病人干呕，而且腹泻的，用黄芩加半夏生姜汤主治。

【解析】本条为呕利的证治。邪热在里，下迫于肠则下利；上逆于胃则干呕。黄芩加半夏生姜汤中，黄芩、芍药清热止利，甘草、大枣调中和胃，半夏、生姜降逆止呕，共奏止呕止利的效用。黄芩加半夏生姜汤证，除有呕利证候外，当还有肛门灼热、小腹疼痛、小便黄赤、舌苔黄腻、脉象细数等证候。本方既可以治疗干呕而暴注下迫的热泻，又可以治疗干呕而下利脓血的热痢。如不呕，可去掉半夏、生姜。

【原文】诸呕吐，谷不得下者，小半夏汤主之。方见痰饮中。

【注释】① 诸呕吐：诸，诸多疾病；呕吐，呕吐的病变证机属于寒饮。

② 谷不得下：谷，食物；不得下，不能入胃，不思饮食。

③ 小半夏汤主之：小半夏汤有涤饮消痰、降逆止呕的作用，故用以为治。

【白话解】凡呕吐，不能进饮食的，以小半夏汤主治。

【解析】胃虚则谷不得下，里饮则呕吐，即胃虚水饮，用半夏、生姜祛饮止呕。小半夏汤证除有呕吐、谷不得下外，当还有短气、心下悸、目眩、不渴等。如小便不利，则可加茯苓而为小半夏加茯苓汤逐饮邪从小便出。

【原文】呕吐而病在膈上，后思水者解，急与之。思水者，猪苓散主之。

猪苓散方

猪苓　茯苓　白术各等分

上三味，作为散，饮服方寸匕，日三服。

【注释】① 呕吐而病在膈上：呕吐，病变部位在胃脘；病，病变证机；膈上，胸膈。

② 后思水：后，呕吐之后；思水，思，欲也，即口干欲饮水。

③ 解：病为向愈之征兆。

④ 思水：口干欲饮水但不欲下咽。

⑤ 猪苓散：既可辨治饮停上焦证，又可辨治饮停中焦证。

【白话解】病人呕吐是由于病在膈上，吐后口渴想喝水的，是病将要解除的表现，应当及时给病人水喝。病人呕吐前想喝水的，用猪苓散主治。

【解析】本条叙述呕吐后饮水的证治。胃中停水，水饮随呕吐而出，病人口渴，此时饮水当"少少与饮之"，避免胃虚情况下骤然大量饮水导致水饮再犯。如果呕吐后，口渴饮水不解，饮后再次呕吐，说明里饮尚在，用茯苓、白术祛里饮，猪苓祛饮又能解渴，即猪苓散。

【原文】呕而脉弱，小便复利，身有微热，见厥者，难治，四逆汤主之。

四逆汤方

附子一枚（生用）　干姜一两半　甘草二两（炙）

上三味，以水三升，煮取一升二合，去滓，分温再服。强人可大附子一枚，干姜三两。

【注释】 ① 呕而脉弱：呕，病变证机在少阴，病证表现在阳明胃。脉弱，即脉象弱。

② 小便复利：复，恢复。即小便原之不利变为通利。

③ 热：症状表现，病变证机是寒，热是假热。

④ 见厥者：见，出现。厥，厥冷。

【白话解】 当病人出现呕吐，脉弱，小便又通利，身体微有发热，四肢厥冷的，这种病比较难治，可用四逆汤主治。

【解析】 本条为阴盛阳微的呕吐证治。脉弱、肢体厥冷，为津不达四肢，可知里阳虚；阳虚则寒盛，里寒饮盛则呕吐、小便不利。现今小便利，可知里虚严重，无力摄之。虚阳外浮，故见身有微热，为虚脱之象，急当回阳，用四逆汤。

【原文】 呕而发热者，小柴胡汤主之。

小柴胡汤方

柴胡半斤　黄芩三两　人参三两　甘草三两　半夏半斤　生姜三两　大枣十二枚

上七味，以水一斗二升，煮取六升，去滓，再煎，取三升，温服一升，日三服。

【注释】 ① 呕而发热：病变证机既可见于少阳，又可见于厥阴。

② 小柴胡汤：既可辨治以少阳为主，又可辨治以厥阴为主。

【白话解】 病人呕吐并伴有发热的，用小柴胡汤主治。

【解析】 本条为少阳邪热迫胃致呕的证治。少阳病为半表半里之阳证，正邪斗争则发热，半表半里涉及多个脏腑，故可导致呕吐，仍用小柴胡汤。

【原文】 胃反呕吐者，大半夏汤主之。《千金》云："治胃反不受食，食入即吐。"《外台》云："治呕，心下痞硬者。"

大半夏汤方

半夏二升（洗完用）　人参三两　白蜜一升

上三味，以水一斗二升，和蜜扬之二百四十遍，煮取二升半，温服一升，余分再服。

【注释】 ① 胃反呕吐：胃反，胃气上逆，亦即朝食暮吐，暮食朝吐。

② 大半夏汤：既可辨治胃气上逆证，又可辨治肺气上逆证。

【白话解】 病人患胃反病而呕吐的，用大半夏汤主治。《千金》中说：本方治胃反病，胃中不能接受食物，食物进入胃中立即吐出。《外台》中说：本方治疗呕吐，胃脘部闭塞不通按之而硬的。

【解析】 本条为胃反呕吐的正治方法。胃中虚寒，气逆冲上，以致朝食暮吐、暮食朝吐而为胃反呕吐之证。以大半夏汤安中补虚、降逆润燥。半夏降逆止呕，人参及白蜜补虚益气、安中和胃。

【原文】 食已即吐者，大黄甘草汤主之。《外台》方又治吐水。

大黄甘草汤方

大黄四两　甘草一两

上二味，以水三升，煮取一升，分温再服。

【注释】 ① 食已即吐：食，饮食；已，之后；吐，呕吐食物。

② 大黄甘草汤：既可辨治胃热气逆证，又能辨治大肠热结证。

【白话解】 病人表现为食物进入胃，立刻尽吐而出的，用大黄甘草汤主治。《外台》记载：本方又治吐水。

【解析】 本条为实热胃反呕吐的证治。胃中热实，燥结便秘，浊气冲逆而不能容食，以致其症见食已即吐。实热呕吐，故用大黄甘草汤以平胃腑之热邪。病人热结胃肠，肠道不通则便秘，进食则加重肠道堵塞，人体会用呕吐来减轻肠道负担。故用大黄攻下泄热，甘草缓急。本方与上条大半夏汤，都是治疗胃反呕吐证。但上方是治疗虚寒性胃反呕吐，临床上以朝食暮吐、暮食朝吐、宿谷不化为证候特征，大半夏汤补虚祛寒、降逆止呕。而本方是治疗实热性胃反呕吐，临床上以食已即吐为证候特征，大黄甘草汤攻实泄热、祛浊下行。病人欲吐而未能吐出者，为病邪上趋有上出之势，不可用攻下法治疗。此食已即吐，为胃热冲逆，必用攻下法逆折其势以奏效。

【原文】胃反，吐而渴欲饮水者，茯苓泽泻汤主之。

茯苓泽泻汤方　《外台》治消渴脉绝，胃反吐食之者，有小麦一升。

茯苓半斤　泽泻四两　甘草二两　桂枝二两　白术三两　生姜四两

上六味，以水一斗，煮取三升，内泽泻，再煮取二升半，温服八合，日三服。

【注释】① 胃反：食后即呕吐。

② 吐而渴欲饮水：呕吐因水气内停所致，吐后津伤又有渴欲饮水，饮后又加剧水气内停。

【白话解】患胃反病的人，呕吐以后感到口渴想喝水的，用茯苓泽泻汤主治。

【解析】本条为胃有停饮的胃反证治。水饮之邪停蓄于胃腑，致使胃气不和而上逆，所以出现胃反呕吐。饮邪阻滞，脾气不运，不能输精上承，所以又出现口渴而欲饮水之证。用茯苓泽泻汤治之，茯苓、泽泻利水渗湿，白术健脾燥湿，生姜降逆止呕，桂枝通阳化气，甘草和胃调中，共奏利水通阳、和胃降逆之效，用以治疗停饮呕渴之胃反病证。本方除有呕、渴症外，还应兼有心下悸动一症。本方吐而渴欲饮水者，与五苓散方之渴欲饮水，水入则吐之证相似。但在证情上，五苓散证是以口渴为先，渴则欲饮水，饮入则吐，不饮则不吐；而本方之证是以呕吐为主，吐而渴欲饮水，饮时未必吐，不饮时未必不吐。且五苓散证当外有寒热，而本方之证则当有心下悸。

【原文】吐后，渴欲得水而贪饮者，文蛤汤主之，兼主微风，脉紧头痛。

文蛤汤方

文蛤五两　麻黄　甘草　生姜各三两　石膏五两　杏仁五十枚　大

枣十二枚

上七味，以水六升，煮取二升，温服一升，汗出即愈。

【注释】① 吐后：呕吐之后的病变证机仍是胃热津伤。

② 贪饮：饮水且不能缓解口渴。

③ 兼主微风：兼，又也；主，治疗；微风，轻微怕风。

【白话解】若病人呕吐之后，感到口渴想喝水，而且饮水量多而频的，用文蛤汤主治。本方兼治微感风寒，表现为脉紧、头痛者。

【解析】本条为渴欲贪饮的方治。肾主五液，其气上交于心，由于呕吐，则津液耗伤，因而肾主之液衰少而不足。肾液不足，不能上济心火，因而心火亢盛，其气坚结，所以渴欲得水而贪饮不止。此文蛤汤乃文蛤散之误。文蛤散，文蛤性寒味咸，有益水滋润、清热泻火的作用，故用以为治。"兼主微风，脉紧头痛"此八字，非本条原文，当删。

【原文】干呕吐逆，吐涎沫，半夏干姜散主之。

半夏干姜散方

半夏　干姜各等分

上二味，杵为散，取方寸匕，浆水一升半，煮取七合，顿服之。

【注释】① 干呕：呕而无物。

② 吐逆：吐，呕吐；逆，呃逆。

③ 吐涎沫：呕吐浊唾涎沫。

【白话解】若病人表现为干呕，气上冲而吐黏液和白沫的，用半夏干姜散主治。

【解析】本条为胃寒津凝的证治。胃寒不化，失于和降，津液凝涩，浊沫痰涎随其逆行之机而上涌，以致出现干呕无物或逆、吐涎沫之症。以半夏干姜散治之，半夏消涎降逆，干姜温胃散寒，浆水调中和胃，共奏温中止逆之效。

【原文】病人胸中似喘不喘，似呕不呕，似哕不哕，彻心中愦愦然无奈者，生姜半夏汤主之。

生姜半夏汤方

半夏半升　生姜汁一升

上二味，以水三升，煮半夏取二升，内生姜汁，煮取一升半，小冷，分四服，日三夜一服。止，停后服。

【注释】① 似喘不喘：似喘，类似气喘；不喘，病证表现不是气喘。

② 似呕不呕：似呕，类似呕吐；不呕，病证表现不是呕吐。

③ 似哕不哕：似哕，类似哕逆；不哕，病证表现不是哕逆。

④ 彻心中愦愦然无奈：彻，整个；心中，心胸，胃脘；愦愦然无奈，极度痛苦但又无可奈何。

⑤ 生姜半夏汤：既可辨治饮阻脾胃冲胸证，又可辨治饮阻脾胃呕逆证。

【白话解】病人表现为好像要喘而又不喘，好像要呕吐而又不呕吐，好像要呃逆而又不呃逆，自觉胸中烦闷已极又无可奈何的，用生姜半夏汤主治。

【解析】本条为寒饮搏结、气机不利的证治。病人觉得胸中逆满、烦乱、恶心，为胃虚饮停所致，用半夏降逆止呕，生姜汁健胃止呕化饮。与小半夏汤相比较，本方重用生姜汁，散寒止呕效果更佳。本方同小半夏汤方，都是由生姜、半夏二味药组成，都具有辛散温降的作用，都用于寒饮偏盛、抑遏阳气的呕吐证候。但由于二方在药物分量和制剂方法上不同，所以其主治病证也就不尽相同。小半夏汤是以降逆化饮为主，而本方是以散结通阳为主；小半夏汤是治疗饮邪停蓄，上逆作呕之心下支饮证，而本方是治疗寒饮搏结、气机不利之心中烦乱证。本方还应与上条半夏干姜散比较：半夏干姜散是治疗中阳不足，胃寒津凝、痰涎上逆之"干呕、吐逆、吐涎沫"证，除用半夏降逆止呕外，还用干姜温中助阳。而本方是治疗邪正相搏、上下不通、升降不利之"病人胸中似喘不喘、似呕不呕、似哕不哕，彻心中愦愦然无奈者"，除用半夏蠲饮和胃外，还用生姜散寒通阳。

【原文】干呕，哕，若手足厥者，橘皮汤主之。

橘皮汤方

橘皮四两　生姜半斤

上二味，以水七升，煮取三升，温服一升，下咽即愈。

【注释】 ① 干呕：呕吐无物。

② 哕：气从胃脘上冲心胸，且不能自止。

③ 橘皮汤：既可辨治脾胃寒湿哕证，又可辨治脾胃寒湿胀满证。

【白话解】 病人呕时有声无物，呃逆，若还有四肢冰凉的，用橘皮汤主治。

【解析】 本条为胃寒气闭的证治。胃虚停水，寒饮上逆，故干呕、哕。由于里饮阻滞气机，津气不能外达，故手足厥冷。用生姜健胃散寒祛饮，重用橘皮下气利水止呕、行气解郁，即橘皮汤。本条手足厥冷一证，是由于胃阳为寒邪所闭，不能伸达所致，与四逆汤证肾阳虚惫、阴寒独盛的手足厥冷不同，临证时应分辨清楚。

【原文】哕逆者，橘皮竹茹汤主之。

橘皮竹茹汤方

橘皮二斤　竹茹二升　大枣三十枚　生姜半斤　甘草五两　人参一两

上六味，以水一斗，煮取三升，温服一升，日三服。

【注释】 哕逆：哕，气逆；逆，逆行，上逆，或干呕，或嗳气，或呕吐，或浊气上逆，或浊气内结。病变证机是中气虚弱，浊热上逆。

【白话解】 病人表现为胃气上逆而呃逆的，用橘皮竹茹汤主治。

【解析】 本条为胃中虚热的呃逆证治。胃虚有热，气逆于上，所以呃逆。用橘皮竹茹汤清热补虚、降逆止哕。橘皮理气和中，生姜降逆止哕，竹茹清胃止逆，人参、甘草、大枣补虚益气以和脾胃。

【原文】夫六腑气绝于外者，手足寒，上气脚缩；五脏气绝

于内者，利不禁，下甚者，手足不仁。

【注释】① 气绝于外：气，阳气；绝，大伤；外，病变证机在里而病证表现在外。

② 上气：浊气上逆。

③ 脚缩：脚，包括小腿；缩，挛急抽筋。

④ 内：内外，亦即病变证机在里，其病证表现既在外又在内。

⑤ 利不禁：利，下利；禁，止也；不禁，滑脱不止。

⑥ 下甚：下，下利；甚，严重。

⑦ 不仁：麻木不仁，知觉迟钝。

【白话解】六腑之气虚衰不能外达的，病人可出现四肢冰冷、气短喘促、两脚挛缩；五脏之气虚衰不能内守的，病人可出现腹泻不止，如果腹泻严重的，就会出现手足麻木不仁。

【解析】本条文为下利之总纲。六腑为阳，阳气行于外，若阳气衰绝，则四肢不温、蜷卧。五脏为阴，阴气行于内，若阴气衰绝，则体内失摄，导致下利。

【原文】下利脉沉弦者，下重；脉大者，为未止；脉微弱数者，为欲自止，虽发热不死。

【注释】① 脉沉弦：沉，病变证机在里；弦，肝热郁滞。

② 脉微弱数：微弱，减弱，减轻，亦即脉沉弦减轻；数，阳气恢复，气血和调，正气积极抗邪。

③ 为欲自止：欲，将要；自，正气恢复；止，下利停止。

【白话解】患下利病的人，出现脉沉弦的，往往会出现里急后重；出现脉大的，则病人腹泻仍未止；出现脉微弱数的，则腹泻将自行停止，虽有发热，病人也不会有危险。

【解析】此条文讲热利的脉象及预后。病人下利、里急后重（下重）、脉沉弦，为热利。如果脉大，说明热盛，即热利不止。如果脉微弱，即使仍有发热（脉数），也是正邪两衰，有自愈的可能。

【原文】下利，手足厥冷，无脉者，灸之不温；若脉不还，反微喘者，死。少阴负趺阳者，为顺也。

【注释】① 无脉：无，似有似无；脉，寸关尺三部脉。

② 灸：包括针灸、药灸。

③ 还：归还，引申为显现、出现。

④ 少阴负趺阳：少阴，少阴心肾；负，承受，禀赋；趺阳，脾胃。指少阴心肾之气仍能得到脾胃之气充养，病情虽重，但预后良好。

【白话解】腹泻病人，若表现为四肢冰凉，无脉的，应急用灸法治疗，灸后四肢仍然不温暖，脉仍然摸不到，反见微喘的，为死证。如果少阴脉比趺阳脉弱的，这是顺证。

【解析】此条文讲阴寒下利。病人下利、手足厥冷，为里阳虚衰、阴寒内盛之象。如果下利出现无脉，为阳气虚脱，急当回阳，用灸法（或四逆辈）。经治疗后，如果脉搏、手足厥冷好转，说明阳气得复；反之，则阳气没有恢复，胃气已绝，气脱于上则喘，气脱于下则利不止。少阴脉候肾为水，趺阳脉候胃为土，趺阳脉大于少阴脉者，土能制水，为顺，预后佳。此条文与上一条文互参，说明下利有阴阳寒热虚实之别。

【原文】下利，有微热而渴，脉弱者，今自愈。

【注释】① 下利：肝寒证之下利。

② 有微热而渴：有，表现；微热，原之怕冷而出现轻微身热，为阳气恢复；渴，原之口淡而出现口渴，为阳气化阴，阴津生成尚有不足。

③ 脉弱：表明阳气渐渐恢复而未暴露于外。

【白话解】下利病人，若表现为身上微微有热，口渴，脉象弱的，是病情将要自行痊愈的象征。

【解析】下利，伴有发热、口渴，为热利。但是发热很轻，脉象提示邪衰（脉当有数，只是程度较轻，故为弱），预后佳。

【原文】下利脉数，有微热汗出，今自愈；设脉紧，为未解。

【注释】① 下利：肝寒证之下利。

② 脉数：表明阳气恢复，正气抗邪。

③ 设脉紧：设，假如；紧，脉紧，为寒气盛。

④ 解：向愈。

【白话解】下利病人，若表现为脉数，身上微微发热、出汗，病将自行痊愈；若表现为脉紧，这是病未解除之象。

【解析】下利，脉数为热，即热利。但是身热很轻，有汗出，说明热邪从表而解了，下利即将自愈。如果脉数而紧，说明邪气实，病没有自愈的趋势。

【原文】下利，脉数而渴者，今自愈；设不差，必清脓血，以有热故也。

【注释】① 下利：肝寒下利证的表现是脉迟和口淡。

② 脉数而渴：脉数，由脉迟变数，示阳气恢复抗邪；渴，阳从阴生，阴津化生尚有不足。

③ 设不差：设，假如；差，病愈。

④ 必清：必，此处指可有；清，便也，指大便、小便。

【白话解】下利病人，表现为脉数而口渴的，可自行痊愈；如果不愈，患者必然大便带脓血，这是因为内热伤及胃肠脉络。

【解析】本条文讲里实热结者从下利而解的情况。病人里实热结，故脉数、口渴，机体通过下利来排出邪气，若是正气有力，足以外排邪气，则自愈。如果正气不足以排出邪气，则里热灼伤血脉，导致脓血。

【原文】下利，脉反弦，发热身汗者，自愈。

【注释】① 下利：肝热下利证的表现。

② 脉反弦：反，不当有而有；弦，正气极力抗邪。

③ 发热：自觉身体发热而不是体温升高之发热。

【白话解】下利病人，反而出现弦脉，并有发热出汗的，病将自行痊愈。

【解析】下利者脉弦，说明邪气不虚。但是发热汗出，为邪从表解，病可自愈。例如葛根汤证。

【原文】下利气者，当利其小便。

【注释】① 下利气：腹中浊气频频排出，大便溏泄夹浊气下行，或大便因矢气而滑出。

② 当利其小便：利下必夹湿，治湿必利小便。

【白话解】病人腹泻同时频频排气的，应当用通利小便的方法治疗。

【解析】下利气者，即下利的同时伴随着排气，说明水谷不别，治以利小便，使水从小便出。

【原文】下利，寸脉反浮数，尺中自涩者，必清脓血。

【注释】① 寸脉反浮数：反，肝热下利证在通常情况下，寸部脉不会出现浮数，若有浮数脉则为反常现象；浮，邪热盛于外；数，邪热涌动气血。

② 尺中自涩：尺，尺部脉；自，本来就有，病变证机源于内；涩，热伤血脉。

③ 必清脓血：必，此处指可能；清，大便；清脓血，大便中夹血。

【白话解】病人下利，寸脉反而出现浮数，而尺脉涩的，大便必带脓血。

【解析】脉浮数为热，下利为热利，尺脉涩为血虚，热盛血虚，热灼血而为脓。

【原文】下利清谷，不可攻其表，汗出必胀满。

【注释】① 下利清谷：泻下无度且伴有不消化的食物。

② 汗出：发汗。

【白话解】病人腹泻，伴有未消化的食物残渣，不能用汗法攻其表，若误用汗法治疗，病人必然出现腹部胀满的症状。

【解析】下利清谷，为里虚寒证，应当温里救之。误用发汗，导致胃津更虚，出现虚胀。同时发汗药诱使阴寒上冲，亦可导致胀满。

【原文】下利，脉沉而迟，其人面少赤，身有微热，下利清谷者，必郁冒，汗出而解，病人必微热，所以然者，其面戴阳，下虚故也。

　　【注释】 ① 面少赤：少，轻微；赤，红也。病变证机是虚阳浮越较轻。

　　② 热：自觉发热。

　　③ 必郁冒，汗出而解：必，此处指可能；郁冒，头昏目眩如物所蒙；汗出，郁冒本无汗，今汗出者，阳气恢复而欲通畅。

　　④ 微热：《医统正脉》本作"如微厥"指手足厥冷较轻或神志昏厥较轻。病变证机是阳气极力抗邪而不及于清阳。

　　⑤ 面戴阳：戴，上也，面也；阳，热也，红也。

　　⑥ 下虚：肾虚。

　　【白话解】 下利病人，若表现为脉象沉迟，面部微红，身体低热，腹泻并伴有未消化的食物残渣的，必见头目眩晕，并随汗出而痊愈，而且患者必然会出现四肢稍凉；之所以会出现这种情况，是因为患者面部微红，虚阳上浮、下焦虚弱。

　　【解析】 本条文讲里虚寒证下利与太阳表证并见者。病人下利清谷、脉沉迟，为里虚寒证；但是同时又见太阳表证（邪郁于表：面色红赤、身微热），说明邪有从表而解的机会，可用小发汗法。但是体内机能沉衰了，此时用发汗解表容易出现瞑眩反应（郁冒、汗出、微热）。

　　【原文】 下利后，脉绝，手足厥冷，晬时脉还，手足温者生，脉不还者死。

　　【注释】 ① 下利后：后，止也，亦即下利自止。

　　② 绝：无也，微弱不见。

　　③ 晬时脉还：晬，一天；时，偶尔；还，脉微应指。

　　④ 还：出现，又有。

　　【白话解】 下利之后，病人出现脉搏消失，四肢冰凉，若经过一昼夜后脉搏复出、手足转温暖的，可以治愈，脉搏仍摸不到的，是死证。

　　【解析】 本条文见于《伤寒论》368 条，讲阴寒下利导致虚脱时的表现。

【原文】下利，腹胀满，身体疼痛者，先温其里，乃攻其表。温里宜四逆汤，攻表宜桂枝汤。

四逆汤方 方见上。

桂枝汤方

桂枝三两（去皮） 芍药三两 甘草二两（炙） 生姜三两 大枣十二枚

上五味，㕮咀，以水七升，微火煮取三升，去滓，适寒温服一升，服已，须臾啜稀粥一升，以助药力，温覆令一时许，遍身漐漐微似有汗者益佳，不可令如水淋漓。若一服汗出病瘥，停后服。

【注释】① 先温其里：先，以里证为主；温，确立治法是温补；里，厥阴。

② 乃攻：乃，然后；攻，治也。

【白话解】下利患者，表现为腹部胀满、身体疼痛的，治疗时应先以温法治其里，然后再解其表。温里宜用四逆汤，解表宜用桂枝汤。

【解析】本条文见于《伤寒论》372条，讲太阴下利伴有表证者。里虚寒证者下利，亦可见虚满虚胀；其身体疼痛为表证未解，即表里皆病。急当温里，再解表证。由于津液已有所损伤，故不可用麻黄剂，当用桂枝剂解表。

【原文】下利，三部脉皆平，按之心下坚者，急下之，宜大承气汤。

【注释】① 下利：下利清水且无粪便。病变证机是邪热太甚，逼迫津液从旁而下。

② 三部脉皆平：三部，寸、关、尺三部脉；平，非和平之平，而是脉证平行一致。

【白话解】病人下利，寸、关、尺三部脉象皆平和，胃脘部按之坚满不软的，应急用下法治疗，宜用大承气汤。

【解析】下利脉平，其病当无大碍。但是心下坚、拒按，说明里有实结。即里实结导致了下利，由于下利伤津，会加重实结，医者应该赶紧攻下，以去实结。

【原文】下利，脉迟而滑者，实也，利未欲止，急下之，宜大承气汤。

【注释】① 脉迟而滑：迟，热壅气机；滑，浊气壅滞血脉。

② 利未欲止：利，热结旁流；欲，趋于；止，停止，好转。

【白话解】下利病人，脉象迟而滑的，属实证，若腹泻仍有不止之势，应急用下法治疗，宜用大承气汤。

【解析】脉滑为里有邪，里邪导致脉迟，说明里邪到了实结的程度，而且实结得厉害，足以阻碍气血运行了。里有实结，下利伤津又会加重实结，此时急当攻下。

【原文】下利，脉反滑者，当有所去，下乃愈，宜大承气汤。

【注释】当有所去：当，应当；有，阳明热结旁流证；所，指向，从之；去，泻除，去除。

【白话解】下利病人，反而出现滑脉的，为内有实邪积滞所致，用攻下之法即可痊愈，宜用大承气汤。

【解析】本条为宿食内停，热结旁流之证。下利脉反滑表明内有宿食。宿食内阻，气机失常，脉来不数不迟而出现下利脉滑之证，即所谓结者自结，利者自利之热结旁流。若宿食停积能去，则下利可止、疾病可愈。所以用大承气汤以下其宿食。

【原文】下利已差，至其年月日时复发者，以病不尽故也，当下之，宜大承气汤。

大承气汤方　见痉病中。

【注释】① 下利已差：下利，下利症状；已差，症状解除，但病变证机尚未彻底消除。

② 至其年月日时：至，之后；年月日时，时间长短不等。

③ 以病不尽故也：以，因为；病，病变证机；不尽，症状解除而病变证机仍在。

【白话解】下利患者已经痊愈，但每年到其初发病的月日时又复发的，是因为病邪未根除之故，应当用攻下法治疗，宜用大承气汤治疗。

【解析】本条按时复发下利之证，乃由陈积热实所引起，故用大承气汤寒下之。如因陈积寒实而病此者，则又当用温下法以下之，备急丸、温脾汤之类可选用。

【原文】下利谵语者，有燥屎也，小承气汤主之。

小承气汤方

大黄四两　厚朴三两（炙）　枳实大者三枚（炙）

上三味，以水四升，煮取一升二合，去滓，分温二服，得利则止。

【注释】① 下利：利下清水臭秽且无粪便。

② 燥屎：乃邪热与糟粕阻结。

【白话解】下利患者，出现神志不清胡言乱语的，是因为肠内有干燥硬结的大便，用小承气汤主治。

【解析】谵语为里有燥屎，当下之，由于尚无潮热，故用小承气汤。

【原文】下利便脓血者，桃花汤主之。

桃花汤方

赤石脂一斤，一半剉，一半筛末　干姜一两　粳米一升

上三味，以水七升，煮米令熟，去滓，温服七合，内赤石脂末方寸匕，日三服。若一服愈，余勿服。

【注释】① 便脓血：大便中夹脓血，病变证机是阳虚不能固摄。

② 桃花汤：既能辨治阳虚便脓血证，又能辨治阳虚滑脱不禁证。

【白话解】病人下利，且大便带脓血的，应用桃花汤主治。

【解析】本条文与《伤寒论》306条相近。虚寒下利，久久不止，气血滑脱为便脓血，用赤石脂收敛止血止泻，干姜温里，粳米和胃生津，即桃花汤。

【原文】热利下重者，白头翁汤主之。

白头翁汤方

白头翁二两　黄连　黄柏　秦皮各三两

上四味，以水七升，煮取二升，去滓，温服一升，不愈，更服。

【注释】① 热利：病变是邪热下迫下注。病以肛门灼热、身热为主。

② 下重：下，肛门；重，重着，黏滞，排便不畅。

【白话解】病人因湿热而腹泻，并有里急后重的，用白头翁汤主治。

【解析】热利，热灼气血为脓，故见里急后重、便脓血，用白头翁汤祛湿清热。

【原文】下利后更烦，按之心下濡者，为虚烦也，栀子豉汤主之。

栀子豉汤方

栀子十四枚　香豉四合（绵裹）

上二味，以水四升，先煮栀子，得二升半，内豉，煮取一升半，去滓，分二服，温进一服，得吐则止。

【注释】① 下利后：原有下利，经治疗后，下利病证解除。

② 更烦：更，又有；烦，胸胁烦热、脘腹烦闷。

③ 按之心下濡：心下，脘腹；濡，柔软。

④ 虚烦：虚，无形之热；烦，热也。

【白话解】病人下利之后，又觉心烦，病人胃脘部柔软的，这属于虚烦，用栀子豉汤主治。

【解析】下利止，而人心烦，为里有热。按之心下濡，为里无实结，即里热郁于胸膈，用栀子豉汤。

【原文】下利清谷，里寒外热，汗出而厥者，通脉四逆汤主之。

通脉四逆汤方

附子大者一枚（生用）　干姜三两，强人可四两　甘草二两（炙）

上三味，以水三升，煮取一升二合，去滓，分温再服。

【注释】① 清谷：大便中夹杂有不消化食物。

② 里寒外热：里寒，病变证机与病证表现是阳虚寒证；外热，即症状表现是假热。

③ 厥：手足厥冷，神志昏厥。

【白话解】病人泻下的粪便如清水，伴有未消化的食物残渣，并有里寒外热的症状，有汗出而四肢冰凉的，这是阴寒内盛、虚阳外越。用通脉四逆汤主治。

【解析】下利清谷、四肢厥冷，为里虚寒证。又见身热汗出，为虚脱之象，虚阳即将外脱。此时急当回阳，用四逆汤温里，重用附子、干姜，即通脉四逆汤。

【原文】下利，肺痛，紫参汤主之。

紫参汤方

紫参半斤　甘草三两

上二味，以水五升，先煮紫参，取二升，内甘草，煮取一升半，分温三服。疑非仲景方。

【注释】① 下利：根据用药可知下利的病变证机是热毒下迫下注。

② 肺痛：肺，胸也，肺痛亦即胸痛。病变证机是郁热蕴结、壅滞气机。

③ 紫参汤：既可辨治热毒下利证，又可辨治肺热胸痛证。

【白话解】若下利患者呼吸时感胸痛的，用紫参汤主治。

【解析】本条为下利肺痛的方治。肺痛，即是胸中隐隐作痛。由于肺与大肠相合，在生理上相为表里，所以在病理上互为影响：肠中有积，则可致肺气不顺；肺中有积，则大肠亦可不固。"下利肺痛"，为大肠有病而气壅于肺所致。治以紫参汤，紫参具有治心腹积聚、寒热邪气，通九窍，利大小便的作用，故以之为君药，治疗下利肺痛，使之通则不痛，佐以甘草调中以和之，使气通则痛愈，积去而利止。

【原文】气利，诃黎勒散主之。

诃黎勒散方

诃黎勒十枚（煨）

上一味，为散，粥饮和，顿服。疑非仲景方。

【注释】气利：利下不是大便而是腹中转气下泄，或下利时伴有矢气。

【白话解】下利患者频频排气，且排气时，大便随之而出的，用诃黎勒散主治。

【解析】虚寒下利，伴有腹胀或矢气，用温性收敛之诃黎勒。

附方

【原文】《千金翼》小承气汤　治大便不通，哕数谵语。方见上。

【注释】哕数：呃逆频作，情势急迫。

【白话解】《千金翼》小承气汤，治疗大便干结不通，呃逆，神志不清，频说胡话。

【解析】胃气不得行于下，而逆于上则哕；里有燥屎则谵语。这是因为大便不通而使哕数，故宜小承气汤治之。"呕吐哕下利病脉证治第十七"第七条曰："哕而腹满，视其前后，知何部不利，利之即愈。"本条所述即属后之不利者。

【原文】《外台》黄芩汤　治干呕下利。

黄芩　人参　干姜各三两　桂枝一两　大枣十二枚　半夏半升

上六味，以水七升，煮取三升，温分三服。

【注释】干呕：呕吐有声无物。

【白话解】《外台》黄芩汤，治疗呕吐有声无物，又有腹泻症。

【解析】《外台》黄芩汤与《伤寒论》太阳篇的黄连汤略同，以黄芩易黄连而去甘草，盖即泻心汤之变化。主治干呕下利，属寒热错杂者，清阳不升则利，浊阴不降则呕。升降悖逆，法当和中。其证病机为胸中有热，胃中有寒，症状为腹中痛、干呕、下利。

疮痈肠痈浸淫病脉证并治第十八

【原文】诸浮数脉，应当发热，而反洒淅恶寒，若有痛处，当发其痛。

【注释】① 洒淅：形容如凉水洒淋身上一样，感到寒冷从脊背发出，不能自持。

② 痛处：疼痛有固定部位。

③ 痛：指痈肿。

【白话解】诸多病证可有脉浮数，应有发热，且有寒战怕冷，假如身体筋脉肌肉某部位有疼痛，则可能演变为痈肿。

【解析】论述痈肿初起时的脉证和病机。脉浮主表，脉数主热，浮数脉常提示外感表热，可见发热、恶寒症状，但应以发热为重，或微恶风寒。今脉虽浮数，而洒淅恶寒，是恶寒突出，脉证不尽符合。此时，应考虑有无痈肿发生的可能，若见到身体某处有固定痛点，便是发生痈肿的脉证。《灵枢·痈疽》谓："营卫稽留于经脉之中，则血泣而不行，不行则卫气从之而不通，壅遏而不得行，故热。"痈肿局部热毒壅塞，营卫阻滞不通，以致红肿热痛；卫外之气不能畅行，则洒淅恶寒。故热毒壅塞、营卫阻滞为发生痈肿的主要病机。

【原文】师曰：诸痈肿，欲知有脓无脓，以手掩肿上，热者为有脓，不热者为无脓。

【注释】掩：轻轻按压。

【白话解】老师说：诸多痈肿病证，欲辨清病变有脓无脓，可用手轻轻按压痈肿，如果痈肿局部发热者为有脓，未有发热者为无脓。

【解析】论述痈肿有脓无脓的辨别方法。凡见痈肿，欲知其有脓无脓，可用手掩于痈肿上，有热感者，为毒已聚，故为有脓；无热感者，为毒未聚，故为无脓。因痈肿的发生，多因热毒壅塞、气血郁滞所致；脓的产生，是肉腐所化、热毒积聚所为，故以热辨之。

【原文】肠痈之为病，其身甲错，腹皮急，按之濡，如肿状，腹无积聚，身无热，脉数，此为腹内有痈脓，薏苡附子败酱散主之。

薏苡附子败酱散方

薏苡仁十分　附子二分　败酱五分

上三味，杵为末，取方寸匕，以水二升，煎减半，顿服，小便当下。

【注释】① 肠痈：肠中有痈肿，亦即似阑尾炎。

② 甲错：肌肤枯皱粗糙。

【白话解】肠痈病的表现是病人身体肌肤粗糙不荣，右少腹肌肉拘急，用手按压病变部位可触及柔软且似囊肿状物，腹中没有积聚，身体也没有发热，脉数，这是肠内有痈脓的缘故，其治可选用薏苡附子败酱散。

【解析】论述肠痈脓已成的辨治。肠痈之病，由于营血久郁于里，肌肤缺乏气血的濡养，则身体肌肤甲错。痈肿内结于肠，已经成脓，故腹皮拘紧，但不属腹内积聚，故按之濡软。热毒聚结局部成脓，病变局限，故全身不发热，但热毒耗伤气血，正不胜邪，故脉数而无力。治用薏苡附子败酱散，排脓消痈、振奋阳气。

【原文】肠痈者，少腹肿痞，按之即痛如淋，小便自调，时时发热，自汗出，复恶寒。其脉迟紧者，脓未成，可下之，当有血。脉洪数者，脓已成，不可下也。大黄牡丹汤主之。

大黄牡丹汤方

大黄四两　牡丹一两　桃仁五十个　瓜子半升　芒硝三合

上五味，以水六升，煮取一升，去滓，内芒硝，再煎沸，顿服之，有脓当下，如无脓，当下血。

【注释】①少腹肿痞：少腹，右少腹；肿，囊肿状物；痞，痞塞不通。

②痛如淋：如，像也，似也；淋，小便热涩刺痛。

【白话解】肠痈瘀热证的表现是少腹肿胀痞结，按之疼痛似小便热涩刺痛，小便无异常变化，时有发热，自汗出，又恶寒，其脉迟紧者，尚未成痈脓，其治可用下法，病变证机是瘀热；脉洪数者，痈脓已成，其治不可用下法；肠痈瘀热证脓未成者，其治可选用大黄牡丹汤。

【解析】论述肠痈急症未成脓的辨证和治法。此证系由热毒内聚、营血瘀滞、肠腑气机失调、经脉不通所致，故见少腹肿痞、拘急拒按、按之则如小便淋痛之状。因其病位在肠而不在膀胱，故小便正常，与淋病有别。正邪相争，营卫郁阻，故时时发热、恶寒、自汗出。若脉沉紧有力，为热伏血瘀而脓未成熟，急应攻下通腑，用大黄牡丹汤，荡热逐瘀、消肿排脓，则肠痈可愈。若延至肠痈后期，脉见洪数，则是脓已成熟，即当慎用攻下治法。

【原文】问曰：寸口脉浮微而涩，然当亡血，若汗出，设不汗者云何？答曰：若身有疮，被刀斧所伤，亡血故也。

【注释】①疮：此处指金疮，即被刀斧等金属利器所伤。

②亡血：伤血，应与血虚相鉴别。

【白话解】问：寸部脉浮微而涩，根据病证表现应是亡血，亡血常常伴有汗出，假如病人没有汗出这又是为什么呢？老师回答说：假如身体有疮疡，这是被刀斧所伤而失血所导致的病变。

【解析】论述金疮出血的脉证。寸口脉浮微乃阳气虚，涩主阴血不足。脉浮微而涩，是阳气失于固护、阴液不能自守的征象，一般应有失血或大汗出的可能。假使不汗出，这是由于身被刀斧所伤而失血所造成的，因为血汗同源。

【原文】病金疮，王不留行散主之。

王不留行散方

王不留行十分（八月八日采）　蒴藋细叶十分（七月七日采）　桑东南根白皮十分（三月三日采）　甘草十八分　川椒三分（除目及闭口，去汗）　黄芩二分　干姜二分　芍药二分　厚朴二分

上九味，桑根皮以上三味烧灰存性，勿令灰过，各别杵筛，合治之为散，服方寸匕，小疮即粉之，大疮但服之，产后亦可服。如风寒，桑东根勿取之，前三物皆阴干百日。

【注释】蒴藋细叶：分草本和木本两种，这里为草本，忍冬科蒴藋的全草或根，又名陆英。

【白话解】伤科及疮疡是由刀刃所伤，其治可选用王不留行散。

【解析】论述金疮的治方。由于经脉肌肤断伤，营卫气血不能循经脉而运行，故治疗必须恢复经脉肌肤的断伤，使营卫通行无阻，金疮自然向愈，用王不留行散主治。故小创可外敷之，大创可内服之，产后亦可服。

【原文】排脓散方

枳实十六枚　芍药六分　桔梗二分

上三味，杵为散，取鸡子黄一枚，以药散与鸡黄相等，揉和令相得，饮和服之，日一服。

排脓汤方

甘草二两　桔梗三两　生姜一两　大枣十枚

上四味，以水三升，煮取一升，温服五合，日再服。

【解析】排脓散和排脓汤皆以排脓消痈为主要功效。脓成乃"热胜肉腐"，影响气血，脓排不净则邪扰不止，故排脓为第一要义，排脓散和排脓汤当为之而设。排脓散多用于治胃痈或肠痈者，排脓汤适用于肺痈以及咽喉肿痛者。

【原文】浸淫疮，从口流向四肢者可治；从四肢流来入口者，不可治。

【白话解】疮疡类疾病，毒邪从内脏向肌表透发者，这些疾病就比较容易治疗；毒邪从肌表向里浸淫肆虐者，这些疾病的治疗就比较难。

【解析】论述浸淫疮的预后。浸淫疮是一种皮肤病，起病时范围小，如粟米状的小疮，先痒后痛，分泌黄水，随黄水向外浸淫皮肤而范围扩大，逐渐蔓延全身。如果从口部周围向四肢蔓延，是疮毒从内向外发散，则易治；如果从四肢向心胸、口部蔓延发展，是疮毒从外向内，毒向内攻，则难治。

【原文】浸淫疮，黄连粉主之。方未见。

【白话解】毒热浸淫肌肤之疮疡，其治可选用黄连粉方。

【解析】论述浸淫疮的治法。本病形成的原因，是湿热火毒所致，《素问·至真要大论》谓"诸痛痒疮，皆属于心"，故用黄连粉外敷或内服。黄连苦寒，能泻心火，具有清热燥湿解毒之功。

跌蹶手指臂肿转筋阴狐疝蛔虫病脉证治第十九

【原文】师曰：病跌蹶，其人但能前，不能却，刺腨入二寸，此太阳经伤也。

【注释】①跌蹶：是一种足背僵直，行走不利，只能前行，不能后退的疾病，属于痹厥一类。

②却：后退。

③刺腨：《说文解字》："腨，腓肠也。"即指小腿肚。刺腨是指针刺小腿肚的穴位。

【白话解】老师说：患跌蹶的病人，其人只能向前行走，而不能往后退，这是太阳经受到损伤的缘故。治疗时，针刺小腿肚穴位，进针深二寸。

【解析】本节指出跌蹶的病因和证治。跌蹶是一种行动障碍的病证，为太阳经脉受到损伤所致。仲景提出治法为针刺入承山穴二寸，实际上只可刺八分至一寸，这里所说的二寸，当是古今尺寸不同的缘故。

【原文】病人常以手指臂肿动，此人身体𥆧𥆧者，藜芦甘草汤主之。

藜芦甘草汤方　未见。

【注释】①常以：时常。

②𥆧𥆧：无意识地微微颤动。

【白话解】病人时常会有手指和臂部肿胀，身体肌肉微微颤动的，用藜芦甘草汤主治。

【解析】本条指出手指臂肿动的证治。本证是风湿痰涎相持于关节经络之间，以致阳气不能外行之故。"手指臂肿动""身体眴眴"，《内经》上说："热胜则肿，……寒胜则浮。"本证可能即属此候。

【原文】**转筋之为病，其人臂脚直，脉上下行，微弦，转筋入腹者，鸡屎白散主之。**

鸡屎白散方

鸡屎白

上一味，为散，取方寸匕，以水六合，和，温服。

【注释】① 转筋：俗称抽筋，是一种筋脉挛急的病证，多发生在四肢。

② 脉上下行：形容脉象强直有力而无柔和之象。

③ 转筋入腹：指筋脉挛急从两腿内侧牵引小腹。

【白话解】转筋症状表现为病人的上肢或下肢强直而不能随意屈伸，脉象上下直行有力，微有弦象，转筋牵引到腹部的，用鸡屎白散主治。

【解析】此木土不和，风邪而转筋也。风邪乘于脾胃，风湿相搏故表里皆病。若风湿盛于经表，则臂脚直，脉上下行而微弦。经谓："诸暴强直，皆属于风"亦风淫末疾之义也。或中气虚而木邪内逆，直攻于脏，则转筋入腹，当以鸡屎白下气消积，去风安脾之治，非治臂脚直之方也。

【原文】**阴狐疝气者，偏有小大，时时上下，蜘蛛散主之。**

蜘蛛散方

蜘蛛十四枚（熬焦）　桂枝半两

上二味为散，取八分一匕，饮和服，日再服，蜜丸亦可。

【注释】① 阴狐疝气：简称狐疝，谓疝气时上时下，犹如狐狸出没无常，故名。

② 偏有小大：指阴囊两侧大小不同。

【白话解】患狐疝的病人，阴囊一边大一边小，疝气时上时下，用蜘蛛散主治。

【解析】本条论述阴狐疝气的证治。阴狐疝气是一种阴囊偏大偏小、疝气时上时下的病证。疝气每于卧时则缩入腹内，起立或行走，或腹部用力即坠入阴囊，轻者仅觉阴囊重坠，重者由阴囊牵引少腹剧痛，为阴寒凝结肝经所致。治以蜘蛛散温经散寒，破结利气。方中蜘蛛善于破结通利，但有毒性，用时应慎；桂枝温散肝经寒气。因本证病情有轻重，故用药剂型不同，病情较重者宜用散剂，较轻者宜用蜜丸。

【原文】**问曰：病腹痛有虫，其脉何以别之？师曰：腹中痛，其脉当沉，若弦，反洪大，故有蛔虫。**

【注释】若：连词，相当于"或"。

【白话解】问：蛔虫病所致的腹痛，从脉象上怎么区别呢？老师回答说：一般腹痛的脉象应当沉而兼弦，如果反现洪大脉，则腹痛由蛔虫病引起。

【解析】本条论述蛔虫病腹痛的脉诊。腹痛是蛔虫病的主要症状，但腹痛可见于多种疾病，应注意鉴别。一般而言，腹痛若因里寒所致，其脉当沉或弦，今脉反见洪大，而无相应的热象出现，为脉证不符，乃蛔虫扰动、气机逆乱之象，是诊断蛔虫病的依据之一。但临床所见，并非所有的蛔虫病皆见洪大脉，蛔虫病腹痛剧烈时，亦可见脉沉细而伏，故当结合其他症状具体分析。

蛔虫病以小儿为多见，常见脐周阵痛、口吐清涎、白睛有蓝色斑点、面有花斑、鼻孔瘙痒、睡中磨牙、喜食异物，或吐蛔、便蛔，或大便化验有蛔虫卵等，临床当脉证合参以作出正确的诊断。

【原文】**蛔虫之为病，令人吐涎，心痛发作有时。毒药不止，甘草粉蜜汤主之。**

甘草粉蜜汤方

甘草二两　粉一两　蜜四两

上三味，以水三升，先煮甘草，取二升，去滓，内粉蜜，搅令和，煎如薄粥，温服一升，差即止。

【注释】① 发作有时：指蛔虫扰动而吐涎，腹痛发作，静伏而止。

② 毒药：泛指一切杀虫药。

【白话解】蛔虫病的症状为口吐涎水，心腹部有发作性疼痛，若用杀虫药仍不见好转，用甘草粉蜜汤主治。

【解析】本条论述蛔虫病的证治。吐涎为口吐清水，心痛是指上腹部疼痛，蛔虫在胃肠窜扰，故吐涎、心痛；蛔动则痛作，静则痛止，故腹部疼痛发作有时；用毒药杀虫未果，可先改用安蛔缓痛之法以治疼痛之急，然后再求根治。甘草粉蜜汤中甘草、米粉、蜜皆是甘平安胃之剂，服后蛔安痛缓。

【原文】**蛔厥者，当吐蛔，今病者静而复时烦，此为脏寒，蛔上入膈，故烦。须臾复止，得食而呕，又烦者，蛔闻食臭出，其人当自吐蛔。**

【注释】① 蛔厥：指蛔虫内扰，腹痛剧烈，气机逆乱而致的四肢厥冷。

② 脏寒：此指脾脏虚寒，实为肠中虚寒。

③ 膈：此处并非指胸膈，是指近胸膈的部位，如上腹部的胆道等。

④ 食臭：食物的气味。

【白话解】蛔虫病人如手足冰冷，当吐蛔虫。今病人有时安静，有时烦躁，这是脏寒的缘故。因蛔虫喜温恶寒，脏寒则蛔虫上扰于膈故使人烦。一会儿蛔虫不动，则烦复止。饮食后，病人又呕又烦，是因为蛔虫闻到食物的气味又出来活动就食，呕吐时就可能吐出蛔虫。

【解析】本条论述蛔厥的症状。蛔虫本寄生于肠间，性喜温而恶寒，今中气虚而寒热错杂，如避寒就温，故上行入膈；虫扰则烦，蛔得温则安，故须臾复止。得食而呕，又烦者，为蛔闻食臭，复上而求食，因此烦闷又作，严重者蛔亦随之而吐，或致蛔厥。

【原文】**蛔厥者，乌梅丸主之。**

乌梅丸方

乌梅三百个　细辛六两　干姜十两　黄连一斤　当归四两　附子六两（炮）　川椒四两（去汗）　桂枝六两　人参　黄柏各六两

上十味，异捣筛，合治之，以苦酒渍乌梅一宿，去核蒸之，五升米下，饭熟，捣成泥，和药令相得，内白中，与蜜杵二千下，丸如梧子大，先食，饮服十丸，三服，稍加至二十丸。禁生冷、滑、臭等食。

【白话解】蛔厥病用乌梅丸主治。

【解析】本条论述蛔厥的治疗。蛔厥是指因蛔虫扰动而剧烈腹痛，甚至因之而四肢厥冷、冷汗淋漓的病证。故治以温养脏腑、寒温并用，虚实并调，安蛔止痛，用乌梅丸。方中苦酒渍乌梅安蛔止痛为主药；黄连、黄柏清热安蛔；川椒、细辛、干姜、附子、桂枝温阳散寒，安蛔止痛；人参、当归、蜜补气行血，安中扶正。

蛔厥之厥，当与《伤寒论》的脏厥相比较。脏厥脉微而厥，肢冷烦躁，无暂安时，为孤阳将绝之候，宜四逆、白通加猪胆汁之类急救之；蛔厥四肢虽厥冷，但冷也多不过肘、膝部，与阳气衰微的四逆汤证有程度的不同。蛔厥之厥较轻，故宜乌梅丸温胃补虚安蛔即可。

妇人妊娠病脉证并治第二十

【原文】师曰：妇人得平脉，阴脉小弱，其人渴，不能食，无寒热，名妊娠，桂枝汤主之。方见利中。于法六十日当有此证，设有医治逆者，却一月，加吐下者，则绝之。

【注释】① 平脉：平和无病之脉。

② 阴脉小弱：阴脉，指尺脉。小，通稍。阴脉小弱，即尺脉稍显弱象。

③ 渴：《心典》作"呕"解，亦通。

④ 妊娠：《脉经》作"为躯"。

⑤ 于法六十日当有此证：此句为倒文，当在"名妊娠"之下。《脉经》无"于"字，"此证"作"娠"。

⑥ 却一月："却"乃退后之意。指怀孕 60 日后的 1 个月，即第三个月。

【白话解】老师说：妇人的脉象平和，尺脉稍弱，口渴，不能进食，没有发热怕冷的症状，这就是妊娠。应用桂枝汤来进行调理。按照常规妊娠六十天左右才会出现这些症状，若有医生误治，过了一个月又出现呕吐、腹泻症状，就应该停止用药。

【解析】本条论述妊娠的诊断及恶阻轻症的调治。凡育龄期的已婚妇女，停经以后，出现平和无病之脉，唯尺脉稍显弱象，并症见口渴、不能食，而无外感寒热的表现，这是早期妊娠反应，后世称为恶阻。由于妊娠 2 个月左右，胎元初结，经血归胞养胎，阴血相对不足，所以尺脉未滑反见小弱。阴血下归胞胎，阳气偏亢于上，导致阴阳一时失调，冲脉之气上逆犯胃，胃气上逆，故不能食而呕逆。阴血不足，津不上承，故觉口渴。此为阴阳失调的恶阻轻症。所以用桂枝汤调和阴阳、温胃降逆，使脾胃调和，则恶阻自愈。

因为妊娠反应多在停经2个月左右比较严重，故原文说"于法六十日当有此证"。在此期间给予恰当的治疗和调护，反应便可逐渐消失。如治疗失误，致使该反应延续至妊娠三个月仍未愈，并新增呕吐及腹泻者，应暂停服药，予以饮食调养为主，或随证治之，以绝其病根。否则可能损伤胎元，导致流产，故曰"则绝之"。

【原文】妇人宿有癥病，经断未及三月，而得漏下不止，胎动在脐上者，为癥痼害。妊娠六月动者，前三月经水利时，胎下血者，后断三月衃也。所以血不止者，其癥不去故也，当下其癥，桂枝茯苓丸主之。

桂枝茯苓丸方

桂枝　茯苓　牡丹去心　桃仁去皮、尖，熬　芍药各等分

上五味，末之，炼蜜和丸，如兔屎大，每日食前服一丸，不知，加至三丸。

【注释】① 宿有癥病，经断未及三月：《脉经》作"妊娠经断三月"。癥病，中医病名，指腹内有瘀阻结块的疾病，属"癥积"之类，类似今之"子宫肌瘤"。

② 漏下不止：《脉经》作"下血四十日不止"。

③ 癥痼害：因癥积痼疾妨害胞胎而出现断续下血的症状。《脉经》无"癥痼害"三字。

④ 胎下血者：《脉经》作"胎也，下血者"。

⑤ 衃（pēi）：指凝结的赤黑色血块。《说文解字》："凝血也。"

【白话解】妇人原有癥病者，停经不到三个月，而后出现漏血不止的现象，同时感到脐上有"胎动"的，这是癥病所致。如果妊娠六个月时有胎动，而妊娠前三个月月经正常，这是怀孕所致。现停经三个月，而又出现漏下偏暗的瘀血，这是癥病而不是妊娠。之所以会漏血不止，是癥病没有祛除的缘故，宜用攻下的

方法，应该用桂枝茯苓丸来治疗。

【解析】本条论述妊娠怀胎与癥病的鉴别及癥病漏下的治疗。妇女素有癥病史，停经未及三月，又漏下不止，并觉脐上似乎有胎动，其实这不是真正胎动，而是癥积阻碍气机、气行不畅所致，故曰"为癥痼害"。因一般胎动均在受孕四五个月左右出现，且此时其部位应在脐下，而不会在脐上。如果怀孕六个月感觉有胎动，且停经前三个月，月经正常，受孕后胞宫按月增大，这才属于胎孕。若前三个月，经水失常，后三个月又经停不行，胞宫也未按月增大，复见漏下不止，这是癥痼造成的。宿有癥积，血瘀气滞，所以经水异常，渐至经停。瘀血内阻，血不归经，则漏下不止。须知癥积不去，漏下难止，故当消癥化瘀，使瘀去血止，所以用桂枝茯苓丸治疗。方中桂枝温通血脉，芍药和营调血脉，牡丹皮、桃仁活血化瘀消癥，茯苓渗湿利水。瘀积有形，不能短期祛除，用蜜为丸长期服用，并开始服小剂量以缓攻其癥，同时也是少伤或不伤胎之意。

【原文】**妇人怀娠六七月，脉弦发热，其胎愈胀，腹痛恶寒者，少腹如扇，所以然者，子脏开故也，当以附子汤温其脏。**方未见。

【注释】① 其胎愈胀：其腹愈胀，指腹胀加重之意。愈胀，《脉经》作"踰腹"。

② 少腹如扇：扇，此指风吹，该句形容少腹恶寒犹如风吹状。《脉经》作"寒者，小腹如扇之状"。

③ 子脏开：子脏开，类似今之子宫颈松弛症。子脏，即胞宫，今称为子宫；开，《脉经》作"闭"。

【白话解】妇人怀孕六七个月，出现脉弦，身体发热，腹胀腹痛，怕冷，小腹就像有冷风吹过一样，之所以会这样，是子宫口开（一种形象的说法，子宫口开则寒邪得以进入子宫，所以胞宫有寒冷的感觉）的缘故，应当用附子汤温暖胞宫。

【解析】本条论述妊娠阳虚寒盛腹痛的证治。妊娠六七个月时，出现脉弦、发热，胎胀愈加明显，腹痛恶寒，少腹阵阵作冷，这是肾阳亏虚、阴寒内盛所致。阳虚阴盛，寒凝气滞，故觉胎愈胀、腹痛。肾阳虚不能温煦，胞宫失于温摄，故恶寒、少腹如扇。此脉弦为虚寒之征。唯发热出现于一派阴寒之象中，显然非外感，而是虚阳外浮的假热，故用附子汤温阳散寒、暖宫安胎。原方未见，但后世医家主张用《伤寒论·少阴病》篇的附子汤（炮附子二枚，茯苓三两，人参二两，白术四两，芍药三两）。

【原文】师曰：妇人有漏下者，有半产后因续下血都不绝者，有妊娠下血者。假令妊娠腹中痛，为胞阻，胶艾汤主之。

芎归胶艾汤方　　一方加干姜一两，胡洽治治妇人胞动无干姜。

芎藭　阿胶　甘草各二两　艾叶　当归各三两　芍药四两　干地黄六两

上七味，以水五升，清酒三升，合煮，取三升，去滓，内胶，令消尽，温服一升，日三服，不差更作。

【注释】① 漏下：指妇女不在行经期间而阴道流血，量不多，淋漓不止。

② 半产：中医病名，指妊娠未足月而流产者，三个月以前为小产，三个月以后为半产。

③ 胞阻：中医病名，怀孕时出现阴道下血及腹痛之症，因胞胎发育受阻，故名。即今之先兆流产。

④ 六两：底本缺，据俞本加。

【白话解】老师说：妇人有经水淋漓不止的；有小产后继续出血不止的；有妊娠漏血的，若是妊娠伴有腹痛，这是胞阻，应该用胶艾汤来治疗。

【解析】本条论述妇人冲任脉虚所致妇人三种下血的证治。妇人下血之证，常见三种情况：一为经血非时而下，淋漓不断；二为小产后下血不止；三为妊娠下血伴腹痛的胞阻。妇人此三种下血，虽病因不同，病机却均为冲任脉虚、阴气不能内守。"假令"二字是承"有妊娠下血者"而言，意指若妊娠下血而又腹痛者，即属胞阻。因妊娠时阴血下漏，不能入胞养胎，"而阻其化育"，故称胞阻。冲任虚损，不能制约经血，故淋漓漏下或半产后下血不止；冲任虚损不固，胎失所系，则妊娠下血、腹中疼痛。三者均可用胶艾汤温补冲任，养血止血，固经安胎。方中阿胶补血止血，艾叶温经止血，二药合用调经安胎，为治崩漏之要药。干地黄、芍药、当归、川芎养血和血，甘草调和诸药，清酒即米酒，用之可助行药力。

【原文】妇人怀娠，腹中疗痛，当归芍药散主之。

当归芍药散方

当归三两　芍药一斤　茯苓四两　白术四两　泽泻半斤　芎䓖半斤，一作三两

上六味，杵为散，取方寸匕，酒和，日三服。

【注释】① 娠：赵本作"妊"。

② 疗（jiǎo）：《广韵》："腹中急痛也。"

【白话解】妇人怀孕时，腹中急痛，应该用当归芍药散来治疗。

【解析】本条论述妊娠肝脾失调腹痛的证治。肝藏血、主疏泄，脾主运化水湿，妊娠时血聚胞宫养胎，全身气血相对不足，则肝失调畅而气郁血滞，木不疏土，脾虚失运则湿生。肝脾不和，湿停血滞，故腹中拘急、绵绵作痛。此外，还可见小便不利、足跗浮肿、头昏、面唇少华等症。故用当归芍药散养血调肝、渗湿健脾。方中重用芍药敛养肝血、缓急止痛，当归助芍药补养肝血，川芎行血中之滞气，三药共以调肝；泽泻用量亦较重，意在渗利湿浊，白术、茯苓健脾除湿，三者合以治脾。肝血足则气条达，脾运健则湿邪除。

【原文】妊娠呕吐不止，干姜人参半夏丸主之。

干姜人参半夏丸方

干姜　人参各一两　半夏二两

上三味，末之，以生姜汁糊为丸，如梧子大，饮服十丸，日三服。

【注释】妊娠呕吐不止：此即后世所称"妊娠恶阻"。多发生于妊娠初期，为常见的妊娠病。《胎产新书》："怀孕三月，恶心而阻隔饮食是也。"

【白话解】妊娠呕吐不止的患者，应该用干姜人参半夏丸来治疗。

【解析】本条论述恶阻重症的治疗。恶阻本是妇女妊娠常有的反应，多由胃虚气逆所致。但妊娠反应多持续时间不长，一般可不药而愈。本证呕吐不止，反应较重，而且持续时间长，一般药物又不易治愈，属于恶阻重症。故宗"有故无殒"之意，用干姜人参半夏丸治疗。方中干姜温中散寒，人参扶正补虚，半夏、生姜汁蠲饮降逆，和胃止呕。四药合用，共奏温中散寒、化饮降逆之功。以方测证，本证应属于寒饮中阻、脾胃虚寒的恶阻重症。

【原文】妊娠小便难，饮食如故，归母苦参丸主之。

当归贝母苦参丸方　　男子加滑石半两。

当归　贝母　苦参各四两

上三味，末之，炼蜜丸如小豆大，饮服三丸，加至十丸。

【注释】① 小便难：小便淋沥涩痛、尿频尿急的症状，是湿热客于膀胱所致，多发生于怀孕后期。后世称之为"子淋"。

② 饮食如故：表明病不在中焦脾胃，而在下焦膀胱。

【白话解】怀孕期间出现小便不通畅的症状，但饮食正常，应该用当归贝母苦参丸来治疗。

【解析】本条论述妊娠血虚热郁小便不利的证治。妊娠小便难，即后世所称"子淋"。妊娠妇女但见小便难而饮食如常，可知病不在中焦，而在下焦。妊娠期间，血虚有热，气郁化燥，兼膀胱湿热，气化不利，所以小便难而不爽。用当归贝母苦参丸养血开郁、清热除湿。方中当归、蜜养血润燥；贝母清热开郁下气，以复肺之通调；苦参清热燥湿而能通淋涩。诸药合用，使血得濡养，热郁得开，湿热得除，水道通调，则小便自能畅利。

【原文】妊娠有水气，身重，小便不利，洒淅恶寒，起即头眩，葵子茯苓散主之。

葵子茯苓散方

葵子一斤　茯苓三两

上二味，杵为散，饮服方寸匕，日三服，小便利则愈。

【注释】① 水气：指水气病，亦即水肿病。妊娠后期由于水气内停，身体沉重而小便不利。即后世所谓"子肿"。

② 葵子：又名冬葵子。为锦葵科葵属植物冬葵的果实或种子，有利水通淋的功效。

【白话解】妊娠伴有浮肿，身体沉重，小便不利，自觉有些怕冷，站立时头晕目眩，应该用葵子茯苓散来治疗。

【解析】本条论述妊娠水气的证治。妊娠水气即后世所谓的"妊娠肿胀"，亦称"子肿"。本证是由胎气影响，膀胱气化受阻，水湿停聚所致。水盛身肿则身重；水气阻遏卫阳，则洒淅恶寒；水湿内阻，清阳不升，故起则头眩。此非脾肾虚所致，而是气化受阻，小便不利，故用葵子茯苓散利水通阳，使小便通利，水湿下走，阳气宣通，气化复常，则诸症悉除。方中葵子滑利通窍，茯苓淡渗利水，两药合用，利水通窍、渗湿通阳。因而，方后注云"小便利则愈"。

【原文】妇人妊娠，宜常服当归散主之。

当归散方

当归　黄芩　芍药　芎䓖各一斤　白术半斤

上五味，杵为散，酒饮服方寸匕，日再服。妊娠常服即易产，胎无苦疾，产后百病悉主之。

【白话解】妇人妊娠期间，可以经常服用当归散进行调理。

【解析】本条论述妊娠血虚湿热的治法。妇人妊娠后，需重视肝脾两脏。因胎在母腹，全赖气血以养之。肝主藏血，血以养胎，脾主运化，乃气血生化之源。若肝血不足，脾运不健，酿湿蕴热，则胞胎失养，影响胎儿，甚至可导致胎动不安，故用当归散养血安胎、清热除湿。方中用当归、芍药补肝养血；配川芎行血中之气，补而不滞；白术健脾除湿；黄芩坚阴清热。诸药合用，使血虚得补，湿热得除，自可收邪去胎自安、血足胎得养的效果。原文中"常服"二字宜活看。妊娠肝脾不调、血虚湿热者常服之，确能清化湿热、安胎保产；若孕妇体健无病，胎有所养，胎元自安，则勿需服药。对方后"妊娠常服即易产，胎无苦疾，产后百病悉主之"，亦应从肝虚脾弱、血虚湿热着眼，并非产后百病都可概用当归散。

【原文】妊娠养胎，白术散主之。

白术散方　见《外台》。

白术　芎䓖　蜀椒三分，汗　牡蛎

上四味，杵为散，酒服一钱匕，日三服，夜一服。但苦痛，加芍药；心下毒痛，倍加芎䓖；心烦吐痛，不能食饮，加细辛一两，半夏大者二十枚。服之后，更以醋浆水服之；若呕，以醋浆水服之复不解者，小麦汁服之；已后渴者，大麦粥服之。病虽愈，服之勿置。

【注释】① 白术、芎䓖：俞本下有"各二分"三字。

② 汗：俞本、徐本作"去汗"，即去油。

③ 牡蛎：俞本下有"二分"。

④ 醋浆水：又称酸浆水，用粟米加工，经发酵而成的白色浆液。有调中和胃、化滞止渴的作用。

⑤ 已后：已，通"以"。即"以后"。

⑥ 大麦：为禾本科大麦属植物大麦的颖果，有补脾生津的作用。

【白话解】孕妇妊娠期间保养胎儿，可用白术散。

【解析】本条论述妊娠脾虚寒湿的治法。妇女体质不同，妊娠后会出现寒化或热化的变化，本方所治即属脾虚寒湿者。脾虚而寒湿中阻，每见脘腹部时痛、呕吐清涎、不思饮食、白带时下等症。故治以白术散温中除湿、健脾安胎。方中白术健脾除湿，川芎和肝舒气，蜀椒温中散寒，牡蛎收敛固涩，合而用之，共收温中健脾、除湿安胎之功。"妊娠养胎"是泛指之词，白术散只适用于脾虚而寒湿中阻之人，通过祛病而达到养胎安胎的作用。

【原文】妇人伤胎，怀身腹满，不得小便，从腰以下重，如有水气状，怀身七月，太阴当养不养，此心气实，当刺泻劳宫及关元，小便微利则愈。见《玉函》。

【注释】① 妇人伤胎……不得小便：指妇女怀孕时出现少腹胀满，尿闭不通之症。即今称之"尿潴留"。

② 怀身七月，太阴当养不养，此心气实：怀孕七月，当是太阴肺经养胎期间，假如此时心气太过，心主火，火克金，肺气被侮，气化失职，不能通调水道，故小便不通，水停少腹，腹满而重。《侣山堂类辩》："十月之中，各分主养之脏腑，而各有当养不养之患，若止以七月论之，是举一隅不以三隅反之。"

③ 劳宫：穴位名，位于掌中央，第二、三掌骨之间，为手厥阴心包经的荥穴。《灵枢·本输》："劳宫，掌中中指本节之内间也"。针刺劳宫，能泻心气。

【白话解】妇人怀孕，若伤胎气，出现腹部胀满，小便不通，腰以下沉重，好像患有水气病的样子。这是因为怀孕七月时，应该由手太阴肺经养胎（古人逐月养胎的思想，每个月有一条经脉主要滋养胎儿），却不能养胎，这是心火盛的缘故，应当用泻法针刺劳宫和关元。小便渐渐通利疾病就痊愈了。

【解析】本条论述妊娠伤胎的证治。此所言伤胎，是指因脏腑功能失调、胎失所养而引起的证候。妊娠七月，为手太阴肺经养胎之时。若此时心火气盛，火乘肺金，致肺失清肃治节之职，影响气血津液的输布，将使胎失所养，还可妨碍水道通调，气滞水停，故见"不得小便，从腰以下重，如有水气状"诸症。法当泻心火、利水道，宜针刺劳宫、关元两穴。劳宫为手厥阴心包经荥穴，针刺该穴能清心泻火；关元乃小肠募穴，刺之能利小便，导心火下行。如此配合，使心火得泻，肺气清肃，治节复常，小便通利，则诸症自愈，胎亦自得所养。

妇人产后病脉证治
第二十一

【原文】问曰：新产妇人有三病：一者病痉，二者病郁冒，三者大便难。何谓也？师曰：新产血虚，多汗出，喜中风，故令病痉；亡血复汗，寒多，故令郁冒；亡津液，胃燥，故大便难。

【注释】① 痉：中医病名，指产后痉病，由产后血虚汗出、筋脉失养、感受风邪所致。类似今产后所得的破伤风。

② 郁冒：中医病名，指产妇血虚津伤、复感寒邪引起的以发热、无汗、昏冒为主症的一种热病。类似今之产褥热。

③ 大便难：指大便难解之症，由产后津伤肠燥而引起。

【白话解】问：刚生产完的妇人常患三种疾病：一是痉病，二是郁冒，三是大便难，这是什么原因呢？老师回答说：妇人产后初期，因血虚，又汗出较多，容易感受风邪（邪阻筋脉，化燥伤津以致筋脉拘急），从而出现痉病；失血严重，又加上汗多亡阳，容易感受寒邪（以致阳气被遏不能伸展外达，逆而上冲），从而出现郁冒；产后津液大伤，胃肠失于濡润，从而出现大便难。

【解析】本条论述新产妇人常见三病及病机。痉病的发生，由于产后失血、多汗，营卫俱虚，腠理不固，感受风邪，致使筋脉拘急不舒而发，主要表现为肢体痉挛、抽搐。郁冒的发生，由于产后失血、多汗，伤津耗气，寒邪侵袭，郁闭于内，阳气不得外达，逆而上冲所致，临床以头昏目眩、郁闷不舒为主要症状。产后大便难，是由于产后失血、多汗而重伤津液，肠道失于濡润，传导失司而成。

【原文】产妇郁冒，其脉微弱，不能食，大便反坚，但头汗出。所以然者，血虚而厥，厥而必冒，冒家欲解，必大汗出，以血虚下厥，孤阳上出，故头汗出。所以产妇喜汗出者，亡阴血虚，阳气独盛，故当汗出，阴阳乃复。大便坚，呕不能食，小柴胡汤主之。方见呕吐中。

【注释】厥：此处指气上逆。

【白话解】妇人产后郁冒，脉象微弱，症见不能饮食，大便坚硬，头部有汗出，之所以会这样，是因为阴血不足、虚阳上越，致使头昏眼花。头昏眼花将要好转时，全身一定会微微汗出。因为血虚，阴气下脱，虚阳上浮，故头部出汗。产妇经常出汗的原因是大量失血、阴液损耗、阳气独盛，所以应当全身出汗，阴阳才能调和平衡。大便坚硬，呕吐不能进食，应该用小柴胡汤来治疗。

【解析】本条论述了产妇郁冒兼大便难的病机及证治。产后亡血伤津，阴虚则阳气相对偏亢，感受邪气后阳气因闭阻上逆而致郁冒，故见头昏目眩、郁闷不舒、但头汗出。胃失和降故呕不能食，津亏肠燥故大便难，脉微弱为津血不足之象。"孤阳上出"，指阴虚不能敛阳而阳气上逆，津血不足，不能与阳气和谐，故称"孤阳"。"大汗出"与"头汗出"相对而言，并非大汗淋漓，指阴阳恢复平衡状态，全身津津汗出，营卫调和。郁冒见呕不能食、大便秘结，属阴阳失调，胃失和降，血虚津伤，治用小柴胡汤以扶正达邪、和利枢机。气机和调，则阴阳自和，而诸症可解。

【原文】病解能食，七八日更发热者，此为胃实。大承气汤主之。方见痉中。

【注释】① 更：《脉经》上有"而"字。

② 胃实：指胃家实。《脉经》作"胃热气实"。《伤寒论》180 条："阳明之为病，胃家实是也。"除发热外，当有腹满痛、大便秘结之症。

【白话解】郁冒病热已退，胃纳转佳，但七八天之后又出现全身发热，这是（邪气未尽，与胃气相结而导致的）胃热盛，应该用大承气汤来治疗。

【解析】本条论述产后郁冒病解后转为胃实的证治。产后郁冒本有呕不能食之症，经服小柴胡汤后转而能食，为疾病向愈之兆。但七八日后患者"更发热",说明服小柴胡汤之前即有发热之症,经服汤缓解后再次出现,此属未尽之余邪与食滞搏结胃肠而化燥成实所致,故曰"此为胃实"。治用大承气汤通腑泄热、荡涤燥结。

【原文】产后腹中㽲痛,当归生姜羊肉汤主之。并治腹中寒疝,虚劳不足。

当归生姜羊肉汤方　见寒疝中。

【注释】㽲痛:《集韵》:"㽲,小痛也。"产后血虚内寒,筋脉拘急,故腹中隐隐而痛。

【白话解】妇人产后腹中疼痛剧烈(或绵绵作痛),应该用当归生姜羊肉汤来治疗。此方也可以治疗寒疝,正气不足的虚劳之证。

【解析】本条论述产后血虚里寒的腹痛证治。妇人产后失血,气随血耗,血虚寒凝,经脉失于阳气的温煦和阴血的濡养,则腹痛乃作。其特点为腹部绵绵作痛、喜温喜按,方用当归生姜羊肉汤。该方用药关键在羊肉,血肉有情,温补气血,散寒定痛;且用当归养血温散,生姜温中散寒,共奏补虚养血、温中散寒之功。本方尚可异病同治,用于寒疝及虚劳不足。

【原文】产后腹痛,烦满不得卧,枳实芍药散主之。

枳实芍药散方

枳实烧令黑,勿太过　芍药等分

上二味,杵为散,取方寸匕,日三服。并主痈脓,以麦粥下之。

【注释】① 产后腹痛,烦满不得卧:腹痛且胀满,不得安卧,是因气血郁滞、恶露当下不下所致。

② 太过:徐本作"大过",赵本作"过"。

③ 麦粥:指大麦粥,能调和胃气,于行滞中寓补养之意。

【白话解】妇人产后腹痛,心烦,胸闷,不能平卧,应该用枳实芍药散来治疗。

【解析】本条论述气血郁滞的产后腹痛证治。本条腹痛以烦满不得卧为特点,当属实证,是由于气血郁滞所致,且气滞重于

226

积滞，故胀满疼痛较甚，以致难以安卧，或伴恶露量少不畅。故治当枳实芍药散行气散结、和血止痛。方中枳实破气散结，烧黑则入血分而行血中之气滞，且能缓和其破气之性以防伤正；芍药和血行滞、缓急止痛；大麦粥和胃安中，以防破气之品伤及中气。本方破气散结、和血止痛，使气血得畅、痹阻得通，则腹满痛诸症自除。

气血郁滞日久，可酿成痈脓。枳实芍药散能行气活血散结，可预防痈脓的形成。

【原文】师曰：产妇腹痛，法当以枳实芍药散，假令不愈者，此为腹中有干血着脐下，宜下瘀血汤主之。亦主经水不利。

下瘀血汤方

大黄二两　桃仁二十枚　䗪虫二十枚（熬，去足）

上三味，末之，炼蜜和为四丸，以酒一升，煎一丸，取八合，顿服之，新血下如豚肝。

【注释】① 产妇腹痛……此为腹中有干血着脐下：产妇腹痛，一般皆由气血郁滞引起，按理当用枳实芍药散行气和血。如果用后腹痛仍不解除，则可能是瘀血停滞在少腹的缘故，应当有少腹硬满、拒按、恶露不下的症状。"腹痛"下《脉经》有"烦满不得卧"五字。

② 二两：徐本作"三两"。

③ 新血下如豚肝：指药后恶露得下，鲜血呈暗红色，犹如猪肝色。豚，即猪。

【白话解】老师说：妇人产后腹中疼痛，一般用枳实芍药散来治疗，如果服用了枳实芍药散疾病没有痊愈的，这是由于有干血凝结在脐下胞宫，可以尝试用下瘀血汤来治疗；此方也可以用来治疗月经不调。

【解析】本条论述瘀血内结的产后腹痛证治。产后腹痛，属气血郁滞，一般用枳实芍药散行气和血。若服此方后未愈，则须考虑为瘀血凝滞于胞宫所致，证属瘀血内结，病重药轻，非枳实芍药散所能胜任，治当破血逐瘀，方用下瘀血汤。方中大黄通腑泻热逐瘀，桃仁活血润燥，䗪虫破血逐瘀，三药合用，药力峻猛，故以蜜和丸缓和药性。酒煎以助药势。病重贵在速去，故选择"顿服",一战而捷。服药后所下之血色如豚肝,是瘀血下行的验兆。本方还可治瘀血内结所致的经水不利。

【原文】 产后七八日,无太阳证,少腹坚痛,此恶露不尽,不大便,烦躁发热,切脉微实,再倍发热,日晡时烦躁者,不食,食则谵语,至夜即愈,宜大承气汤主之。热在里,结在膀胱也。方见痉病中。

【注释】 ① 少腹坚痛:按少腹部坚硬而有痛感。

② 再倍发热……至夜即愈:表明下午3～5时发热加重,烦躁,谵语,至晚上热度降低,神志清楚,谵语暂停,并非指疾病痊愈。至夜即,《脉经》作"利之则"。

【白话解】 妇人生产七八天后,没有太阳表证,按少腹坚硬疼痛,这是胞宫中恶露没有排尽的表现。大便秘结,烦躁,全身发热,如果脉象微中有实,下午3～5点烦躁发热加重,不能进食,且谵语,到晚上稍好转,可以尝试用大承气汤来治疗。这是热结在下焦的缘故。

【解析】 本条论述实热瘀结产后腹痛的证治。产后少腹坚痛,并见恶露不下,无恶寒发热太阳表证,可知属瘀血内结。不能食、不大便、腹中痛是阳明腑实,腑气不通之故;因日晡为阳明所主,故再倍发热、日晡时烦躁尤甚,说明其阳明里热盛;食则谵语,主里热炽盛,内扰神明;脉微实主邪气盛,正未虚。故知本证为"热在里,结在膀胱"之实热瘀结证,治疗以攻下瘀热为法,可予大承气汤。方中用大黄既能荡涤实热,也可攻逐瘀血。

【原文】 产后风,续之数十日不解,头微痛,恶寒,时时有热,心下闷,干呕汗出,虽久,阳旦证续在耳,可与阳旦汤。即桂枝汤,方见下利中。

【注释】 ① 产后风,续之数十日不解:产后患太阳中风,持续数十日尚未解除。产后,《脉经》作"妇人产得"。

② 阳旦证:指太阳表证,即发热、恶寒、汗出、头痛等症。

【白话解】 妇人产后感受风邪,持续几十天未愈,头微痛,怕冷,时有发热,心下胃脘满闷不适,干呕,出汗,这种状况虽然持续了很长时间,但只要太阳表证继续存在,就可以用阳旦汤来治疗。

【解析】本条论述产后中风营卫不和的证治。妇人产后营卫俱虚，易于外感。持续数十天头痛、恶寒、汗出、发热，并兼干呕、心下闷等症，是产后感受风邪，正气无力抗邪，而邪气亦不盛，故持续数十日病尚在表。此时，若桂枝汤证（太阳中风证）续在，则仍用桂枝汤调和营卫、解肌祛风。仲景强调"虽久，阳旦证续在耳"，明示临证不可拘于病程时日，但以证候为凭。

【原文】产后中风，发热，面正赤，喘而头痛，竹叶汤主之。

竹叶汤方

竹叶一把 葛根三两 防风一两 桔梗 桂枝 人参 甘草各一两 附子一枚（炮） 大枣十五枚 生姜五两

上十味，以水一斗，煮取二升半，分温三服，温覆使汗出。颈项强，用大附子一枚，破之如豆大，煎药，扬去沫。呕者，加半夏半升，洗。

【注释】① 产后中风……喘而头痛：产后感受风邪，症见发热、头痛是邪在表，然面赤而喘为热盛动风、欲发痉病之兆。

② 竹叶：为禾本科毛竹属植物淡竹的叶子，有清热除烦的作用。

③ 防风：底本作"防丰"，现据俞本、徐本、赵本改。

④ 呕：底本误作"沤"，据俞本、徐本、赵本改。

【白话解】妇人产后，感受风邪，全身发热，面色发红，气喘而头痛的，应该用竹叶汤来治疗。

【解析】本条论述产后中风兼阳虚的证治。产后气血亏虚，卫外失固，感受风邪，成正虚邪实之候，病邪在表则发热、头痛；阳气亏虚，虚阳上浮则面红、气喘。病机为产后大虚、邪伤卫表，治疗上不可纯用发散，以免出现虚阳外脱之证。治当扶正祛邪，标本兼顾，表里同治，方用竹叶汤。方中竹叶甘淡而寒，此处用之以折阳浮之势；葛根辛平，外散风邪，内生津液以解筋脉之急；桂枝、防风解表；桔梗开利肺气；人参、附子、生姜、甘草、大枣益气扶阳、调和营卫。并经"温覆"令汗出，内外之气交通，则邪去正安。

【原文】 妇人乳中虚，烦乱呕逆，安中益气，竹皮大丸主之。

竹皮大丸方

生竹茹二分　石膏二分　桂枝一分　甘草七分　白薇一分

上五味，末之，枣肉和丸，弹子大，以饮服一丸，日三夜二服。有热者，倍白薇；烦喘者，加柏实一分。

【注释】 ① 乳：产。《脉经》作"产"。《说文解字》："人及鸟生子曰乳。"《金匮要略正义》："乳即产也，产内病。"

② 烦：乱也。《国语·楚语》："民烦可教训"即"民乱可教训"。"烦""乱"同义。

③ 逆：与"呕"同义。

【白话解】 妇人在哺乳期间正气虚弱，心中烦乱，呕吐呃逆，应该安中益气，用竹皮大丸来治疗。

【解析】 本条论述产后中虚内热、胃失和降的证治。妇人产后失血并哺乳，耗伤气血，阴血不足，虚热扰神则心烦意乱；热扰中焦则胃失和降而呕逆。治用清热降逆、安中益气的竹皮大丸。方中竹茹清虚热、止呕逆；石膏清热除烦；白薇清阴分虚热；甘草补气，与桂枝、枣肉合用，建中补虚益气，中焦气旺则阴血自生；桂枝甘温，用量较少，既为避免助热，更防清热药物伤及胃阳。若虚热甚，加重白薇用量；虚烦而喘，用柏实（即柏子仁）宁心润肺。

【原文】 产后下利虚极，白头翁加甘草阿胶汤主之。

白头翁加甘草阿胶汤方

白头翁二两　黄连　柏皮　秦皮各三两　甘草二两　阿胶二两

上六味，以水七升，煮取二升半，内胶令消尽，分温三服。

【注释】 ① 产后：《脉经》作"妇人"。

② 下利：此指热利，当兼有里急后重、大便有脓血的症状。《脉经》作"热利重下"。

③ 虚极：疲乏无力之症。《金匮玉函要略述义》："虚极，犹言疲惫。""虚极"前，《脉经》有"新产"二字。

【白话解】 妇人产后腹泻，正气极虚的，应该用白头翁加甘草阿胶汤来治疗。

【解析】本条论述产后热痢伤阴的证治。产后阴血本不足，又兼下利，更伤其阴，故曰"虚极"，治用白头翁汤。以方测证，知其痢由湿热下注所致，故当有发热、腹痛、里急后重、下利脓血等症。方中白头翁汤清热止痢；阿胶补阴养血，甘草补虚和中，且可缓和白头翁汤苦寒之性以防伤及中阳，使治疗清热不伤阴，养阴不敛邪。

附方

【原文】《千金》三物黄芩汤　治妇人在草蓐，自发露得风，四肢苦烦热，头痛者，与小柴胡汤；头不痛但烦者，此汤主之。

黄芩一两　苦参二两　干地黄四两

上三味，以水八升，煮取二升，温服一升，多吐下虫。

【注释】① 三物黄芩汤：本方有清热、燥湿、凉血的功效。方中以黄芩、苦参清热燥湿为主，配地黄凉血。

② 草蓐（rù）：指妇女临产时。古代妇女在草上分娩，故称"草蓐"。蓐，草垫，草席。

③ 自发露得风：指分娩时由于揭盖衣被，暴露身体，不慎感受风邪。

④ 四肢苦烦热：全身烦热。"烦""热"同义。

⑤ 头痛者，与小柴胡汤：产后感受风邪，发热而头痛的，是邪以表而入，伏于少阳。治疗当用小柴胡汤和解少阳，扶正达邪。

⑥ 多吐下虫：指药后可出现吐虫或下虫。

【白话解】《千金》三物黄芩汤可以用来治疗妇人产后在月子里揭开衣被不小心感受风邪的病证。如果四肢发热严重，头痛者，可以用小柴胡汤来治疗；如果头不痛，只是心烦发热者，应该用《千金》三物黄芩汤治疗。

【解析】本条论述产后四肢烦热的不同证治。产妇在分娩时，掀露衣被，不慎受邪，症见四肢烦热，酸楚不适，经络阻滞而头痛，从用小柴胡汤以方测证，患者尚有寒热往来见症，病在少阳。若无头痛，但见烦热者，是邪已化热入里，内陷血分，用三物黄芩汤治疗。黄芩、苦参清热除烦燥湿，地黄凉血清热滋阴，本方有清热除烦、凉血养阴之功。

【原文】《千金》内补当归建中汤　治妇人产后虚羸不足，腹中刺痛不止，吸吸少气，或苦少腹中急，摩痛引腰背，不能食饮，产后一月，日得服四五剂为善，令人强壮宜。

当归四两　桂枝三两　芍药六两　生姜三两　甘草二两　大枣十二枚

上六味，以水一斗，煮取三升，分温三服，一日令尽。若大虚，加饴糖六两，汤成内之，于火上暖令饴消，若去血过多，崩伤内衄不止，加地黄六两，阿胶二两，合八味，汤成内阿胶。若无当归，以芎䓖代之。若无生姜，以干姜代之。

【注释】① 腹中刺痛不止，吸吸少气：指腹部持续刺痛，呼吸急促而气短。刺，《千金翼方》作"疾"。

② 或苦少腹中急，摩痛引腰背：苦，《千金翼方》作"若"；中急，即里急。摩，俞本无此字，《千金翼方》作"挛"。即少腹里急，筋脉拘挛疼痛牵引至腰背。

③ 产后一月：指产后一月之内。

④ 若大虚，加饴糖六两：大虚，指全身虚弱。加饴糖可甘温建中。《金匮要略编注》："若大虚加胶饴，峻补脾胃而生气血"。

⑤ 内衄不止，加地黄六两，阿胶二两：指产后内出血不止，加地黄、阿胶以养血、止血。

【白话解】《千金》内补当归建中汤可以用来治疗妇人产后正气不足，身体羸弱，腹中刺痛不能缓解，呼吸气短，或少腹拘急疼痛剧烈，牵引至腰背，不能进食；在生产后的一个月内，最好每天服用四五剂，使病人身体强健为佳。

【解析】本条论述产后气血不足腹中疼痛的证治。由于产后虚羸，气血不足，不能煦养，故腹中疼痛，绵绵不已，或为腹中拘急，痛引腰背；脾气亏虚，运化不健，故吸吸少气，不能饮食。当归建中汤即小建中汤加当归。本方散寒止痛，温养气血，调和阴阳，还有建中补虚、强壮补益的功效。

妇人杂病脉证并治第二十二

【原文】妇人中风，七八日续来寒热，发作有时，经水适断，此为热入血室。其血必结，故使如疟状，发作有时，小柴胡汤主之。方见呕吐中。

【注释】① 妇人中风：指病因为感受风邪。此当与下条"妇人伤寒"互见，妇人患热入血室的病因是感受风寒之邪。

② 续来寒热：俞本作"续得寒热"。

③ 经水适断：指妇人患热入血室的症状。此亦当与下条"经水适来"互见，热入血室可出现经行不止或经行刚来的症状。

④ 热入血室：中医妇科病名，妇女在经期或产后由于感受外邪而引起的一种急性热病。症见发热，恶寒，寒热往来，少腹疼痛，阴道出血。高热时可出现神志不清等。类似今之急性子宫内膜炎。血室，指胞宫，今称之为"子宫"。

【白话解】妇人得了太阳中风证，持续七八天出现寒热交替的症状，而且定时发作，月经正在此时停止，这是邪热与经血结在胞宫，因而寒热像疟疾那样休作有时，应该用小柴胡汤来治疗。

【解析】本条论述热入血室的证治。妇人患太阳中风证已七八日，本应已无寒热，但今仍有寒热往来，发作有时如疟状，究其原因为外感病之初，适值经期，行经中断，邪热乘虚侵入血室，热与血结。因其主要临床表现为寒热往来，故以小柴胡汤治之。

【原文】妇人伤寒发热，经水适来，昼日明了，暮则谵语，如见鬼状者，此为热入血室。治之无犯胃气及上二焦，必自愈。

【注释】① 伤寒发热：指出热入血室的病因及症状。《伤寒论疏义》："前云中风，此云伤寒，互文以见风寒，俱有此证也。上条云发热、恶寒，此但云发热，承前以省文也。"

② 无犯胃气及上二焦：胃，指中焦；上，指上焦。表明本病的治疗禁忌。不要治上中二焦，当治下焦，病就会痊愈。

【白话解】妇人得了太阳伤寒证而发热，正值月经来潮，白天神志清楚，夜晚就会出现谵语，就好像看见鬼神，这是热入血室，不必去治疗胃气及上中二焦，病会自然好转痊愈。

【解析】本条论述热入血室发为谵语的特点和治疗禁忌。妇人患伤寒发热时，正逢经期，邪热易乘虚侵入血室，热扰血分，出现谵语等症状。由于血属阴，夜暮也属阴，因此，病人可见白昼神志清楚，入夜则胡言乱语、精神错乱。治疗时，应与阳明腑实证、邪犯心包证区分，故治疗上不可用汗、吐、下之法攻伐胃气及上焦清气，而应清血室之热，则病自愈。

【原文】妇人中风，发热恶寒，经水适来，得七八日，热除脉迟，身凉和，胸胁满，如结胸状，谵语者，此为热入血室也，当刺期门，随其实而取之。

【注释】① 得：俞本无此字，《伤寒论》《玉函经》《脉经》皆作"得之"。

② 热除脉迟，身凉和，胸胁满：《伤寒论》作"热除而脉迟身凉，胸胁下满"。《金匮玉函经二注》："热除脉迟、身凉者，邪气内陷，而表证罢也。胸胁下满……热入血室而里实。"

③ 结胸：中医病名，由于邪热结于胁腹引起疼痛的一种病证。

④ 期门：针刺穴位名，足厥阴肝经的募穴，位于右侧胁肋部。《金匮玉函经二注》："期门，肝之募，肝主血。刺期门，泻血室之热，审何经气实，更随其实而泻之。"

⑤ 实：《玉函经》及《脉经》皆作"虚实"。

【白话解】妇人得了太阳中风证，发热怕冷，正值月经来潮，得病七八天后，发热已退，脉数已减，身体不发热，但胸胁满闷不适，像是得了结胸证的样子，而且神昏谵语，这是热入血室，应该针刺期门以泻实热。

【解析】本条论述热入血室，表热已罢的证治。妇人患中风证，发热恶寒，正逢经期，七八日后，虽发热恶寒转为热除身凉，脉由浮转为迟缓，当属表邪已解病愈之兆，但出现胸胁满如结胸状、谵语等症，此虽表证已罢，然邪热已乘虚侵入血室，瘀热互结，血热上扰神明则谵语；瘀阻肝脉，经脉不利，故胸胁满如结胸状。治宜取肝经之募穴期门刺之，泻其实而清其瘀热。

【原文】**阳明病，下血谵语者，此为热入血室，但头汗出，当刺期门，随其实而泻之。濈然汗出者愈。**

【注释】① 下血：指经期下行。

② 濈（jí）然：形容迅疾汗出。

【白话解】妇人得了阳明病，而见经血下行，神昏谵语，这是热入血室，只有头部出汗，应当针刺期门以泻阳明实热，针刺后汗出透彻且迅速的，即可痊愈。

【解析】本条论述阳明病热入血室的证治。妇人患阳明病，虽不逢经期，但因阳明里热太盛，邪热亦可迫入血室，故见阳明热盛、里热熏蒸的烦躁谵语和但头汗出，又可见到迫血妄行之下血，故治疗仍以泻肝清热为主，选肝经之募穴期门刺之。

【原文】**妇人咽中如有炙脔，半夏厚朴汤主之。**

半夏厚朴汤方　《千金》作胸满，心下坚，咽中帖帖，如有炙肉，吐之不出，吞之不下。

半夏一升　厚朴三两　茯苓四两　生姜五两　干苏叶二两

上五味，以水七升，煮取四升，分温四服，日三夜一服。

【注释】① 咽中如有炙脔（luán）：自觉咽中似物梗阻的症状。犹如烤熟的肉块梗阻在咽喉中，吐之不出，吞之不下。后人称之为"梅核气"。《医宗金鉴》"此病得于七情郁气，凝涎而生……此证男子亦有，不独妇人也。"脔，切成块的肉。炙脔，《脉经》误作"炙腐状"。

② 帖帖：形容声音不和谐。

③ 苏叶：又名紫苏叶。为唇形科紫苏属植物紫苏的嫩枝叶，有理气宽中的作用。

【白话解】妇人感觉咽喉里如有物梗阻，吞不下去，也吐不出来，应该用半夏厚朴汤来治疗。

【解析】本条论述气结痰凝梅核气的证治。妇人自觉咽中如有物梗阻，咳之不出，咽之不下，但饮食吞咽无妨碍，后世俗称"梅核气"。本病的发生，多由七情郁结，气机不畅，气郁津液结聚而成痰，痰凝气滞搏结于咽喉所致。治以开结化痰、顺气降逆，方用半夏厚朴汤。方中半夏、厚朴、生姜辛开苦降，辛以散结，苦以降逆；辅以茯苓利饮化痰；佐以紫苏叶芳香宣气解郁，合而用之，使气顺痰消，则咽中炙脔之感可除。

【原文】妇人脏躁，喜悲伤欲哭，象如神灵所作，数欠伸，甘麦大枣汤主之。

甘麦小麦大枣汤方

甘草三两　小麦一升　大枣十枚

上三味，以水六升，煮取三升，温分三服。亦补脾气。

【注释】脏躁：中医病名，以无故哭笑、喜怒无常的精神症状为主症的病证。多由情志抑郁、心脾两虚所致。本病多见于女子，男子亦有。类似今之癔症。

【白话解】妇人得了脏躁，经常情绪低落想要哭泣，就像鬼神附体一样，频繁打哈欠，伸懒腰，应该用甘麦大枣汤来治疗。

【解析】本条论述脏躁的证治。病多由情志不舒或思虑太过，肝郁化火，心脾受损所致。郁火伤阴耗液，心脾两虚，生化无源，阴血不足，心神失养，故主要表现为精神失常，症如"喜悲伤欲哭"，以哭笑无常、喜怒不节、语言不能自主、频作伸欠、神疲之力等为主症。由于发作无常，故曰"象如神灵所作"。甘麦大枣汤补益心脾，功兼两脏。方中小麦养心安神，甘草及大枣甘润补中。以方测证，脏阴不足、虚热内扰是本病病机的关键。

【原文】妇人吐涎沫，医反下之，心下即痞，当先治其吐涎沫，小青龙汤主之。涎沫止，乃治痞，泻心汤主之。

　　小青龙汤方　见痰饮中。

　　泻心汤方　见惊悸中。

　　【注释】① 吐涎沫：咳嗽吐泡沫样的稀痰，为肺有寒饮，当用小青龙汤温化寒饮。

　　② 心下即痞：指心中痞闷。心中，即胃脘部。下，即"中"。此是误治后出现的证候。

　　【白话解】妇人口吐涎沫，（本应该使用温肺化饮的方法）医生反而使用了攻下的方法，从而导致胃脘部痞硬，此时治疗当先祛除痰涎，用小青龙汤治疗。待痰涎祛除后，再治疗痞证，可用泻心汤。

　　【解析】本条论述妇人上焦寒饮误下成痞的先后治法。此处"吐涎沫"症状为寒饮所致，一是在"水气病脉证并治第十四"第二条有"上焦有寒，其口多涎"的论述；二是仲景以温化寒饮的小青龙汤治之，说明其成因为上焦寒饮，故治疗理应温化寒饮。而医反误用攻下，损伤中焦阳气，遂成心下痞证。若已误下，仍有"吐涎沫"症状者，亦当先用小青龙汤温化上焦寒饮，待吐涎沫止，再用泻心汤治心下痞。

　　【原文】妇人之病，因虚、积冷、结气，为诸经水断绝，至有历年，血寒积结胞门，寒伤经络。凝坚在上，呕吐涎唾，久成肺痈，形体损分；在中盘结，绕脐寒疝，或两胁疼痛，与脏相连；或结热中，痛在关元。脉数无疮，肌若鱼鳞，时着男子，非止女身。在下未多，经候不匀，令阴掣痛，少腹恶寒，或引腰脊，下根气街，气冲急痛，膝胫疼烦。奄忽眩冒，状如厥癫，或有忧惨，悲伤多嗔，此皆带下，非有鬼神，久则羸瘦，脉虚多寒。三十六病，千变万端；审脉阴阳，虚实紧弦；行其针药，治危得安。其虽同病，脉各异源。子当辨记，勿谓不然。

　　【注释】① 因虚、积冷、结气，为诸经水断绝：表明妇人病的病因不外乎三个方面。虚，为气血虚少，是病之本；积冷，是久积寒气，邪感于外；结气，是气机郁结，由七情所伤，邪感于内。三者皆可导致经水不利，甚至闭经。诸，犹"之"。

② 胞门：指胞宫，即子宫。

③ 关元：穴位名，在脐正中线脐下三寸处。此泛指少腹。

④ 在上，呕吐涎唾……时着男子，非止女身：指出上述虚、积冷、结气三种病因，不仅引起妇女下焦的病变，还可导致上焦、中焦的疾病。在上焦可引起以吐涎沫为主症的肺痿，肺痈当是肺痿；在中焦，如果寒气结聚，会引起以绕脐痛为主症的寒疝或两胁疼痛。若中焦热毒蕴结，可引起少腹疼痛，脉数，肌肤干燥犹如鱼鳞的肠痈病。这些病还常发生在男子身上，不仅是女子。脉数无疮，当是"脉数有疮"。《金匮玉函要略述义》："盖此条以'血寒积结下焦为主，自寒伤经络'至'非止女身'十五句，是客词，系于举上焦、中焦之病，以备下焦之参照者。"

⑤ 气街：穴位名，为气冲穴的别名。位于脐下，属足阳明胃经。此泛指少腹。

⑥ 气冲：同"气街"。

⑦ 在下未多……膝胫疼烦：表明在下焦的病变不多，如月经不调，阴部疼痛，少腹冷，两侧少腹疼痛，牵引至腰背、两膝及足胫疼痛。

⑧ 奄忽眩冒：骤发头昏眼花。奄忽，急遽也。

⑨ 厥癫：指昏厥及癫痫两种病证名。昏厥是突然昏倒、不省人事的病证。《素问·厥论》："厥……或令人暴不知人。"癫痫是一种发作性神志失常的病证。

⑩ 嗔：发怒。

⑪ 带下：中医病证名，泛指妇女带脉以下的病证，包括月经、赤白带下诸疾，即一切妇科病的总称。

⑫ 审脉阴阳，虚实紧弦：强调审清脉之阴阳，证之寒热虚实，因之积冷、结气。虚实，概括寒热；紧弦，指病因。紧主寒邪，即积冷；弦主气郁，即结气。

【白话解】妇科病，多由于正气虚弱、寒邪积聚、气机阻滞，引起月经不调或闭经。得病时间长了（寒邪就会侵入血分），寒邪与瘀血凝结在子宫，寒邪损伤经络就会引发各种疾病。如果病位偏上焦就会引起呕吐清稀痰涎唾沫，时间久了会发展为肺痈，损伤人的身体。病位偏中焦（寒邪凝结），会引发寒疝，造成脐周疼痛或有时两胁疼痛，而向下牵连肝脏；如果热邪结于中焦，那么脐下关元的部位就会出现疼痛，脉数，不会形成痈肿疮疡，皮肤干燥起皱纹就像鱼鳞一样，以上的病证也可以出现在男子身上，并不是只见于妇人。病位偏于下焦的情况比较单一，主要症状是月经不调，阴部牵掣疼痛，少腹怕冷，有时牵引腰背疼痛，或者是向下连及气街穴，气冲穴拘急疼痛，同时伴有两膝及足胫严重的疼痛。有时忽然感觉头晕、视物模糊，就像昏厥、癫痫，或者有时感到情绪低落，经常生气，这些都属于妇科病的范畴，并不是鬼神作祟。得病的时间长了，身体就会虚弱瘦削，脉象虚，身体寒象明显。总之，三十六种妇科疾病，变化多端，在诊断疾病的时候应该仔细分析病人脉象的阴、阳、虚、实、紧、弦等情况；然后再确定是使用针刺还是药物进行治疗，最后使病人转危为安；但是必须注意的是症状虽然相同，但是脉象不同，病因病机不同，在诊疗时应该辨别清楚，切忌疏忽大意。

【解析】本条为妇人杂病的辨治总纲，论述妇人杂病的病因病机、证候变化与论治原则。

妇人杂病的成因，可概括为虚、积冷、结气三个方面。气血虚少无以滋养、寒冷久积血脉不通、气机郁结失于调达，三者有其一，日久必然导致气血凝结，进而引发妇人疾病。

虚、积冷、结气等病因，可影响上、中、下三焦的功能，以致出现男女皆患的某些病证。在上焦，因寒邪伤肺，可见咳吐涎沫，日久寒郁化热，邪热壅肺，损伤肺络，形成肺痈，进而可致形体羸瘦。在中焦，则累及肝脾。由于患者的体质不同，病有寒化、热化之别。若病从寒化，可出现两胁疼痛和绕脐疼痛的寒疝病；若病从热化，热灼血瘀，可见脐下关元穴处作痛，瘀热在内，肌肤失养，故虽身无疮疡，肌肤仍见鳞甲状。以上病变，无论男女均可出现。在下焦，可见多种妇人杂病，以经带病为主，如月经不调，来潮时前阴掣痛，或少腹恶寒，甚至牵及腰背，或下连气街，气冲急痛，同时伴有两腿膝胫疼烦。此外，妇人情志不遂，气机失于调达，还可出现昏厥、癫狂、忧愁悲伤、时而发怒等情志病变。

妇人杂病，变化多端，故医者应审脉之阴阳，证之寒热虚实，辨证施治。在治法上，既病早治，针药结合，才能切中病机，使病人转危为安。对于同病异脉之证，尤应详加审查，辨明疾病的根源，以免贻误治疗时机。

【原文】问曰：妇人年五十所，病下利数十日不止，暮即发热，少腹里急，腹满，手掌烦热，唇口干燥，何也？师曰：此病属带下。何以故？曾经半产，瘀血在少腹不去。何以知之？其证唇口干燥，故知之。当以温经汤主之。

温经汤方

吴茱萸三两　当归　芎䓖　芍药各二两　人参　桂枝　阿胶　牡丹皮（去心）　生姜　甘草各二两　半夏半升　麦门冬一升（去心）

上十二味，以水一斗，煮取三升，分温三服。亦主妇人少腹寒，久不受胎，兼取崩中去血，或月水来过多，及至期不来。

【注释】①妇人年五十所，病下利数十日不止：妇人五十岁左右，经水本当停止，而今下血十数日不止。下利，当是"下血"。

②里急：《脉经》作"里急痛"。

③兼取：兼治。

【白话解】问：一位五十岁左右的妇人，患有漏下，十数天未愈，傍晚出现发热，少腹拘紧疼痛，腹部胀满，手掌心发热，口唇干燥，这是什么病呢？老师回答说：这种疾病属于妇科病。为什么会出现这些症状呢？这是因为病人曾经有过小产，瘀血在子宫中没有清除干净。怎么知道是这样的原因呢？从病人口唇干燥的症状就可以知道了。应该用温经汤来治疗。

【解析】本条论述妇人虚寒夹有瘀血而致崩漏的证治。妇人50岁左右，天癸竭，任脉虚，太冲脉衰少，理应绝经。现下血数十日不止，属崩漏。病由冲任虚寒，曾经半产，瘀阻胞宫所致。胸中寒结，瘀血不去，故腹满里急，或伴有刺痛、拒按等症；漏下不止，耗伤阴血，致虚热内生，故见暮即发热、手掌烦热；瘀血内停，新血不生，血失濡养，故唇口干燥。瘀阻不去则血不循经，下血难愈。盖血得温则通行，虚得补则气复，故治以温经散寒，养血祛瘀，方用温经汤。方中吴茱萸、桂枝、生姜温经散寒，通利血脉；阿胶、当归、川芎、芍药、牡丹皮活血祛瘀，养血调经；麦冬养阴润燥而清虚热；人参、甘草、半夏补中益气，降逆和胃。诸药合之可收止血而不留瘀，化瘀而不伤正之效。

【原文】 带下经水不利，少腹满痛，经一月再见者，土瓜根散主之。

土瓜根散方　阴癞肿亦主之。

土瓜根　芍药　桂枝　䗪虫各三分

上四味，杵为散，酒服方寸匕，日三服。

【注释】 ① 经水不利：指月经来潮但是不畅。

② 经一月再见：指月经一月来潮两次。

③ 阴癞肿：阴囊肿胀。

④ 土瓜根：又名王瓜根。为葫芦科栝楼属植物王瓜的块根。有清热、消瘀、破血的作用。

⑤ 三分：赵本作"三两"。

【白话解】 得了妇科病，月经不通畅，小腹胀满疼痛，月经一月来潮两次的病人，应该用土瓜根散来治疗。

【解析】 本条论述因瘀血内阻而致月经不调的证治。妇人经行不畅证有虚实，若伴有少腹满痛、月经量少、色暗有块、舌质紫暗、脉涩等症，多为瘀血所致，治当以活血通经为主。方用土瓜根散，方中土瓜根、䗪虫祛瘀破血，桂枝、芍药调营止痛，加酒以助药势，瘀去则经水自调。

【原文】 寸口脉弦而大，弦则为减，大则为芤，减则为寒，芤则为虚，寒虚相搏，此名曰革，妇人则半产漏下，旋覆花汤主之。

旋覆花汤方

旋覆花三两　葱十四茎　新绛少许

上三味，以水三升，煮取一升，顿服之。

【注释】 ① 葱：为百合科葱属植物葱的鳞茎，有解毒祛风的作用。

②新绛：新鲜的绛草。绛草，又名茜草，古称"蒨茹"，为茜草科茜草属植物茜草的根及根茎，有止血行瘀的作用。

【白话解】寸口脉弦而大，这种弦脉是无力的，大脉是中空的。无力是由于寒，中空是由于虚。这种寒虚并见的弦大脉象，名叫革脉，见于妇女的小产或崩漏时，当用旋覆花汤治疗。

【解析】本条论述半产漏下的脉证机理和治法。条文指出脉弦而大为革脉，此脉象揭示的病机为：弦脉主阳气不足，大而弦脉主精血亏虚。由于精血亏虚，阴损及阳，妇人则可见半产漏下。治疗可选用旋覆花汤。

【原文】妇人陷经，漏下，黑不解，胶姜汤主之。臣亿等校诸本无胶姜汤方，想是前妊娠中胶艾汤。

【注释】陷经：中医病证名，指经气下陷，而见黑色瘀血漏下不止的病证。

【白话解】妇人子宫出血不止，血色发黑，应该用胶姜汤来治疗。

【解析】本条论述妇人陷经的证治。妇人漏下不止，其色黑者，为冲任虚寒，不能摄血所致，治以胶姜汤，温补冲任、养血止血。

【原文】妇人少腹满如敦状，小便微难而不渴，生后者，此为水与血并结在血室也，大黄甘遂汤主之。

大黄甘遂汤方

大黄四两　甘遂二两　阿胶二两

上三味，以水三升，煮取一升，顿服之，其血当下。

【注释】①敦（duì）：古代食器。上下稍尖，中部肥大，上下合成球形，仿如对剖之瓜形。《金匮要略浅注补正》："与今之碗相似。"

②生后者：指生育过的妇女。

③并：俞本、徐本作"俱"。

【白话解】妇女少腹胀满就像敦的样子，小便稍不通畅，不口渴，如果是生产后的妇女，这是水与血凝结在子宫的缘故，应该用大黄甘遂汤来治疗。

【解析】本条论述妇人水血并结血室的证治。"妇人少腹满如敦状"为其辨证重心，兼小便微难而口不渴，二者相合，多为有形实邪凝结于下焦。故以大黄甘遂汤破血逐水、水血兼攻。方中大黄攻瘀，甘遂逐水，阿胶滋阴养血以扶正，诸药合用，使水邪瘀热下泄，则少腹满如敦状可解，且又祛邪不伤正。由于方中大黄、甘遂药性峻猛，多易伤正，虽有阿胶养血护正，但仍不可多用，故方后云"顿服之"。

【原文】妇人经水不利下，抵当汤主之。亦治男子膀胱满急有瘀血者。

抵当汤方

水蛭三十个（熬）　虻虫三十枚（熬，去翅足）　桃仁二十个（去皮尖）
大黄三两（酒浸）

上四味，为末，以水五升，煮取三升，去滓，温服一升。

【注释】妇人经水不利下：指妇女经闭不行，当有少腹硬满、腹痛拒按之症。《脉经》无"下"字。

【白话解】妇人月经不畅或停经，应该用抵当汤来治疗。

【解析】本条论述经水不利属瘀结成实的治法。经水不利是由于瘀血阻滞、内结成实所致，欲使经行通利，必先去其瘀结，故用抵当汤攻瘀破血通经。方中以水蛭、虻虫攻其瘀，大黄、桃仁下其血，瘀结去，血脉通，经自行。

【原文】妇人经水闭不利，脏坚癖不止，中有干血，下白物，矾石丸主之。

矾石丸方

矾石丸三分（烧）　杏仁一分
上二味，末之，炼蜜和丸，枣核大，内脏中，剧者再内之。

【注释】① 脏坚癖不止：指子宫内有干血坚结不散。

② 白物：白带，质微干，如积垢。

③ 内脏中：纳阴中。脏，指阴户。因病在阴中，不关脏腑，

故治疗只需纳药于阴中。

【白话解】妇女闭经或月经不畅，子宫内有干血凝结不散，白带较多，可外用矾石丸来治疗。

【解析】本条论述瘀血内结、湿热带下的外治法。"脏坚癖不止，中有干血"，为干血内阻，积久滞而为湿、郁而为热；湿热下注，腐败而成白带。治以清热燥湿止带，用矾石丸为坐药，纳入阴中。矾石清热燥湿、去腐杀虫，杏仁、白蜜滋润以制矾石燥涩之性，以达除湿清热止带之效。

【原文】妇人六十二种风，及腹中血气刺痛，红蓝花酒主之。

红蓝花酒方　疑非仲景方。

红蓝花一两

上一味，以酒一大升，煎减半，顿服一半，未止再服。

【注释】① 妇人六十二种风：此言风邪致病之多。《金匮要略论注》："六十二种风，此言凡妇人病挟风者，无不治之，其六十二之名，详考方书，皆不能悉。"

② 及腹中血气刺痛：若妇人经期或产后风邪入内导致气血郁滞而腹部刺痛、经行不畅之症。《金匮要略论注》："血气刺痛是言因血虚或腹受寒之邪，如经前后、胎前后、产前后皆是，以别于寒疝者而言，故以'血气'二字殊言之。"及，若也。

③ 红蓝花：红花，为菊科红花属植物红花的花，有活血通经、祛瘀止痛的功效。

【白活解】妇人因各种风邪引起腹痛。若因气血凝滞不通而腹部刺痛，应该用红蓝花酒来治疗。

【解析】本条论述气滞血凝腹痛的治法。妇人六十二种风，泛指一切风邪。风为百病之长，六淫之首，有善行数变、无处不到的特性。妇人经期或产后，风邪易乘虚侵入，与气血搏结，致使血凝气滞，腹中刺痛。治应活血行瘀，理气止痛。方用红蓝花酒，方中红蓝花辛温活血、通经祛瘀，酒性辛热能散寒行血，以助红蓝花之力，使瘀阻除，气血畅，腹痛止。

【原文】妇人腹中诸疾痛，当归芍药散主之。

当归芍药散方 　见前妊娠中。

【注释】 妇人腹中诸疾痛：此种腹痛当是"疛痛"，即腹中急痛，以方测证，当归芍药散本用于"妇人怀娠，腹中疛痛"。

【白活解】 妇人各种腹痛，可用当归芍药散来治疗。

【解析】 本条论述妇人肝脾不调腹痛的证治。妇人腹痛，原因诸多，以方测证，当属肝脾不调所致。肝虚不疏则气滞血凝，脾虚失运则水湿内生，故临床上除腹痛外，还可见小便不利，腹微胀满，或带下清稀，或经期面浮肢肿，大便溏泄等症。治以调肝养血、健脾利湿，方用当归芍药散。

【原文】 妇人腹中痛，小建中汤主之。

小建中汤方 　见前虚劳中。

【注释】 妇人腹中痛：此腹痛当是隐痛，喜温喜按，兼面色少华、神疲乏力等症。故以小建中汤补气生血，使脾胃健运，气血得充，腹痛自止。

【白话解】 妇人腹中隐痛，可用小建中汤来治疗。

【解析】 本条论述妇人虚寒腹痛的证治。此处腹痛是由于中焦脾胃虚寒，脏腑经脉失于温养所致。故其症应见腹痛喜按、神疲乏力、面色无华、纳少便溏、舌质淡红、脉沉弱等。治以温中健脾、缓急止痛，方用小建中汤。

【原文】 问曰：妇人病，饮食如故，烦热不得卧，而反倚息者，何也？师曰：此名转胞，不得溺也，以胞系了戾，故致此病，但利小便则愈，宜肾气丸主之。

肾气丸方

干地黄八两 　薯蓣四两 　山茱萸四两 　泽泻三两 　茯苓三两 　牡丹皮三两 　桂枝一两 　附子一两（炮）

上八味，末之，炼蜜和丸梧子大，酒下十五丸，加至二十五丸，日再服。

【注释】 ① 饮食如故，烦热不得卧，而反倚息：饮食如故表明病不在中焦，而在下焦，在膀胱。"烦热……倚息"句言少腹胀满之甚，必须坐着呼吸，不得平卧。

② 此名：《脉经》作"得病"。

③ 转胞：中医病名，是以小便不通、少腹胀满为主症的病证。由肾气虚弱、膀胱气化不行所致。类似今之尿潴留。胞同"脬（pāo）"，即膀胱。

④ 胞系了戾：是指与膀胱相联系的部分，都屈曲扭转。了，全然；戾，通"捩"，扭转。

【白话解】 问：得了妇科病，饮食正常，心烦发热不能平卧，只能靠坐着呼吸，这是什么病证呢？老师回答说：这种病证叫做转胞，小便不通。因为膀胱之系扭曲不顺，所以导致了这种病证的发生，只需要通利小便疾病就能痊愈了，可用肾气丸来治疗。

【解析】 本条论述妇人肾虚转胞的证治。妇人转胞以脐下急痛、小便不通为主症。以方测证，此症是由肾气虚弱、膀胱气化不行所致。病在膀胱，故少腹胀满而不溺；中焦无病变，则饮食如故；水气不行，浊气上逆，故烦热不得卧而倚息。治应温振肾阳，化气行水。方用肾气丸，该方集寒热补泻之药，补阴之虚可以生气，助阳之弱可以化水，阴阳并调，则肾气充，膀胱气化正常，小便不利诸症可解。

【原文】蛇床子散方　温阴中坐药。

蛇床子散方

蛇床子仁

上一味，末之，以白粉少许，和令相得，如枣大，绵裹内之，自然温。

【注释】 ① 坐药：指将药物放入阴道或肛门中，相当于现代的栓剂。这里指将药物放入阴道中。

② 白粉：米粉。

【白话解】 蛇床子散是治疗妇女前阴寒湿的外用坐药。

【解析】 本条论述寒湿带下的外治法。本条从"温阴中"及方后注："绵裹内之，自然温"，可知本方证由寒湿凝着于下焦所致。以方测证，本病还应伴有带下清稀、少腹冷、腰酸重坠、阴痒、自觉阴中寒冷等症。治疗应以温肾暖宫、燥湿杀虫为法，故用蛇床子散治之。蛇床子性温味苦，有暖宫除湿、止痒杀虫的作用，可使寒湿去，带下除。

【原文】少阴脉滑而数者，阴中即生疮，阴中蚀疮烂者，狼牙汤洗之。

狼牙汤方

狼牙三两

上一味，以水四升，煮取半升，以绵缠箸如茧，浸汤沥阴中，日四遍。

【注释】① 少阴脉滑而数者，阴中即生疮，阴中蚀疮烂者：少阴脉，指足少阴肾经经脉，候下焦病。脉滑而数者，表明下焦有湿热，因湿热蕴结前阴而生疮，腐蚀溃烂，当兼带浊淋漓、阴中疼痛之症。《医宗金鉴》："阴中，即前阴也，生疮蚀烂乃湿热不洁而生蟨也。"蟨，小虫也。"阴中蚀疮"前，《脉经》有"双人"二字。

② 狼牙：狼牙草。为蔷薇科龙牙草属植物龙牙草（仙鹤草）地上部分，具有清热燥湿杀虫的功效。

③ 箸（zhù）：筷子。

【白话解】少阴脉脉象滑而数，前阴中生疮，破溃，应该用狼牙汤外洗。

【解析】本条论述下焦湿热而阴中生疮的外治法。少阴属肾，肾主前后二阴。今少阴脉滑而数，为下焦湿热；湿热下注前阴，日久必致阴中痒痛糜烂，并可伴有带浊淋漓。治宜清热燥湿，杀虫止痒。方用狼牙汤煎水外洗。

【原文】胃气下泄，阴吹而正喧，此谷气之实也，膏发煎导之。

膏发煎方 _{见黄疸中。}

【注释】① 胃气下泄：指肠气下泄。

② 阴吹：中医病名，是前阴中不断出气、发出声音的病证。

《金匮要略心典》："阴吹，阴中出声，如大便矢气之状，连续不绝，故曰正喧。"

③ 正喧：指声音连续不断。

【白话解】胃肠中浊气下泄，导致阴道中发出连续不断的像矢气一样的声音，这是胃肠燥结、腑气不畅的缘故，应该用膏发煎润导。

【解析】本条论述阴吹的成因和证治。由于胃肠燥结，腑气不通，浊气下泄，而出现阴中出气，犹如后阴矢气之状。其症应有大便燥结、小便不利等。治以猪膏发煎润肠通便，使燥结去，腑气通，浊气归于肠道则病愈。

【原文】

小儿疳虫蚀齿方 疑非仲景方。

雄黄 葶苈

上二味，末之，取腊日猪脂熔，以槐枝绵裹头四五枚，点药烙之。

【注释】① 疳虫蚀齿：疳虫，即疳热生虫；蚀齿，指牙龈溃烂、牙齿蛀蚀等症。皆是胃中有热所致。

② 腊日：当是"腊月"，即十二月。

③ 槐枝：为豆科槐属植物槐树的茎枝。

【白话解】治疗儿童疳热生虫，牙龈腐烂，龋齿的药方。

【解析】本条林亿等疑非仲景方，程云来认为此方可能是仲景《口齿论》错简于此。临床上此方可治疗小儿疳热生虫，牙龈糜烂，或牙齿蛀蚀之口齿疾患，方中雄黄、葶苈、猪脂、槐枝行气活血，消肿杀虫；用油脂初溶，乘热烙其局部，有杀虫蚀虫之功。

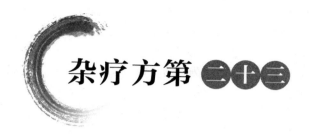

杂疗方第二十三

【原文】退五脏虚热，四时加减柴胡饮子方。

冬三月加柴胡八分 白术八分 大腹槟榔四枚，并皮、子用 陈皮五分 生姜五分 桔梗七分。

春三月加枳实，减白术，共六味。

夏三月加生姜三分 枳实五分 甘草三分 共八味。

秋三月加陈皮三分 共六味。

上各㕮咀，分为三贴，一贴以水三升，煮取二升，分温三服；如人行四五里进一服。如四体壅，添甘草少许，每贴分作三小贴，每小贴以水一升，煮取七合，温服，再合滓为一服。重煮，都成四服。疑非仲景方。

【注释】① 退五脏虚热：消退五脏虚损引起的发热之症。《金匮要略今释》："五脏虚热，谓发热之非外因感实邪者。"

② 四时加减柴胡饮子：本方有疏肝补脾的作用，是后世逍遥散、四逆散之变方。《金匮要略今释》："方意在于行气，颇似四逆散及《局方》逍遥散。桔梗、陈皮、槟榔开宣上、中、下三部，今人多喜此法。其方称饮子，加减随四时，橘皮称陈皮，药量以分计，药剂以帖计，以及合渣再煮等法，皆是宋以后法，绝非仲景方。"

③ 四体壅：有两说，一指肢体浮肿；一指四肢沉滞不舒解。

【白话解】退五脏虚损发热的，用四时加减柴胡饮子方治疗。（方略）

将（四季不同的）这些药物（组和），分别切碎之后，分为三份，一份用水三升，煎煮到还剩下二升的时候，分三次温服，间隔像人行走四五里所用的时间服一次药。如果四肢有痛疮，可添加少量甘草（以解毒），然后每份药再分成三小份，每小份用一升水，煎煮到还剩下七合的时候，温服，将药渣放到一起再煎，最后得到四份药液。有医家认为此方并非出自仲景。

【解析】五脏各有所属受邪致病寒热，用柴胡饮子方，当随四季时令的不同，加减药味。方中柴胡为和解表里阴阳之主药；白术扶养脾土；桔梗、陈皮通利上中二焦之气；槟榔畅达腹中之气；生姜佐柴胡向外宣透，佐槟榔从内消导。冬三月稍加柴胡以助生阳之气；春三月增枳实转动其发陈之机，又恐白术燥湿健脾阻遏肝气的条达，减而不用；夏令热盛则气伤，湿盛则气滞，故加甘草佐白术助气胜湿，又加生姜、枳实宣通气滞；时至秋令，气候容平，只稍加陈皮温中理脾。以上是随季节加减调治之法，方后所云"如四体壅，添甘草少许"者，脾虚也。

【原文】长服诃黎勒丸方　疑非仲景方。

诃黎勒（煨）　陈皮　厚朴各三两

上三味，末之，炼蜜丸如梧子大，酒饮服二十丸，加至三十丸。

【注释】① 诃黎勒丸：本方为固脾行气之方，作为养生长服之剂，可使六腑通畅，气血调和。方中以诃子温胃固肠为主，合陈皮、厚朴理气行滞。

② 煨：徐本无此字。

【白话解】长服诃黎勒丸方。（方略）

将诃黎勒、陈皮、厚朴这三味药物，打成粉末，用炼制的蜂蜜和成像梧桐种子大小的药丸，用酒送服二十丸，以后增加到三十丸。

【解析】本条提出长服消导理脾之方，用于饮食不节、肠胃积滞之证。黄竹斋云："人之疾病由饮食不节，致肠胃积滞而成者，常十之八九，故古人养生方，长服多消导之药，所以使腠理无壅滞，九窍不闭塞，而气血自调畅也，后人每喜用滋腻之品以为补养之方，致气壅邪滞，盖由未达此理也，本方三味皆利气行滞之物，蜜丸酒服，使血分之气，亦无滞也"（《金匮要略方论集注》）。且本方主药诃黎勒酸涩而温，功在敛肺涩肠下气，能治久咳失声、久泻、久痢、脱肛、便血、崩漏带下、遗精、尿频，其药煨用则能暖胃固肠（《本草通玄》），"煨熟固脾止泻"（《本经逢原》），故诃黎勒丸实为固脾利气、正邪兼顾之剂，小量长服可也。

【原文】三物备急丸方 见《千金》司空裴秀为散用亦可。先和成汁，乃倾口中，令从齿间得入，至良验。

大黄一两 干姜一两 巴豆一两（去皮、心，熬，外研如脂）

上药各须精新，先捣大黄、干姜为末，研巴豆内中，合治一千杵，用为散，蜜和丸亦佳，密器中贮之，莫令歇。主心腹诸卒暴百病，若中恶客忤，心腹胀满，卒痛如锥刺，气急口噤，停尸卒死者，以缓水若酒，服大豆许三四丸，或不下，捧头起，灌令下咽，须臾当差，如未差，更与三丸，当腹中鸣，即吐下，便差。若口噤，亦须折齿灌之。

【注释】 ① 三物备急丸：本方有峻下邪毒的作用，方以大黄豆肠为主。《千金要方》称本方为"张仲景三物备急丸"。《外台》称"《古今录验》司空三物急散"。

② 司空裴秀：人名，晋代医家。

③ 乃倾口中，令从齿间得入，至良验：将药汁倒入口中，从齿缝间进入，能收到良好效果。

④ 莫令歇：不要使气味散发出去。《千金要方》"歇"下有"气"字。

⑤ 中恶：感受邪恶毒疠之气而致病。

⑥ 客忤（wǔ）：客气犯人而致病。忤，犯也。

⑦ 卒痛如锥刺：形容急痛像锥刺那样痛。《肘后》作"锥刀刺痛"。

⑧ 停尸卒死者：暴死而僵卧的人。

⑨ 以缓水若酒：用温水或酒。缓，俞本、《肘后》、《千金要方》作"煖"（"暖"的异体字），徐本作"暖"。若，《肘后》作"或"。

⑩ 或不下，捧头起，灌令下咽：若吞不下，则将丸药和水调成药汁，用手将头托起，灌药下咽。捧，《千金要方》作"扶"。

【白话解】三物备急丸方。（方略）

大黄、干姜、巴豆这三味药都要是上好的，先将大黄、干姜捣成药末，然后与巴豆混合，用药杵捣一千下，合制成散，用蜜制作成丸药效果也很好，然后放到密闭的容器中储存，中间不要打开。三物备急丸主要治疗胃脘、腹部的各种急症。如果感受邪毒之气而致胃脘、腹部胀满，急痛就像锥子在扎一样，呼吸急促，牙关紧闭，暴死而僵卧的人，用像酒的暖水服下像黄豆大小的药丸三四丸，如果患者不能服用药物，将患者的头部抬高，将药丸化成药液，灌下去，稍等片刻，症状就会减轻。如果病情没有缓解，那么再服用三四丸，如果腹部出现肠鸣音，随即患者就呕吐或腹泻的，病情就会好转。如果患者牙关紧闭，不能服用药物的，需要将患者的牙齿折断，然后在牙齿的缝隙中将药物灌进去。

【解析】本条论述感受毒疠邪气的治方。心腹暴卒诸病，如中恶、客忤、停尸、卒死者，乃因客邪积滞，气机痞塞，证颇危急，故用巴豆辛热峻下，开通闭塞；干姜温中，助巴豆以祛寒；大黄荡涤肠胃，推陈致新，兼制巴豆之毒，三药配合，共奏攻逐寒积之效。本方治卒起暴急寒实之病，非速投本方，不能获效，方名"备急"，则宜常备以应急需之意，服后或吐或泻，务使邪去正安，所以方后云："当腹中鸣，即吐下，便差"。

【原文】治伤寒，令愈不复。紫石寒食散方　见《千金翼》。

紫石英　白石英　赤石脂　钟乳（碓，炼）　瓜蒌根　防风　桔梗　文蛤　鬼白各十分　太一余粮十分（烧）　干姜　附子（炮，去皮）　桂枝（去皮）各四分

上十三味，杵为散，酒服方寸匕。

【注释】①令愈：《千金翼方》作"已愈"。

②紫石寒食散：本方有温肾补阳、祛除余毒的作用。为风

引汤的变方（参见"中风历节病脉证并治第五"风引汤）。《金匮要略论注》："熟玩此方，可悟病后收摄余邪、调和阴阳之法。"

③ 钟乳：钟乳石。为碳酸盐类方解石族矿物方解石的钟乳状集合体下端较细的圆柱状管状部分。有温补肺肾的功能。

④ 碓（duì）：中药加工法，即舂成粉末。

⑤ 防风：底本误为"防丰"，据俞本、徐本、赵本改。

⑥ 鬼臼各十分：鬼臼又名薜荔果、木馒头，为桑科榕属植物薜荔的果实。有补肾固精、活血解毒的作用。《千金翼方》无"各十分"三字。

⑦ 太一余粮：又作"太乙余粮"，为氢氧化物类物褐铁矿（以针铁矿族矿物针铁矿、水针铁矿为主）。有活血解毒的作用。

⑧ 桂枝：《千金翼方》作"桂心"。

⑨ 酒服：《千金翼方》下有"三"字。

【白话解】使伤寒病治愈后不再复发，应该使用紫石寒食散。（方略）

将紫石英、白石英、赤石脂、钟乳、瓜蒌根、防风、桔梗、文蛤、鬼臼、太乙余粮、干姜、附子、桂枝这十三味药，捣成散剂，用酒送服一方寸匕。

【解析】本条论述伤寒愈后不复发的调治方。伤寒之后，由于肝肾虚寒，卫阳表疏，易因外寒而诱发，故当温肝肾而固卫阳，佐以生津止渴之品，防其复发而调治之，正如高学山所云"故用温润之紫石英补肝脏之气血，辛咸而寒之寒水石补肾脏之精汁，辛甘大温而黏涩之赤石脂填肠胃之空，辛甘而温及去水住气之钟乳暖命门之火，甘咸微寒及利水留气之太乙余粮温膀胱之化。五石之性，慓悍迅速，将辛温补气之姜附带入脏腑，而以聚根藏气、独茎透发之鬼臼封固而直行之，然后佐桔梗以开提经脉，佐桂枝以通行卫阳，而总交之防风以固密之，则脏腑内温，胃气外实，亦何寒邪复中之患乎？又伤寒愈后，有烦渴之余症，而致病水饮者不少，况本方为补卫行阳之散乎？此生津之瓜蒌根、止渴之文蛤，又与利水之太乙余粮相为照应耳"（《高注金匮要略》）。其阐释紫石寒食散之方义，甚为周详，可参。

【原文】救卒死方

薤捣汁，灌鼻中。

又方

雄鸡冠割取血，管吹内鼻中。

猪脂如鸡子大，苦酒一升，煮沸，灌喉中。

鸡肝及血涂面上，以灰围四旁，立起。

大豆二七粒，以鸡子白并酒和，尽以吞之。

【注释】① 薤捣汁，灌鼻中：用薤白捣汁滴鼻中，有通阳开窍、取嚏醒神的功效。

② 雄鸡冠割取血，管吹内鼻中：此法犹似今之鼻饲法。有滋阴通阳醒神的作用。《医宗金鉴》："管吹内鼻中，谓将鸡冠血或合热酒，含在不病人口内，以苇管或笔管插入病人鼻孔中，使气连药吹之，其药自能下咽，气通喋自开也。"

③ 鸡肝：《肘后》作"以鸡冠"。

【白话解】猝死的急救方：将韭菜捣烂，把韭菜汁灌到鼻子中。

救治猝死的其他方：

割公鸡的鸡冠取血，用细管将鸡冠血吹到鼻子中。

将鸡蛋大小的一块猪油，放到一升醋中煮沸，灌入喉中。

把鸡肝和鸡血涂到脸上，四周用灰围好，患者立刻苏醒。

大豆十四粒，用鸡蛋清混合白酒将大豆服下。

【解析】本条列举救治卒死的方法。这些古代急救法，内容多来自《肘后备急方》，后人已不采用。卒死乃阴阳之气乖离，上下不通而偏竭所致。若阴邪闭塞关窍者，可以薤捣汁灌鼻中，盖薤味辛而属阳，有辟阴邪、通阳气之功。肺主气，鼻为肺窍，外邪自鼻而进者，仍令从鼻而出，亦通窍取嚏之意也。《备急千金要方·卷二十五》云："治卒魇死方：捣韭汁灌鼻孔中，剧者灌两耳（仲景云：灌口中）。"其用韭汁，则辛开之力逊于薤。

雄鸡冠乃阳气精华聚集之处，其血乃顶中之阳，味甘，性温，无毒，今以管吹内鼻中，是将鸡冠血或合热酒含在健康人口中，以苇管或笔管插入病人鼻孔中，使气连药吹之，其药自能下咽，气通则喋自开，能收杀邪救卒死之效。

猪脂滑窍而助胃气，能通腹中之阳，苦酒（醋）煮沸则香气扑鼻，灌之可敛正祛邪，而收醒脑之效。

大豆既解百毒，又能生胃阳；鸡子白破留血，又能通肾阳，两味借酒性之辛热以通行阳气故能救中恶卒死。

【原文】救卒死而壮热者方

矾石半斤，以水一斗半，煮消，以渍脚，令没踝。

【注释】矾石……令没踝：用矾石水泡脚，使浸没至足踝，可引热下行。渍，浸、泡。踝，小腿与足的交接部分，今称踝关节。

【白话解】突然昏厥而且全身发高热的急救方：取矾石半斤，用一斗半水将矾石煮至熔化，用矾石水泡脚，矾石水要没过脚踝。

【解析】本条论述高热而昏厥的外治法。血之与气，并走于上，则为大厥，厥则暴死，厥阳独行，故卒死而壮热，"中风历节病脉证并治第五"矾石汤能治脚气冲心，今用收涩之矾，温暖之汤以浸脚，令没踝，亦收敛逆气、引热下行之义。

【原文】救卒死而目闭者方

骑牛临面，捣薤汁灌耳中，吹皂荚末鼻中，立效。

【注释】① 骑牛临面：指的是急救者救治病人时抱病人俯骑牛背，使其面及于牛背，以便向耳鼻中灌吹药物。

② 捣薤汁灌耳中，吹皂荚末鼻中：将薤白捣汁滴入病人耳中，并用皂荚研末吹入鼻孔中，有开窍通阳、苏醒神志的作用。

【白话解】突然昏厥而且眼睛紧闭的急救方：急救者救治病人时抱病人俯骑牛背，使其面及于牛背，将韭菜汁灌入病人的耳中，把皂荚末吹到鼻子中，病人立刻就会好转。

【解析】本条论述昏厥而神志不清的急救法。阳气下陷，邪气内着，则卒死而目闭，宜抱病人俯骑牛背，使其面及于牛背，以便向耳鼻中灌吹药物以开窍通阳、苏醒神志，并使人挽牛缓行，以牛之呼吸引动病人之呼吸，实人工呼吸之变法。盖凡兽皆有臊气，唯牛臊久闻不觉其臭，牛与人呼吸相接，得其温暖，有引动阳气之意；捣薤汁灌耳中以勾通心肾之气；皂荚末吹鼻中，取嚏开窍，使气上接于胸。本条所述，目前在农村民间仍作急救之一法，古人又有用牛腹热血保暖复苏急救箭伤卒死者。

【原文】救卒死而张口反折者方

灸手足两爪后十四壮了，饮以五毒诸膏散。有巴豆者。

【注释】① 张口：《肘后》、《外台》皆作"张目"。

② 灸手足两爪后：《金匮要略直解》："'灸手足两爪后'当是'灸两手足爪后'，其文则顺"。"两爪"下，《外台》有"甲"字。

③ 五毒诸膏散：《肘后备急方·卷一》载裴公膏救卒死尤良。该书卷八"治百病备急丸散膏诸要方"所载"裴氏五毒神膏，疗中恶暴百病方"云："雄黄、朱砂、当归、椒目各二两，乌头一升，以苦酒渍一宿。猪脂五斤，东面陈芦，煎五上，五下，绞去滓。纳雄黄，朱砂末，搅令相得，毕。诸卒百病，温酒服，如枣核一枚，不瘥，更服，得下即除。四肢有病，可摩，痛肿诸病疮，皆摩敷之。夜行及病冒雾露，皆以涂人身中，佳。"而《备急千金要方·卷七》有"裴公八毒膏"，即《肘后备急方》裴氏五毒膏加巴豆、莽草、薤白。所谓"五毒"者，据《金匮玉函要略辑义》引《周礼》郑注，指石胆、丹砂、雄黄、矾石、磁石。而高学山则谓乌头、附子、蜀椒、巴豆、大黄，均可供参考。

【白话解】突然昏厥而且嘴张开，脊背僵直向后仰的急救方：先灸两手足指甲十四壮，然后再给患者服用五毒诸膏散。其中有巴豆的效果比较好。

【解析】本条论述昏厥而身体强直的急救法。太阳经脉行身之背，阳明经脉行身之前，环唇挟口，邪中于经，卒然而死，则有张口反折之状。爪甲为三阴三阳十二经之终始，灸之以接引阳气，则阳回气通而苏，颜面挛急得以缓和，并饮以五毒诸膏散之有巴豆者，即《备急千金要方》裴公八毒膏之类，其膏主卒中风毒，腹中绞刺痛，尸蹶奄忽不知人，亦有温通阳气之功。

【原文】救卒死而四肢不收失便者方

马屎一升，水三斗，煮取二斗以洗之；又取牛洞稀粪也一升，温酒灌口中。灸心下一寸、脐上三寸、脐下四寸，各一百壮，瘥。

【注释】① 四肢不收失便：指手足松开、大小便失禁的体征，属阳气暴脱之证，类似今之"休克"。

② 马屎：马粪。《肘后》作"马矢"。为马科马属动物马的粪便。

③ 洗之：《外台》作"洗足"。

④ 牛洞：《外台》作"牛粪"，下无"稀粪也"三字。为牛科野牛属动物黄牛的粪便。古人就地取牛马粪之臭物以醒脑，今已不用。

⑤ 酒：《外台》下有"和"字。

⑥ 灸心下一寸、脐上三寸、脐下四寸：针灸部位。《高注金匮要略》："心下一寸曰巨阙，脐上三寸曰建里，脐下四寸曰中极。"

【白话解】突然昏厥而且四肢松开，大小便失禁的急救方：取马屎一升，用三斗水，煮取二斗，然后擦拭患者的身体；再取稀牛粪一升，用温酒将其灌入口中。并且在心下一寸、脐上三寸、脐下四寸，各灸一百壮，疾病就痊愈了。

【解析】本条论述昏厥而见脱证的急救法。卒死而四肢不收，是阳气不达四末而有外脱之象；大小便失禁，乃正气衰微不能统摄、阳欲下脱之征，总属阴阳隔绝不通之象。物之臭者皆能解毒杀邪，马屎性温，煮水洗之，收涩阳气；牛粪入脾，缓其肠胃下注之势，温酒灌之，以挽其阳气之下脱。灸上、中、下三焦穴位（即巨阙、建里、中极），能复三焦之阳，回其垂绝之气。此方乃偏僻山区，就地取材之急救法。

【原文】救小儿卒死而吐利不知是何病方

狗屎一丸，绞取汁以灌之。无湿者，水煮干者，取汁。

【注释】① 方：《肘后》作"者"。

② 狗屎：犬科犬属动物狗的粪便。《肘后》作"马矢（屎）"。

③ 灌：《肘后》作"吞"。

④ 干者：《肘后》无此二字。

【白话解】小孩突然昏厥并且呕吐、腹泻，又不知道是什么原因导致的，急救方为：用狗屎一丸，拧出汁灌入口中，如果没有湿的狗屎，用水煮干狗屎，取汁服用。

【解析】本条论述小儿因吐利而昏倒的急救法。李时珍谓狗屎性热，有小毒，能治霍乱食积，解一切毒，小儿无知，手攫得物，辄以入口故卒死吐利，不知何病者，即有中毒之嫌。近有用狗粪以治噎膈。用狗屎研末以治腹痛，可悟其理。故中寒食积之吐利，用性热发阳气、温中化滞之狗屎治之，可供研究参考。

【原文】治尸蹶方

尸蹶脉动而无气，气闭不通，故静而死也，治方。脉证见上卷。

菖蒲屑，内鼻两孔中吹之，令人以桂屑着舌下。

又方

剔取左角发方寸，烧末，酒和，灌令入喉，立起。

【注释】① 尸蹶：中医病名，指突然昏倒，不省人事，手足逆冷，气息微弱的病证。类似现代所称的休克。蹶，倒、跌仆。"尸蹶"见于《素问·缪刺论》。《金匮要略论注》："尸蹶者，如尸之静而不动也。然脉仍动而但无气。"

② 脉证见上卷：《络后病脉第一》"卒厥"证。见，徐本作"为"。

③ 菖蒲屑：石菖蒲研细的粉末。菖蒲为天南星科菖蒲属植物石菖蒲的根茎，有化痰、开窍、通肺气的作用。

④ 桂屑：肉桂研细的粉末。肉桂为樟科樟属植物肉桂的嫩枝，有温中散寒、开心窍的作用。

⑤ 左角发方寸，烧末：头发烧末，亦即血余炭，为人发烧成的细末。有消瘀利水、行气血的作用。方寸，《肘后》作"方二寸"。

⑥ 酒和：《肘后》作"以酒"。

【白话解】治疗尸蹶之方：尸蹶患者脉搏还在跳动，但是没有呼吸，这是气道不通导致的，因此静而不动像死了一样，可以用这种方法治疗：将菖蒲屑吹入两个鼻孔中，再叫人将肉桂屑放入患者的舌下含着。

其他治疗方：剃取人左侧头角一方寸的头发，将其烧成灰，与酒混合，灌入患者的喉中，患者立刻好转。

【解析】本条论述尸蹶的急救法。尸蹶是昏不知人而脉搏尚未停止跳动，说明营气未绝，因其气息闭塞如尸体之静而不动，故名之。此则以菖蒲末纳鼻中，以通其肺气，同时发挥开窍豁痰、芳香通神、和中辟浊的作用；又用肉桂末纳于舌下，开其心窍，通其血脉，以取速效，心肺开通，则气血流畅，上焦阳气自能宣发，尸蹶可愈。

又方实出自《素问·缪刺论》，剔左角之发者，以左角为阳气之所在，五络（手足少阴太阴、足阳明之络）之所绕，五络皆竭，令人身脉皆动，而形无知，致成尸蹶，故剔其五络之血余补其脱竭，和以酒灌者，助药力而行气血，发阳气也，亦有认为有解除脑栓塞的作用。

【原文】救卒死，客忤死，还魂汤主之方。

《千金方》云：主卒忤鬼击飞尸，诸奄忽气绝无复觉，或已无脉，口噤拗不开，去齿下汤。汤下口不下者，分病人发左右，捉搦肩引之。药下，复更取一升，须臾立苏。

麻黄三两（去节），一方四两　杏仁七十个（去皮尖）　甘草一两（炙）
《千金》用桂心二两

上三味，以水八升，煮取三升，去滓，分令咽之。通治诸感忤。

又方

韭根一把　乌梅二七个　吴茱萸半升（炒）

上三味，以水一斗煮之，以病人栉内中，三沸，栉浮者生，沉者死。煮取三升，去滓，分饮之。

【注释】① 客忤：《肘后》："客忤者，中恶之类也。……令人心腹绞痛，胀满，气冲心胸，不即治，亦杀人"。

② 还魂汤：本方有宣通肺气的功能，有起死回生的功效，故名还魂汤。

③ 鬼击飞尸：指不明原因的邪气突然侵犯人体。

④ 奄忽：死亡也。《后汉书·赵岐传》曰："有重疾，卧蓐七年，自虑奄忽。"

⑤ 下口：俞本、《千金要方》作"入口"。

⑥ 捉搦：抓住、握住。俞本作"足踏"。《千金要方》作"捉踏"。

⑦ 三两：《肘后》作"四两"。

⑧ 令咽之：《千金要方》作"三服"。

⑨ 韭根：为百合科葱属植物韭的根，有温中行气的作用。

⑩ 二七个：赵本作"二十枚"。

⑪ 栉（zhì）：木梳。

⑫ 栉浮者生，沉者死：观之浮沉以决生死，此不可信。《金匮要略直解》："方亦可解，而栉之浮沉则不解也。"

【白话解】救治因感受外邪而突然昏厥的患者，应该使用还魂汤治疗。《千金要方》中记载，此方主治一切感受外邪而昏厥，气息忽然断绝，失去知觉，或者没有脉搏者。如果患者牙关紧闭，就将患者的牙齿拔掉，然后将药物灌入口中。如果药物灌入口中，患者不能下咽的，就分开患者的头发，用手抓住患者的肩膀两侧将药物引入。患者能咽下药物后，再灌入一升药液，稍等片刻患者就会好转。

【解析】凡卒死和客忤死，多因正不胜邪，阳气骤闭而死。肺朝百脉，为一身之宗，故用还魂汤通表散邪以复正，其中麻黄升阳透邪出表，杏仁利邪，合炙甘草调中扶正，全方旨在通动阳气，魂则可还。

又方治肝寒逆心，闷绝卒死。韭根有辛温通阳之功；而乌梅酸敛入肝，又有开关之力；吴茱萸苦温，降浊阴，温肝脏，阴降阳通关开，其魂自还。

【原文】救自缢死方

救自缢死，旦至暮，虽已冷，必可治；暮至旦，小难也。恐此当言阴气盛故也。然夏时夜短于昼，又热，犹应可治。又云：心下若微温者，一日以上，犹可治之方。

徐徐抱解，不得截绳，上下安被卧之。一人以脚踏其两肩，手少挽其发，常弦弦勿纵之。一人以手按据胸上，数动之；一人摩捋臂胫，屈伸之。若已僵，但渐渐强屈之，并按其腹。如此一炊顷，气从口出，呼吸眼开，而犹引按莫置，亦勿苦劳之。须臾，可少桂汤及粥清含与之，令濡喉，渐渐能咽，及稍止。若向令两人以管吹其两耳，罙好。此法最善，无不活也。

【注释】

① 缢死：吊死。

② 阴气盛：徐本误作"忿气盛"。

③ 治：《外台》作"活"。

④ 弦弦：犹言紧紧。

⑤ 数：《外台》作"微"。

⑥ 摩捋：按持。捋，抚摸。

⑦ 苦劳：徐本作"若劳"。

⑧ 及：《外台》作"乃"。

⑨ 若向：《外台》作"兼"。

⑩ 人：《外台》作"人各"。

⑪ 罙（mí）：通"弥"，愈，益。《外台》作"弥"。

【白话解】 上吊自杀的急救方。

救上吊自杀的人，如果上吊时间是从早晨到傍晚，虽然身体已经凉了，但是仍有救治的机会；如果时间是从傍晚到次日早晨，救治起来有一定的困难，可能是这个时间段阴气太盛的缘故。然而夏天晚上的时间较白天的时间要短，而且天气比较热，这种情况尚且可以治疗。另一种说法：心下如果稍稍温暖的，已经上吊一天，也有可以治愈的方法。

救治方法：缓慢地将患者从绳子上解下来，切不可急切地切断绳子，将患者放在被子上，再用被子盖好，让一个人的脚踩在患者的双肩处，用手挽起患者的一些头发，紧紧握住不要放松，一人用手按在患者的胸口处，连续而有节律地上下按压；另一人按揉患者的手臂、小腿使之屈伸。如果患者的身体已经僵硬了，就慢慢地、强制屈伸患者的四肢，并按压其腹部。这样大概一顿饭的时间，患者有气从口中呼出，呼吸恢复，眼睛也睁开了，此时应该继续按压患者的腹部，不要停止，但是也不要让患者有过度疲劳的感觉。稍等片刻之后，可给患者喝少量的桂枝汤及米粥来润润喉咙，患者稍微喝下去一点之后，以上的动作就可以渐渐停止了。令两个人用笔管向患者的两耳中吹气，气吹向耳中，越深越好。这种急救的效果最好，没有救不活的。

【解析】本条论述自缢的急救法，实乃人工呼吸的急救技术。如果自缢是从早到晚，说明阳气有余，阳主生，虽然尸体冷了也可治；从夜晚到早晨的，说明阴气有余，阴主死，故救治稍难，恐与阴气盛或言语岔争、气盛不散有关。从暮至旦固属难治，然遇夏时夜短于昼，气候炎热，皆阳气有余，犹应可治。又谓"心下若微温者"，虽一日以上，可治，说明阴阳经络虽突然壅闭，而脏腑真气尚存，心阳尚未脱绝，犹可救疗。其法如下：解救时不可骤然截绳之上下，因自缢者气已壅闭，若绳忍暴断，其气虽通而奔走运闷，故其气反不能还，即不得复生。当慢慢抱住解下绳结，使自缢者仰卧被上，令一人用脚蹬住自缢者两肩，揪住头发，把头向上拉紧，使脖颈平直通顺；一人以手按摩揉压胸部，恢复胸式呼吸，另一人按摩并屈伸臂、腿；若自缢者已经僵硬，可渐渐强使其弯曲，并揉按腹部，使恢复腹式呼吸，这样经过一顿饭的时间，就会使缢者气从口出，呼吸恢复而两眼睁开，此时应继续按摩，勿置之不理，但不能拨弄运动太过。隔一会儿，可以给他吃少许桂枝汤（或官桂汤）及粥，一则宣通阳气，一则濡养胃气，使含润喉咙，渐渐能吞咽，稍停，更令二人以笔管吹其两耳，以达通气之功，则效更佳，此法最好，无不活者。

【原文】疗中暍方

凡中暍死，不可使得冷，得冷便死，疗之方。

屈草带，绕暍人脐，使三两人溺其中，令温。亦可用热泥和屈草，亦可扣瓦碗底按及车缸以着暍人，取令溺，须得流去。此谓道路穷卒无汤，当令溺其中，欲使多人溺，取令温。若汤便可与之，不可泥及车缸，恐此物冷。暍既在夏月，得热泥土、暖车缸，亦可用也。

【注释】

① 屈草带：取草绳屈成圆圈。

② 三两：《外台》作"三四"。

③ 热泥：底本作"热尼"，据赵本改；《外台》作"泥土"。

④ 着暍人：《外台》下有"脐下"二字。

⑤ 须得流去：俞本、吴本、《外台》作"不得流去"，当是。

⑥ 若汤：《外台》作"若有汤"。

⑦ 不可泥：《外台》作"不可用泥"。

【白话解】治疗中暑的急救方。

凡是中暑的患者，一定不能使用凉水，患者喝了凉水就会加重病情，甚至死亡。

治疗方法是：用草绳制成带子，绕在患者的脐部，脐中要放两三个人的小便使患者的脐部有温暖的感觉。也可以用热泥和草绳圈，也可以扣上瓦罐底或者按上车缸，放在患者的脐上，使小便在脐中，并且不要让小便流走。这种方法适宜在偏僻的野外，短时间内找不到热水，就叫人小便在脐中，而且需要很多人的小便，使患者的脐上有温暖的感觉，其功效就好像热水一样，只要取用方便就可以用这种方法。但是不可以让患者接触到车缸，因为车缸太冷，中暑发生在夏天，用热的泥土温暖车缸，这样也是可以的。

【解析】本条论述中暑而昏仆的急救法。夏月中暑昏仆，名曰"中暍死"。多因劳役过度，为暑热所侵，客邪郁闭，关窍窒塞所致，治以屈草带（取草绳、草鞭，屈作圆圈）绕暍者脐中，使人溺之令温，或热泥车缸着脐，此为在穷乡僻壤，仓促间药物难以取效时的应急措施。皆为温熨法，因气海、关元等穴均在脐下，得热则阳通窍开而愈。忌用冷水冷物作冷敷冷浴，否则暑热郁遏于内，不得宣发，寒热相激，其病更剧。

【原文】救溺死方

取灶中灰两石余，以埋人，从头至足，水出七孔，即活。

上疗自缢、溺、暍之法，并出自张仲景为之。其意殊绝，殆非常情所及，本草所能关，实救人之大术矣。伤寒家数有暍病，非此遇热之暍。见《外台》、《肘后》目。

【注释】伤寒家数有暍病，非此遇热之暍：研究伤寒的医家认为有多种暍病，不单指这种感受暑热的暍病。《三因极一病证方论·中暑论》："伤暑、中暍，其实一病，但轻重不同，新校正要略者，乃云伤寒家别有暍病，非也。"

【白话解】落水淹死的急救方。

取灶膛中的灰，两石多，将人从头到脚埋起来，体内的水会从人的七窍中溢出来，患者就可以救活了。

以上上吊自杀、落水淹死、中暍的急救方法出自张仲景，其方法与众不同，恐怕不是一般人能做到的，也不是单凭本草就可以救治的，这种急救方法是救人性命的高明医术。有些研究伤寒的医家认为有多种暍病，并不是以上提到的感受暑邪的中暑。

【解析】本条论述溺死的急救法，并表明以上缢死、溺死等救治法均出自张仲景的医术。人为水所淹溺，水从孔窍内入，灌注脏腑，气机壅闭。死于窒息，故取温暖干燥之灶中灰（新烧之草木灰）埋人，外温阳气，内渗水湿，气血流通，水大出孔窍而愈，此急救法有一定疗效。

【原文】治马坠及一切筋骨损方　见《肘后》方。

大黄一两（切浸，汤成下）绯帛（如手大，烧灰）乱发（如鸡子大，烧灰用）久用炊单布一尺（烧灰）败蒲一握三寸 桃仁四十九个（去皮尖，熬）甘草如中指节（炙，剉）

上七味，以童子小便量多少，煎成汤，内酒一大盏，次下大黄，去滓，分温三服，先剉败蒲席半领，煎汤浴，衣被覆复，斯须通利数行，痛楚立差。利及浴水赤，勿怪，即瘀血也。

【注释】①马坠：指从马背等高处坠下引起的筋骨损伤。

②浸：徐本误作"侵"。

③绯帛：红色的丝织品。

④炊单布：蒸饭时铺在蒸锅上的布。

⑤败蒲一握：败蒲即蒲葵叶，为棕榈科蒲葵属植物蒲葵的叶片，又称败蒲扇；一握，即一把，用手握住的分量。

⑥ 熬：底本误作"契"，赵本误作"喫"（即吃）。现据俞本、徐本改。

⑦ 童子小便：为七岁以下健康儿童的尿液。有止血散瘀的作用。

⑧ 覆复：俞本、徐本、赵本作"盖覆"，即遮盖。

⑨ 斯须：须臾，一会儿。

【白话解】治疗从马上摔下来，以及一切筋骨损伤的方法。

将大黄、绯帛、乱发、炊单布、败蒲、桃仁、甘草这七味药物，先煎童子尿，然后再放入一大杯酒，之后放入大黄，煎好后，去掉药渣，分三次温服。另外，先将半件衣服大小的旧蒲席切碎，然后煎汤进行药浴，再穿好衣服，盖上被子，稍等一会儿，多次大便之后，疼痛就会减轻。排出的大便和洗浴的水都是红色的，不要大惊小怪，这是体内瘀血排出体外的缘故。

【解析】本条论述跌仆损伤的救治方。病人因从马背高处坠下，伤损筋骨内外，血瘀气结，治当活血行瘀镇痛，方中以桃仁、大黄逐瘀为主；绯帛能疗金疮出血，消肿止痛，活血祛瘀；乱发为血之余，有消瘀止血之功；童便引瘀下行；炊布散滞消肿；甘草缓急，调和诸药；酒助药力，疗内脏瘀血滞气；再加败蒲席灰破血行气，以煎汤沐浴，暖以衣被，使全身经络气血运行，收内消外散之效，则痛楚立除。方后云"浴水赤"，当是败蒲席之色，绝非瘀血。后世治急性疮伤，多取法于此。

禽兽鱼虫禁忌并治
第二十四

【原文】凡饮食滋味，以养于生，食之有妨，反能为害。自非服药炼液，焉能不饮食乎？切见时人，不闲调摄，疾疢竞起，若不因食而起。苟全其生，须知切忌者矣。所食之味，有与病相宜，有与身为害，若得宜则益体，害则成疾，以此致危，例皆难疗。凡煮药饮汁，以解毒者，虽云救急，不可热饮，诸毒病得热更甚，宜冷饮之。

【注释】① 服药炼液：指古代道家辟谷炼丹的养生方法。今已不用。《金匮玉函要略述义》："服药炼液，言道家辟谷之流。"

② 疾疢（chèn）竞起：疾病相逐而起。疢，本意为热病，此引申为病。《诗·小雅·小弁》："如疢首。"郑玄笺："犹病也。"

③ 若：俞本作"莫"。《金匮要略编注》："若，恐是'莫'字。"

④ 不可热饮，诸毒病得热更甚：俞本作"不可热，更甚"。

⑤ 诸毒病：凡毒物（能损害人体健康的物质）经气道、食管、血液或皮毛吸收进入机体引起的疾病，包括食物、药物、虫兽伤和秽浊之气中毒的临床表现，统称诸毒病。

【白话解】凡是饮食五味，都是用来帮助长养生命的，若食用有误，反而对身体有害。如果不是炼丹、辟谷的人，怎能离得开日常的饮食呢？看看现在的人，平常不注意调护摄养，以致疾病相继产生，都是因饮食不当而引起的。若想保全身体不使其有病，就必须要了解饮食禁忌。吃的食物，有的与治病相符，有的则对身体有害，相符则有助于身体的恢复，有害便会引起疾病，像这样发展而成的危重情况，都较难治疗。凡是用来解毒的汤药，即使情况危急，也不可热服，这是因为由中毒而引起的疾病遇热汤后会更严重，如此便应该冷却后服用。

【解析】本条论述饮食对于养生的重要性以及解毒药的服法。凡饮食精华皆可以养生，倘不知禁忌，食之无益，反能为害。除了服药炼丹而辟谷的所谓道家不饮食（指不食五谷和肉类，但可服食黄精、百合、何首乌等）之外，任何人都要依赖饮食来维持生命。今时之人，不知调养摄生的方法，以致疾病丛生。没有一个人不是靠饮食而生存的，但要想使自己的身体能够安然无恙，健康长寿，对饮食的服用与禁忌，就应该有所知晓。所吃的食物，有的是适宜治病的，有的则为害于身体，倘若食之得宜，则有益于身体；食之不宜，则能为害而引起疾病，并且由于饮食不当，而致疾病转危，皆难于治疗。凡煮药饮汁以解毒者虽在于救急使用，切不可趁热而饮。凡邪毒必热，热饮则诸毒病得热更甚，故解毒药宜冷后饮服。

【原文】肝病禁辛，心病禁咸，脾病禁酸，肺病禁苦，肾病禁甘。春不食肝，夏不食心，秋不食肺，冬不食肾，四季不食脾。辨曰：春不食肝者，为肝气王，脾气败，若食肝，则又补肝，脾气败尤甚，不可救。又肝王之时，不可以死气入肝，恐伤魂也。若非王时即虚，以肝补之佳，余脏准此。

【注释】① 肝病禁辛……肾病禁甘：这是以五行、五脏配五味的生克关系论饮食禁忌。五行相生关系是：木生火，火生土，土生金，金生水，水生木；五行相克关系是：木克土，土克水，水克火，火克金，金克木。因金克木即肺克肝，而辛入肺，故肝病禁辛，以此类推。

② 王：通"旺"。

③ 死气：耗伤肝气的食品或药品。

④ 伤魂：徐本误作"复魂"，指伤精神。

【白话解】患肝病的人应禁食辛味的食物，患心病的人应禁食咸味的食物，患脾病的人应禁食酸味的食物，患肺病的人应禁食苦味的食物，患肾病的人应禁食甘味的食物。春季不宜吃肝，夏季不宜吃心，秋季不宜吃肺，冬季不宜吃肾，四季都不宜吃脾。解释说：春季不宜吃肝，是因为春天肝气本来就旺，而脾气较弱，如果再吃肝，则肝气更旺，（肝木克伐脾土）而脾气愈发衰败，便无法救治了。并且，肝气旺时补肝，因死气入肝，恐损害肝脏所藏之魂。若非肝旺之时则肝虚，就可以食肝以补益肝气，其他脏器以此为准则。

【解析】本条论述五脏病的食忌及四季食五脏的禁忌。肝属木，肝病者若食辛味，辛能助肺伤肝，故肝病禁辛；心属火，心病者若食咸味，咸能助肾伤心，故心病禁咸；脾属土，脾病者若食酸味，酸能助肝伤脾，故脾病禁酸；肺属金，肺病者若食苦味，苦能助心伤肺，故肺病禁苦；肾属水，肾病者若食甘味，甘能助脾伤肾，故肾病禁甘。

四时又有不宜食者，如春季肝旺脾弱，若食肝则肝得补，肝旺脾受克而更弱，故曰不可救。此春不食肝之机理。肝旺时食肝不但伤脾，且肝木所藏之魂，因死气入肝而伤；如果非肝旺即肝虚时，食肝以补其肝虚则佳，余脏亦依此类推。

【原文】凡肝脏自不可轻啖，自死者弥甚。

【注释】① 轻啖：轻易食用。

② 弥甚：《肘后》作"弥勿食之"。

【白话解】动物的肝脏不可轻易食用，其中是因为动物自己得病而死的就更不能食用了。

【解析】本条论述肝脏不可轻易食用。古人认为诸畜兽临杀之时必有所惊，肝有所忿，绝气归肝，食之不利。肝脏乃解毒器官，必藏有毒质，故不轻易食之，如兽自死者，必肝脏中毒或患疫疬，更不可食。

【原文】凡心皆为神识所舍，勿食之，使人来生复其报对矣。

【注释】① 凡心皆为神识所舍：心藏神，主神明。心，此指脑的功能；神，指人的精神意识及思维活动。凡心皆，《外台》作"诸心皆勿食之"，下无"勿食之"三字。

② 复其报对矣：《外台》作"获报时"。

【白话解】心是神志意识所在的器官，不可食用，否则来生要遭受报应。

【解析】本条论述动物的心（脑）不可食。此说不可信。"来生复其报对"，更为迷信之说。

【原文】凡肉及肝，落地不着尘土者，不可食之。

猪肉落水浮者，不可食。

诸肉及鱼，若狗不食、鸟不啄者，不可食。

【注释】① 凡肉及肝，落地不着尘土者：肉或肝由于变质肿胀，表面光滑，故不沾尘土。

② 猪肉落水浮者：猪肉，俞本作"诸肉"。《金匮要略今释》："'猪'字作'诸'，为是。诸肉落水本自沉，为其比重大于水也。若日久腐败发酵而含有气体，则落水反浮，此与溺水死者久则自浮同理，肉既腐败，故不可食。"

③ 狗不食、鸟不啄：狗、鸟等动物的嗅觉较人类灵敏，若肉及鱼腐败有毒，狗、鸟都不会吃。啄，鸟用嘴取食。

【白话解】凡是肉类或动物肝脏，若落在地上却不沾染尘土，就不可食用。

猪肉能够浮于水面之上的，不可食用。

肉类和鱼类，如果狗不吃、鸟不啄的，不可食用。

【解析】肉类或动物肝脏，传染中毒，腐败水肿，故落地不沾尘土，不可食。诸肉类（不限于猪肉）日久腐败产气，故置水中浮鼓于外，亦不可食。飞鸟禽兽的视、味、听、嗅觉较人类灵敏，故狗、鸟等不食之肉或鱼，必腐败有毒，绝不可食。

【原文】诸肉不干，火炙不动，见水自动者，不可食之。

肉中有如朱点者，不可食之。

六畜肉，热血不断者，不可食之。

父母及身本命肉，食之令人神魂不安。

食肥肉及热羹，不得饮冷水。

诸五脏及鱼，投地尘土不污者，不可食之。

【注释】① 诸肉不干，火炙不动：各种肉经风吹、火烤必能自干。若不干则是已腐败水肿。《金匮要略语译》："肉腐败了，自然不会干燥，火炙不动是说经火炙，仍然改变不了腐败的气味。"

② 见水自动：肉类腐败则产气，入水则气出而自己动起来。

③ 肉中有如朱点：指肉中有瘀斑出血点，这是因疫病而死的动物。《高注金匮要略》："肉中朱点，如人病瘟热，而发为斑疹之象。疫疠之畜可知矣。"

④ 六畜肉：指牛、马、猪、羊、鸡、狗之肉。

⑤ 热血不断：病畜出血不断，可知是牲畜中毒或得疫疠之病，凝血机制发生障碍所致。

⑥ 本命肉：生肖所属动物的肉。《金匮要略今释》："本命所属，谓子鼠、丑牛之等。"食用父母及自己的属相动物的肉，可能引起精神不安的心理反应。

【白话解】肉类如果风吹不干，用火烤也没有变化，而放入水中却能动起来的，不可食用。

肉中有朱点样异物的，不可食用。

各种牲畜如果因流血不断而死的，其肉不可食用。

食用与父母以及自己的属相相合的动物之肉，会让人神志不宁、魂魄不安。

吃肥肉和热肉汤时，不可饮用冷水。

凡是五脏肉和鱼类，掉落在地上后不沾染尘土的，不可食用。

【解析】肉类久放必自干，若久放而不干，说明已腐败水肿，故不可食；肉被火烤炙可收缩而动，若腐败水肿，则火炙不动；肉腐而产气，入水气出自动。总之，此乃物理异常现象，与毒有关，故均不可食。肉中有朱点，乃恶血所聚而成的瘀斑出血点，必为疫疠之畜肉，或为感染包囊虫之肉，均有毒，不可食。原文"朱"，亦可作"米"。据《经史证类大观本草·卷十八》引陈藏器"肉中有星如米杀人"。宰杀牲畜，血热之气还没有消散，便不忍心吃。父母及自己的生辰时肖所属之肉（如生于丑时，丑属牛），即使无毒如牛肉，也不可食。因有一定心理因素，故食之神魂不安。古人认为此乃仁人孝子之心，不必拘泥此说。吃肥肉和热油汤、肉汁，因系浓腻的脂肪，故不要在同一时间饮冷水，不然则凝固不化，容易导致消化系统疾病。五脏肉和鱼类，落地沾灰说明其水分很足，很新鲜，如果不沾染尘土那就说明其表面很干，要么是因为放的时间很长，要么是因为本身就有变质，食之必损身心，所以不能食用。

【原文】秽饭、馁肉、臭鱼，食之皆伤人。

自死肉，口闭者，不可食之。

【注释】① 秽（huì）饭：被污染的米饭。秽，肮脏。

② 馁（něi）肉、臭鱼：臭肉、烂鱼。馁，指鱼类臭烂。《论语·乡党》"鱼馁而肉败。"《尔雅》："肉谓之败，鱼谓之馁。"《高注金匮要略》："当是馁鱼臭肉。"

【白话解】食用被污染的饭食以及腐烂的肉类、鱼类，会损伤身体。

动物自己因病而死以致口闭不开的，不可食用。

【解析】凡是污秽之饭、馁烂之鱼及臭肉，均有细菌毒素，皆不利于脏腑而致病，故曰"食之皆伤人"。凡自死之动物，非中毒即染疫其肉，都不可食（不论口闭与否）。口闭可能是毒不外泄的缘故，更不应食。

【原文】六畜自死，皆疫死，则有毒，不可食之。

兽自死，北首及伏地者，食之杀人。

食生肉，饱饮乳，变成白虫。一作血蛊。

疫死牛肉，食之令病洞下，亦致坚积，宜利药下之。

脯藏米瓮中，有毒，及经夏食之，发肾病。

【注释】① 疫死：《肘后》、《外台》作"是遭疫"。

② 北首：头向北。头朝北而死，不可解。

③ 伏地：伏倒在地上，多因暴病而死。

④ 白虫：寸白虫，今名为绦虫（猪肉中有猪绦虫，牛肉中有牛绦虫）。《金匮要略今释》："虫之孳生必有卵子，生肉中或有虫若子，食之病虫，事诚有之，猪肉中之绦虫，是其例矣。"

⑤ 血蛊（gǔ）：中医病名，因蓄血及虫积引起的鼓胀。其症见腹部胀大如鼓，青筋暴露，不能进食，面色萎黄而晦暗等。

《说文解字》："蛊，腹中虫也。"

⑥ 洞下：亦称"洞泄"，中医病证名，泄泻无度，如洞之漏下，故名。

⑦ 坚积：指积病，中医病证名。如虫积、食积等，其证腹部坚硬有包块。

⑧ 利药：指消导通利的药物。《金匮要略今释》："此洞下与坚积，皆宜利药下之，一则助其祛毒，一则经行消积也。"《肘后》作"以痢丸下之"。

⑨ 脯（fǔ）：干肉。《高注金匮要略》："肉之干者为脯。肉忌受热，受热则腐，干肉得热，形虽不腐，而其性已内败，致成死朽之顽质，故有毒。"

⑩ 米瓮（wèng）：米缸。瓮，陶制的盛器。

【白话解】凡是牲畜自己死亡的，都是染疫病所致，其肉有毒，不可食用。

兽类死亡，凡是头朝北或者倒地而死的，其肉食用起来对人体有害。

吃生肉，喝生奶，体内容易生寄生虫。另一种说法是会形成血蛊。

得瘟疫而死的牛，吃其肉会让人泄泻不止，也会导致腹中坚硬有包块，此时应该用攻下的药物以消积攻滞。

干肉贮藏在米缸中，时间久了会变得有毒，到了炎热的夏天食用，会引发肾病。

【解析】疫毒能使六畜死亡，其肉必有毒，故不可食。古人认为，凡兽头朝北向而死，死不僵直，斜倒而伏地者，一则感北方阴寒毒疠之气而暴死；二则死兽有灵知，故食之有害。此条有待研究。吃生肉，或饱饮乳酪，则成温热（生肉或乳内有虫卵或幼虫未经煮沸消毒），变生寸白虫。疫死牛肉，有毒，食之则病洞泄，为祛毒自下的反应。若肉毒壅阻、气血瘀滞，或可致坚痞积聚，则皆宜利药攻下之，借以消积导滞，排疫毒于体外。干肉储藏在米缸里，湿热郁蒸，或者在夏季发霉腐坏，都有毒。腐气入肾，则发肾病；入脾胃则生胃肠病。

272

【原文】治自死六畜肉中毒方

黄柏屑，捣，服方寸匕。

【注释】① 治：《肘后》作"食"，《外台》作"又食"。

② 肉：《肘后》、《外台》作"诸肉"。

③ 黄柏屑，捣：《肘后》作"黄柏末"，《外台》作"捣黄柏末"。

④ 服方寸匕：《外台》作"以水和方寸匕服"。其下《肘后》有"未解者数服"，《外台》作"未觉再服差"。

【白话解】治疗因食用有病动物的肉而中毒的方法：黄柏的碎屑，捣碎，服用一方寸匕。

【解析】本条论述食用病死畜诸肉中毒的治方。六畜自死必因毒疫，导致畜肉变质，食之则中毒。因苦寒之黄柏为清热解毒药，利下而泻膀胱，能导热毒外出，故用之。

【原文】治食郁肉漏脯中毒方　郁肉，密器盖之隔宿者是也。漏脯，茅屋漏下沾着者是也。

烧犬屎，酒服方寸匕。每服人乳汁亦良。

饮生韭汁三升，亦得。

【注释】① 郁肉：放在密闭的器物中过夜的生肉或熟肉，容易变质而产生毒素。"郁肉"下，《外台》有"及"字。

② 漏脯：挂在茅屋下经水打湿的肉脯，变质而有大毒。

③ 犬屎：狗粪，其效用待考，今已不用。《肘后》作"人屎末"，《外台》作"取犬矢烧末，以"。

④ 人乳汁：人乳有甘寒解毒的作用。

⑤ 饮生韭汁三升：韭汁为百合科葱属植物韭叶所捣的汁。有补肾温中、行气解毒的作用。《肘后》作"捣薤汁服二三升"。《千金要方》："捣韭汁服之良。"《外台》作"捣生韭，绞取汁，服一二升"。

【白话解】治疗食用郁肉、漏脯而中毒的方法：

烧过的狗屎，用酒送服一方寸匕；喝人的乳汁效果也很好。

喝生韭菜汁三升，也有效。

【解析】本条论述食郁肉、漏脯导致食物中毒的治方。密闭容器盖过夜的肉受病菌污染，或茅屋漏下污染了的脯肉，均可导致食物中毒。烧犬屎、人乳汁、生韭汁均有解毒作用。

【原文】治黍米中藏干脯食之中毒方

大豆浓煮汁，饮数升即解。亦治狸肉漏脯等毒。

【注释】① 黍米中藏干脯：《千金要方》作"脯在黍米"。黍米，为禾本科黍属植物黍的种子，今称为高粱。有益气补中的作用。古人常在黍米中贮藏干肉，由于闷热不透气，而导致霉变，食之易中毒。

② 大豆浓煮汁，饮数升即解：《千金要方》作"曲一两，以水一升盐两撮，煮服之良"。大豆，为豆科大豆属植物大豆黑色成熟种子。入药用黑大豆，有解诸毒、祛湿热的作用。《金匮要略直解》："大豆能解诸毒，故用以治。"

③ 亦治狸肉漏脯等毒：《肘后》作"兼解诸肉漏毒"。狸肉，即野猫肉。

【白话解】治疗因食用贮藏于黍米中变质的干肉而中毒的方法：将大豆煮成浓汁，喝下几升，就可解毒。也可治疗因食用野猫肉或者漏脯所导致的中毒。

【解析】本条探讨大豆汁的解毒适应证。此种经验性的治疗法反映了对待中毒方面的探索及实践，为后世医学研究中毒及解毒方面给予启示。

【原文】治食生肉中毒方

掘地深三尺，取其下土三升，以水五升，煮数沸，澄清汁，饮一升，即愈。

【注释】① 掘地深三尺，取其下土：下土，指地下三尺深的泥土，与水同煮，相当于地浆水。《医宗金鉴》："地浆能解诸毒，掘得黄土，有泉渗出，谓之地浆。三尺，大概言也。"《本草纲目》弘景云："此掘黄土地作坎，深三尺，以新汲水沃入，搅浊，少顷，取清用之，故曰地浆。"《千金要方》无"其"字。

② 煮数沸，澄清汁，饮一升，即愈：《千金要方》作"煮土

五六沸，取上清，饮一升，立愈"。

【白话解】治疗因食用生肉而中毒的方法：挖地三尺，取用三升地下的土，用五升水煮，当水沸腾数次后，取用澄清的汁，喝一升，即可痊愈。

【解析】本条论述食生肉中毒的治方。此乃地浆解毒法，甘寒清热解毒和中。

【原文】治六畜鸟兽肝中毒方

水浸豆豉，绞取汁，服数升愈。

【注释】① 治：《外台》作"食诸"。

② 水浸豆豉：《外台》作"清水豆豉"。豆豉，即淡豆豉。由黑大豆经蒸腌发酵加工而成，有解毒利湿的作用。《金匮要略直解》："豆豉，为黑大豆所造，能解六畜胎子诸毒。"

③ 服数升愈：《外台》作"饮数升，差止"。

【白话解】治疗因食用六畜或者鸟兽的肝脏而中毒的方法：用水浸泡豆豉，绞汁取用，喝数升即愈。

【解析】本条论述食病畜鸟兽之肝中毒的治方。食六畜鸟兽之肝，中毒在胃。豆豉为黑大豆所造，能解诸毒，并有一定的涌吐作用。

【原文】马脚无夜眼者，不可食之。

食酸马肉，不饮酒，则杀人。

马肉不可热食，伤人心。

马鞍下肉，食之杀人。

白马黑头者，不可食之。

白马青蹄者，不可食之。

马肉、狨肉共食，饱醉卧，大忌。

驴马肉合猪肉食之，成霍乱。

马肝及毛，不可妄食，中毒害人。

【注释】① 夜眼：《高注金匮要略》："马前足内臁膝下，有无毛黑点，大如博棋，名夜眼，筋之所出也。"

② 酸马肉：酸，《外台》作"骏"。骏马，即良马。马肉有

强壮筋骨的功效。

③ 则杀人：《外台》作"杀人也"。

④ 马鞍下肉："马鞍"指盖在马背上的皮革。马鞍下的肉由于经常摩擦，皮肉坚硬，食之不易消化，对人体有害。

⑤ 食之杀人：《外台》作"不可食"。

⑥ 者：《外台》作"肉"。

⑦ 独肉：豚肉，小猪肉，此泛指猪肉。

⑧ 驴：家畜名，为马科驴属动物驴。驴肉有益气安心的作用。

⑨ 霍乱：病名，因感受暑湿外邪，吐泻交作，挥霍撩乱，病势急暴，故名。不同于现代所称"霍乱"（由霍乱弧菌引起的急性肠道传染病）。驴、马和猪的肉不宜共食，《金匮要略直解》："诸肉杂食，伤损肠胃，撩乱脏腑，故成霍乱"。

【白话解】马前脚上没有"夜眼"的，其肉不可食用。

吃马肉时如果不饮酒，会损伤身体。

马肉不可热吃，否则会损伤心神。

马鞍覆盖部位的肉，吃了会损害身体。

白马而头为黑色的，不可食用。

白马而见青蹄的，不可食用。

马肉和猪肉一同食用，又饱食醉酒而卧，是犯大忌。

驴肉、马肉和猪肉一同食用，会导致上吐下泻的霍乱病。

马肝和马毛，不可随便食用，容易使人中毒。

【解析】马脚无夜眼，不能夜行，以其形异肝毒闭结周身，故戒食。其理有待研讨。"酸"，《外台秘要·卷三十一》作"骏"。马肉辛、苦、冷而酸，有毒，食后心闷，难于消化，故饮酒以运脾解毒。马属火，善走心，心为火脏，故不可热食，吃了对人体心脏有损害，当冷食之。亦有谓应该热食，并不伤人心者，存疑待考。马鞍下肉，久经汗渍臭烂有毒，吃了对人体有损害。如去其腐肉，则可食。凡马周身白，独四蹄青黑，有毒，不要吃。其理待考。马肉和猪肉一同吃，不一定生病，但若又饱大醉而眠睡，易损伤脾气，可致急性肠胃炎，故应禁忌。驴肉性发，而马肉性悍，猪肉属阴，诸肉其性相逆，故杂食之撩乱脏腑，可致呕吐、腹泻等胃肠病。马肝脏及毛，对人体有损害，吃了谨防中毒。

【原文】治马肝毒中人未死方

雄鼠屎二七粒，末之，水和服，日再服。屎尖者是。

又方

人垢，取方寸匕，服之佳。

【注释】① 治马肝毒中人未死：《肘后》、《外台》作"食马肝中毒"。《千金要方》作"治生食马肝，毒杀人"。

② 雄鼠屎二七粒，末之：《肘后》、《千金要方》、《外台》作"取牡鼠屎二七枚，两头尖者是"。鼠屎为鼠科鼠属动物褐家鼠、黄胸鼠的粪便。用以治疗食用马肝中毒，此法不可解。

③ 水和服，日再服：《肘后》作"水和饮之，未解者，更作"。《千金要方》作"以水研饮之，不差更作"。《外台》作"水和研饮之"。

④ 人垢，取方寸匕：《医宗金鉴》："人垢，即人头垢也。用方寸匕，酒化下，得吐为佳。"此法更令人费解。吐法可取，但宜用药物催吐为佳。《千金要方》作"取头垢如枣核大"。《外台》作"服头垢一钱匕"。

⑤ 服之佳：《千金要方》作"吞之起死人"。《外台》作"立差"。

【白话解】治疗食用马肝而中毒尚未死亡的方法：将十四粒雄鼠屎研成末，用水调和服用，每日两次。

另有一个方子：人头垢，取方寸匕，服后效果良好。

【解析】本条论述食马肝中毒的治方。雄鼠屎气味甘，微寒无毒，入足厥阴肝经，其所治皆厥阴血分之病。马食鼠屎则腹胀，故用鼠屎治马肝中毒，取物性相制之意，可参。临床应用，雄鼠屎有活血化瘀、解毒消积的作用。头垢，气味咸，苦温有毒，系人汗液所结，服后要吐，此治马肝中毒者，亦以毒解毒之意。

【原文】治食马肉中毒欲死方

香豉二两　杏仁三两

上二味，蒸一食顷，熟，杵之服，日再服。

又方

煮芦根汁，饮之良。

【注释】① 治食马肉中毒欲死方：《肘后》、《外台》作"食马肉洞下欲死者方"，《千金要方》作"治马肉血洞下欲死方"。

② 香豉二两　杏仁三两：《肘后》、《千金要方》、《外台》作"豉二百粒，杏仁二十枚"。

③ 蒸一食顷：《肘后》作"蒸之五升饭下"，《千金要方》作"蒸之五升米下"，《外台》作"合于炊饭中蒸之"。蒸，俞本作"煮"。

④ 熟，忤之服，日再服：《肘后》作"熟合捣之，再朝服令尽"，《千金要方》作"饭熟捣之，再服令尽"，《外台》作"捣丸服之，立差"。

⑤ 芦根：为禾本科芦苇属植物芦苇的根茎。有清热养阴的作用。《医宗金鉴》："芦根，味甘性寒，解诸肉毒。"

⑥ 煮芦根汁，饮之良：《千金要方》作"芦根汁饮以浴，即解"。

【白话解】治疗因食用马肉而中毒将要死亡的方法：二两香豉，三两杏仁。这两味药，蒸一顿饭的时间，熟后，捣碎服用，每日两次。

还有一个方：煮芦根，取汁饮用，效果佳。

【解析】本条论述食马肉中毒的解救法。食马肉中毒欲死兼腹胀者，香豉解毒，杏仁利气，则毒胀自消。马性喜芦，芦根味甘性寒，能解诸肉毒，有利尿解毒之功，尤善解病马之毒。

【原文】疫死牛，或目赤，或黄，食之大忌。

牛肉共猪肉食之，必作寸白虫。

青牛肠，不可合犬肉食之。

牛肺，从三月至五月，其中有虫如马尾，割去勿食，食则损人。

牛羊猪肉，皆不得以楮木、桑木蒸炙，食之令人腹内生虫。

啖蛇牛肉杀人，何以知之？啖蛇者，毛发向后顺者，是也。

【注释】① 青牛：水牛因皮色青苍，故名青牛。《外台》无"青"字。《金匮要略直解》："青牛，水牛也。其肠性温，犬肉性热，温热之物，不可合食。"

② 犬：《外台》犬下有"血"字。

③ 牛肺……割去勿食：三、五月间，气温转暖，虫卵孵化发育。若牛吞食虫卵后，在肠内发育，上窜入肺，故牛肺有虫，当割去不食。

④ 楮（chǔ）木：构树，亦名榖树。

⑤ 桑木：为桑科桑属植物桑树。

⑥ 令人腹内生虫：肉蒸炙不熟，食后致腹内生虫，与木材无关。

⑦ 啖蛇牛肉：吃被蛇毒死的牛的肉。

⑧ 毛发向后顺：指被蛇毒死的牛，皮毛发紧。

【白话解】因瘟疫而病死的牛，有的目赤，有的目黄，千万不可以食用。

（不熟的）牛肉与猪肉共同食用，会感染寸白虫。

青牛肠不可与狗肉一同食用。

三月至五月间的牛肺，多生有像马尾一样的虫，应当割去，不能食用，食用则有损身体。

牛、羊、猪肉都不可用楮木和桑木蒸煮、烤炙，食用的话会让人腹中生虫。

被蛇毒死的牛，其肉食之有损身体，该如何辨别呢？被蛇毒死的牛，毛发会向后，就是这样辨别。

【解析】牛染疫而死，两目或赤或黄，说明毒气内传肝胆脾胃，尤当忌食。"牛肉共猪肉食之，必作寸白虫。"当与第十六条对参，牛肉性滞，猪肉动风，入胃不消，酿成湿热则生虫。如果没有煮熟，与生食无异，则可能感染寸白虫。水牛之肠性温难化，犬肉性热，不可合食。其理尚待进一步研究。三月至五月，乃春夏相交湿热郁蒸之季，昆虫繁衍附于水草，牛食入胃，虫即入肺（有肺吸虫或蛔虫幼虫），使肺腐败发黏，其形如马尾，此时当割去肺脏，否则食即伤人。但亦有牛肺三月至五月无虫者，则可食。牛、羊、猪肉，都不要用楮实子树或桑树柴来蒸和烧烤，食之可使腹内生虫。其理难解，不可尽信。被蛇毒死的牛（或牛食毒蛇盘卧之草），人吃了这种牛肉也会中毒。怎么知道牛被蛇毒死的呢？死牛全身的毛总是向后顺倒的（即牛毛前指），皮毛发紧，毛骨悚然者即是。

【原文】治啖蛇牛肉食之欲死方

饮人乳汁一升，立愈。

又方

以泔洗头，饮一升，愈。

牛肚细切，以水一斗，煮取一升，暖饮之，大汗出者愈。

【注释】① 以泔洗头，饮一升：用淘米水洗头去垢，并饮此洗头水以引吐。米泔汁，甘凉，也能解毒。《金匮要略直解》："取头垢，能吐其毒也。"

② 牛肚：牛胃。

【白话解】治疗因食用吃蛇而死的牛的肉而中毒将要死亡的方法：饮用人乳一升，会很快痊愈。

还有方：用淘米水洗头，并饮用淘米水一升，能够治愈这种疾病。

将牛肚切成细丝，用一斗水，煎煮到还剩下一升的时候，趁热饮用，服用之后患者出了很多汗就痊愈了。

【解析】本条论述误食被蛇毒死的牛的肉解毒法。被蛇毒死的牛的肉有毒，食之欲死，故饮人乳汁甘寒解毒而愈。米泔甘凉，以之洗去垢，而饮以头垢泔汁者，既取头垢引吐，又取米泔能解毒。牛肚甘温，既补中益气、养脾胃，又能解毒，暖饮致大汗出者，亦排毒之意。

【原文】治食牛肉中毒方

甘草煮汁饮之，即解。

【注释】甘草煮汁饮之，即解：《肘后》作"煮甘草饮汁一二升"。《千金要方》作"水煮甘草汁饮水"。

【白话解】治疗因食用牛肉而中毒的方法：用甘草煮汁，喝下就可以解毒。

【解析】本条论述食牛肉中毒的解救法。甘草，能解百毒（其中甘草甜素及其钙盐有解毒作用），对药物中毒、食物中毒（如蛇毒、河鲀毒等）、体内代谢产物中毒及细菌毒素中毒等，均有一定的解毒作用。

【原文】羊肉，其有宿热者，不可食之。

羊肉不可共生鱼、酪食之，害人。

羊蹄甲中有珠子白者，名羊悬筋，食之令人癫。

白羊黑头，食其脑，作肠痈。

羊肝共生椒食之，破人五脏。

猪肉共羊肝和食之，令人心闷。

猪肉以生胡荽食之，烂人脐。

猪脂不可合梅子食之。

猪肉和葵食之，少气。

鹿人不可和蒲白作羹，食之发恶疮。

麋脂及梅李子，若妊妇食之，令子青盲，男子伤精。

獐肉不可合虾及生菜、梅、李果食之，皆病人。

痼疾人不可食熊肉，令终身不愈。

【注释】① 羊肉：为牛科山羊属动物山羊或绵羊属动物绵羊的肉，性温，有温中暖胃、益气补虚的功效，为冬令补品，可治血虚而寒的腹痛，但怀孕妇女及患热病的人不可食。《食疗本草》："羊肉，妊娠人勿多食。患天行及疟人食，令发热困重致死。"

② 宿热者：指原患有热病的人。

③ 生鱼：未经加工（腌制等）的鱼类食品。《金匮要略直解》："生鱼，鲔之属。"

④ 酪：为牛、马、羊等的乳汁炼制而成的食品。酪，《千金要方》下有"和"字。

⑤ 羊蹄：《千金要方》上有"凡一切"三字。

⑥ 甲中有珠子白：指爪甲中有白色斑点。

⑦ 癫：癫疾，是一种发作性神志失常的病证。

⑧ 生椒：又名花椒。为芸香科花椒属花椒、青椒的果皮。有温中除湿的功效。

⑨ 胡荽：又名芫荽，俗称香菜。为伞形科芫荽属植物芫荽的带根全草。嫩苗作菜，也作汤料，有发表、透疹、消谷的作用。

⑩ 猪脂：猪油。

⑪ 梅子：青梅。为蔷薇科杏属植物梅的未成熟果实。味酸，有生津止渴作用。

⑫ 葵：植物名。为锦葵科锦葵属植物冬葵。古人常食的蔬菜之一，有"百菜之王"之称。

⑬ 鹿人：俞本作"鹿肉"，当是。《千金要方》作"白鹿肉"。为鹿科鹿属动物梅花鹿和马鹿的肉。鹿肉能补中益气。

⑭ 蒲白：蒲菜。为香蒲科香蒲属植物水烛香蒲的嫩芽。《金匮要略直解》："蒲白，想是蒲笋之类。"

⑮ 麋（mí）脂：麋鹿的脂肪。麋鹿为鹿科麋鹿属动物麋鹿。角似鹿非鹿，头似马非马，身似驴非驴，蹄似牛非牛，故又称"四不像"。《本草纲目》："麋似鹿而色青黑，大如小牛。"

⑯ 李子：为蔷薇科李属植物李树的果实。有清热生津的功效。

⑰ 青盲：中医眼科病名，视力逐渐减退，渐至失明，但眼睛外观如常。为肝肾阴虚所致。《金匮要略今释》："青盲者，眼目形色不变，但视物不见也。"

⑱ 獐：形似鹿而小，无角，因犬齿发达，又称"牙獐"。《食疗本草》："其肉，八月止十一月食之，胜羊肉。自十二月止七月食，动气也。"

⑲ 虾：虾肉有补肾壮阳、通乳托毒的功效。

⑳ 生菜：又名白苣，为菊科莴苣属植物生菜的茎叶。剥除其叶即可生吃故名。有清热、解毒、止渴的功效。

㉑ 熊肉：为熊科黑熊属动物黑熊或熊属动物棕熊的肉。《食

疗本草》："若腹中有积聚寒热者，食熊肉永不除差。"

【白话解】原本体内有热的羊，其肉不可食用。

羊肉不能与生鱼、奶酪一同食用，否则会对身体有害。

羊的蹄甲上有如珠子一般的白色斑点的，叫作羊悬筋，食用的话，会让人发癫痫。

食用黑头白羊的脑，会使人患肠痈。

羊肝与花椒一同食用，会伤人五脏。

猪肉与羊肝一同食用，会使人心胸胀闷。

猪肉与生香菜一同食用，会使人肚脐周围腐烂。

猪油不可与梅子一同食用。

猪肉与葵菜一同食用，使人感觉气短。

鹿肉不可与蒲菜一同做肉羹，食用的话会使人发恶疮。

若孕妇将麋鹿的脂肪与梅子、李子一同食用，会使腹中胎儿患青盲；男子则伤精。

獐肉不可与虾、生菜、梅子和李子一同食用，食用则伤人身体。

久病不愈的人不可吃熊肉，会使疾病终身不能痊愈。

【解析】羊肉性大热，若素有伏热之病，或属热性体质，则不宜吃羊肉，食之必发热。羊肉和生鲊鱼（一种用盐和红曲腌的鱼）、乳酪（用动物的乳汁做成的半凝固食品）混合在一起吃，易得寄生虫病，对人体有伤害。羊蹄甲里如生有白色斑点的，名叫羊悬筋证。吃了这种羊肉，可能使人害癫病，其理不明。李时珍谓羊脑"气味有毒"，并引孟诜曰"发风病。和酒服，迷人心，成风疾。男子食之，损精气，少子。白羊黑头，食其脑，作肠痈"，其理有待进一步研讨。羊肝与生椒均属辛温之品，混食则风火闭结之暴毒深入五脏，有损健康。此条恐言过其实。猪肉滞闭血脉，羊肝腻，共食则气滞而胸膈痞闷。但两者同食，一般未发现问题。生胡荽辛热气重，得腻结之猪肉固恋之，则辛热中聚，又气重之性外透，故热重之人吃多了，可发生肚脐溃烂。单味生胡荽恐有细菌和寄生虫卵污染，亦不可食，不一定烂人脐。猪脂滑利而腻膈，梅子酸涩收敛，两性相反，若同食之，则敛涩腻膈之性留恋不去，使胃脘气浊不适，故忌之。猪肉腻而滞气，葵菜滑而腻气。腻滑同食，令肠胃疏松、下注，使人有乏气的感觉。鹿肉性温，单吃烹调后的鹿肉，可有心烦、失眠、口干舌燥的现象；蒲白性辛，两物做羹食之，辛热行肉腠，可能发恶疮。此条当活看。麋脂辛寒滑利，梅李子清凉酸涩，若孕妇过食之，于肝气有亏，可能损伤胎儿眼睛，患盲病，胎教慎之。若男子过食之，于肾精有耗，可能损伤精气，致阳痿。獐肉食之动气；虾能动风热；生菜、梅李动痰，合食之，令人患风痰热气病。积久不愈、顽固病病人，当审因论治，不宜吃熊肉，因熊肉甘而滋腻，虽有补虚羸之功，但有恋邪之弊，吃了难于拔除病根。本条所论，亦当活看。

【原文】白犬自死，不出舌者，食之害人。
食狗鼠余，令人发瘘疮。

【注释】① 白犬自死，不出舌者：《医宗金鉴》："凡犬死，必吐舌，惟中毒而死，其舌不吐，毒在内也，故食之害人。"

② 狗鼠余：指被狗或鼠吃剩下的食品，为不洁之物，不能吃。《金匮要略直解》："余，狗、鼠之剩食也，其涎毒在食中，人食之，则毒散于筋络，令发瘘疮。"

③ 瘘疮：中医病名，结核生于腋下或颈旁的病证。古称马刀侠瘿，后世称"瘰疬"。即今之淋巴结炎、淋巴结结核等病。

【白话解】白狗死后不吐舌头的，吃这样的肉会伤人身体。
吃狗、鼠吃剩下的食物，会使人发瘘疮。

【解析】狗死必吐舌。白狗无故自死，死后舌头没有吐露在外面，多是中毒的现象，吃这种狗肉，对人体有害。狗或老鼠咬剩残余的食物，因其有涎毒，人若食之则散于筋络，往往会发生瘰疬病，甚而溃疡（但并非肯定发瘘疮）。

【原文】治食犬肉不消成病方　治食犬肉不消，心下坚或腹胀，口干大渴，心急发热，妄语如狂，或洞下方。

杏仁一升（合皮，熟，研用）
以沸汤三升和，取汁分三服，利下肉片，大验。

【注释】① 犬：《千金要方》作"狗"。

② 下：《千金要方》作"中"。

③ 妄语如狂：胡言乱语，犹如狂证。《千金要方》作"狂言妄语"。

④ 杏仁：《金匮要略直解》："犬肉畏杏仁，故能治犬肉不消。近人以之治狂犬咬，皆此意。"

⑤ 熟：《千金要方》无此字。

⑥ 以：赵本前有"右一味"三字，俞本有"右"字。

⑦ 取：《千金要方》前有"绞"字。

⑧ 利下肉片，大：《千金要方》作"狗肉皆完片出，即静，良"。

【白话解】食用狗肉后不消化，胸腹胀满，口干燥，非常渴，心中急躁发热，谵语妄言如同狂证，或者出现严重的腹泻，这些症状治疗的方法为：

杏仁一升，不去皮，煮熟，研碎用。用沸水三升，调和均匀，取汁，分三次服用，服后可泻下肉片，疗效非常好。

【解析】狗肉有健脾胃、壮肾阳之功，但性甚燥热，若过食不消，热阻食滞则心下坚满或腹胀，火热伤阴扰心，则口干大渴，忽发热或妄语如狂，热毒下注则洞泄不止。《本草纲目》谓：狗肉畏杏仁。盖杏仁性滑利气，服之利下狗肉之积则愈。

【原文】妇人妊娠，不可食兔肉、山羊肉及鳖、鸡、鸭，令子无声音。

兔肉不可合白鸡肉食之，令人面发黄。

兔肉着干姜食之，成霍乱。

凡鸟自死，口不闭，翅不合者，不可食之。

诸禽肉，肝青者，食之杀人。

鸡有六翮四距者，不可食之。

乌鸡白首者，不可食之。

鸡不可共葫蒜食之，滞气。一云鸡子。

山鸡不可合鸟兽肉食之。

雉肉久食之，令人瘦。

鸭卵不可合鳖肉食之。

妇人妊娠食雀肉，令子淫乱无耻。

雀肉不可合李子食之。

燕肉勿食，入水为蛟龙所啖。

【注释】① 兔肉：为兔科兔属动物东北兔、华南兔、蒙古兔及高原兔或穴兔属动物家兔等的肉。有补中益气的功效。

② 山羊肉：为牛科山羊属动物山羊的肉。

③ 鳖：又称甲鱼、团鱼。为鳖科鳖属动物中华鳖及山瑞鳖的全体。

④ 鸡：为雉科雉属动物家鸡的肉。

⑤ 鸭：为鸭科鸭属动物家鸭的肉。

⑥ 鸟：指飞禽的统称。为脊椎动物亚门鸟类。《金匮要略直解》："鸟自死，必敛翅闭口。若张翅开口，其死也异，其肉也必毒，不可食之。"《肘后》作"鸟兽"。

⑦ 口不闭、翅不合者：《肘后》作"口不开者"。

⑧ 肝青者，食之杀人：《金匮要略直解》："青者必毒物所伤，故食之能杀人。"

⑨ 翮（hé）：羽翼，在此泛指翅膀。

⑩ 四距者：距，雄鸡脚爪后突出的部分。此泛指鸡爪。《医宗金鉴》："距，鸡脚爪也，形有怪异者，有毒，故不可食。"《外台》无此三字。

⑪ 共：俞本作"合"。

⑫ 葫蒜：大蒜。为百合科葱属植物大蒜的鳞茎。有杀虫解毒消痈的作用。《千金要方》："鸡子白共蒜食之，令人短气。"

⑬ 山鸡：鸐雉（dí zhì），又称长尾野鸡。为家鸡的远祖，形似家鸡而较小。《金匮要略直解》："山鸡，鸐鸡也……性食虫蚁而有毒。"

⑭ 雉：野鸡。为雉科环颈雉属动物环颈雉。《食疗本草》："野鸡久食令人瘦。"

⑮ 鸭卵：鸭蛋。为鸭科鸭属动物家鸭的蛋。《金匮要略直解》："鸭卵性寒，发冷气，鳖肉性冷，亦发冷气，不可合食。"

《千金要方》作"鸡子"。

⑯ 不可合：不可共食。

⑰ 雀肉：为文鸟科麻雀属动物麻雀的肉。雀肉有壮阳益精的功能。每年春夏间有一雄配数雌的习性，故臆想食雀肉亦令子淫乱，此说不可信。

⑱ 燕肉：为雨燕科金丝燕属动物金丝燕的肉。

⑲ 蛟（jiāo）龙：古代传说中的动物。能发洪水，外形如蛇而有四足，有鳞。

【白话解】妇人怀孕后，不可吃兔肉、山羊肉以及鳖肉、鸡鸭肉，否则会使孩子不能发声。

兔肉不可与白鸡肉一同吃，会使人面色发黄。

烹调兔肉若用干姜，会使人上吐下泻。

凡是鸟类死亡后，口不闭合、翅膀也不收敛的，不可食用。

凡是禽类的肉，若是肝见青色的，食用后会损伤身体。

鸡有六个翅膀、四只脚爪的，不可食用。

乌鸡见白头的，不可食用。

鸡肉不可与大蒜一同食用，食用会令人胀气。

山鸡不可与其他种类的鸟兽肉一同食用。

长期食用野鸡肉会使人消瘦。

鸭蛋不可与鳖肉一同食用。

妇人怀孕后，若是吃麻雀的肉，会导致生下的孩子性情淫乱。

麻雀肉不可与李子一同食用。

燕子肉不可食用，否则入水会被蛟龙所吃。

【解析】本条涉及妊娠饮食宜忌和胎教的内容。至于"令子无声音"之说，有谓同类相感所致者，亦未可全信。兔肉不要和白鸡肉吃，吃了动湿热，易致面色发黄。此条宜活看。兔肉酸寒属阴，干姜辛热属阳，两物性味相反，故合食之则胃气不和，易致霍乱吐泻。若烹饪得法，当不致成霍乱。鸟自死必敛翅闭口，今见口大张，翅不收，其死也异，此乃传染中毒致死之象，故不可食。凡是各种禽兽肉类的肝脏，出现青黑色而有光亮的，皆传染中毒所致，人吃了也会中毒。鸡生六个翅膀、四只脚的，古人认为属怪异之禽，恐其有毒，故不可食。乌鸡应为乌首，而头反为白色，因其色彩怪异，恐有毒，最好也不要吃。可与白马黑头意互参，不可拘泥。鸡肉不要和着大蒜吃，鸡肉能动风，蒜能生痰，吃了会发动风痰，气机壅滞，出现短气等症状。此条亦当活看。山鸡常食虫蚁，甚至乌头、半夏，故多有毒，与鸟兽肉相反，不要和鸟兽肉一起吃。雉肉酸而微寒，有小毒，善食虫蚁，能发痔及疮疖，故不可常食，久食令人瘦。此条当活看。鸭蛋性寒，发冷气，鳖鱼肉性冷，亦发冷气，故不可合食。雀肉性淫，酒能乱性，妊娠戒食，属"胎养"内容，可供研究。雀肉性温热而味甘，虽有壮阳益气之功，但李子之酸涩，则热性不行而滞气，故不可共食。此条尚待进一步研究。李时珍认为燕肉酸、平、有毒，食之损人神气，故不可食。至于谓蛟龙嗜燕，人食燕者不可入水恐为虚妄，则不可信。

【原文】治食鸟兽中箭肉毒方　鸟兽有中毒箭死者，其肉有毒，解之方

大豆煮汁及盐汁，服之，解。

【注释】①鸟：《外台》作"禽"。

②盐：吴本、《外台》作"蓝"。蓝汁，即蓝实、蓼实、蓼蓝的果汁。蓼实为蓼科蓼属植物水蓼的果实。《神农本草经》："主解诸毒。"《金匮玉函要略辑义》引《肘后》："肉有箭毒，以蓝汁大豆，解射罔毒。又《外台》张文仲：'禽兽有中毒箭死者，其肉有毒，可以蓝汁大豆，解射罔也。'依此则'盐'是'蓝'之讹，字形相似也。"

【白话解】治疗食用因中毒箭而死的鸟兽肉的方法。鸟兽因中毒箭而死的，其肉也有毒，如果误食，解救之方如下：将大豆煮汁与蓝汁一同服用，可解毒。

【解析】本条论述食中毒箭而死的鸟兽的解毒方。箭药多是射罔毒，"射罔"，为草乌头汁制成的膏剂，苦热有大毒，故鸟兽中毒箭死者，可以大豆汁解乌头毒。蓝汁，即蓝实（蓼蓝的果实）汁，其叶或全草（大青）及叶的加工制成品（青黛、蓝靛）、

其根（板蓝根）均有解毒之功。《品汇精要》载蓝实"解毒药、毒箭、金石药毒、狼毒、射罔毒"。而盐汁只能解螫毒，不能解乌头毒。

【原文】鱼头正白如连珠至脊上，食之杀人。

鱼头中无腮者，不可食之，杀人。

鱼无肠胆者，不可食之，三年阴不起，女子绝生。

鱼头似有角者，不可食之。

鱼目合者，不可食之。

六甲日，勿食鳞甲之物。

鱼不可合鸡肉食之。

鱼不得合鸬鹚肉食之。

鲤鱼鲊，不可合小豆藿食之，其子不可合猪肝食之，害人。

鲤鱼不可合犬肉食之。

鲫鱼不可合猴雉肉食之。一云不可合猪肝食。

鳀鱼合鹿肉生食，令人筋甲缩。

青鱼鲊，不可合生葫荽及生葵并麦中食之。

鳅、鳝不可合白犬血食之。

龟肉不可合酒、果子食之。

鳖目凹陷者及厌下有王字形者，不可食之。其肉不得合鸡鸭子食之。

龟、鳖肉不可合苋菜食之。

虾无须及腹下通黑，煮之反白者，不可食之。

食鲙，饮乳酪，令人腹中生虫为瘕。

【注释】① 鱼头正白如连珠至脊上：《肘后》作"鱼头有正白连诸脊上"。

② 阴不起：《千金要方》作"丈夫阴痿不起"。

③ 女子绝生：《千金要方》作"妇人绝孕"。

④ 六甲：甲子、甲寅、甲辰、甲午、甲申、甲戌。《外台》作"甲子"；《金匮要略直解》："六甲日，有六甲之神以直日，食鳞甲则犯其忌也。"

⑤ 鳞甲之物：《千金要方》作"龟鳖之肉，害人心神"；《外

台》作"龟鳖鳞物水族之类"。

⑥ 鸬鹚（lú cí）：鸬鹚科鸟纲属动物鸬鹚，是一种善于潜水捕食鱼类的鸟。

⑦ 鲤鱼鲊：鲤鱼为鲤科鲤属动物鲤鱼的肉。《食疗本草》："鲤鱼鲊，不得和豆藿叶食之，成瘦。其鱼子不得合猪肝食之。"《肘后》作"鱼"；《外台》作"青鱼"。

⑧ 小豆藿：赤小豆藿。为豆科豇豆属植物赤小豆或赤豆的叶。有固肾缩尿的功效。《高注金匮要略》："小豆即赤豆，摘其嫩叶为菜，曰藿。"

⑨ 鲫鱼：又称鲋鱼。为鲤科鲫鱼属动物鲫鱼。肉味鲜美，能健脾利湿。

⑩ 猴：为脊椎门纲灵长目科动物。《金匮要略直解》："鲫鱼同猴、雉肉、猪肝食，生痈疽。"

⑪ 猴雉肉食之：《外台》作"猪肝及猴肉食"。

⑫ 鳀（tí）鱼：鲇（nián）鱼，又称鳀（tí）鱼。为鲇科鲇属动物鲇鱼的全体或肉，为无鳞的鱼。《广雅·释鱼》："鳀，鲇也。"其幼鱼干制品称海蜒。

⑬ 青鱼：鲤科青鱼属动物青鱼，似鲤而色青，南方多作鲊。《金匮要略直解》："青鱼酢，不益人。葫荽、生葵能动风，发痼疾，必与青鱼鲊不相宜。鲊味咸，麦酱亦咸，合食必作消渴。"

⑭ 鳅、鳝：鳅（qiū），为鳅科泥鳅属动物泥鳅、花鳅、大鳞鳅的全体；鳝（shàn），又称鲜鱼、黄鳝，为合鳃科鳝属动物黄鳝。

⑮ 龟：为龟科乌龟属动物乌龟。龟肉有滋阴补血的作用。

⑯ 酒、果子：《外台》作："瓜及饮酒。"瓜，为葫芦科植物一类的蔬果。

⑰ 陷：《肘后》、《外台》无此字。

⑱ 厌下：赵本作"压下"。厌，通"压"。《集韵》："压或作厌。"《千金要方》"厌"作"腹"。《金匮要略校注》："厌下，即鳖腹下之甲也。"

⑲ 及腹下通黑，煮之反白者：《高注金匮要略》："腹中通黑，谓身内有一条黑线，通长到尾，是阴秽之可验者。"《千金要

方》无"及"字，"黑"作"乌色者"，下无"煮之反白者"。《食疗本草》："无须及煮色白者，不可食。"

⑳ 鲙（kuài）：指生食细切的鱼片。《随息居饮食谱》："脍以诸鱼之鲜活者，刽切而成。"生鱼中常含有虫卵，食生鱼可导致腹中生虫痕。今称之"华支睾吸虫病"即是食生鱼所致。

【白话解】鱼头上有白斑，并且如连珠般一直延伸到脊背上的，这种肉食用后会伤人身体。

鱼头中没有腮的，不可食用，会伤人。

若鱼没有肠和胆的，不可食用，否则男子食用后会导致三年阴茎不起，女子则导致不能生育。

鱼头上长有像角一样东西的，不可食用。

鱼目闭合的，其肉不可食用。

六甲之日，不可食用带有鳞甲之类的食物。

鱼肉不可与鸡肉一同食用。

鱼肉不可与鸬鹚肉一同食用。

鲤鱼肉不可与赤小豆叶一同食用；鲤鱼卵不可与猪肝一同食用，会损害身体。

鲤鱼不可与狗肉一同食用。

鲫鱼不可与猴肉、野鸡肉一同食用。另有一种说法是不可与猪肝一同食用。

鲲鱼不可与鹿肉一同生吃，会使人筋脉拘急。

青鱼不可与生香菜、生葵菜以及麦酱一同食用。

泥鳅、黄鳝不可与白狗血一同食用。

龟肉不可与瓜果、酒一同食用。

鳖目凹陷以及腹甲上的纹路呈王字形的，不可食用。另外，鳖肉不可与鸡蛋、鸭蛋一同食用。

龟肉、鳖肉不可与苋菜一同食用。

虾无须以及腹下通体皆黑，煮后反而变白的，不可食用。

吃生鱼片、喝乳酪，会使人腹中生虫而形成结块。

【解析】鱼头上有白色斑点，像珠子般延伸到背脊上，这种怪鱼恐有毒，吃了对人有害。本条尚待进一步研究。古人认为鱼头上没有腮的，不能散毒，亦属怪鱼，不能吃，吃了对人有害。

此条尚待进一步研究。没有肠管和胆的怪鱼（如河豚之类）不要吃，食后可致阳痿或无法生育，有研究价值。头上好像长有角似的怪鱼，不睁眼睛的怪鱼，必有毒，都不要吃。古人认为六甲日，有六甲之神以值日。十日一甲，时逢甲日，勿食鳞甲之物（指鱼鳖等水生动物）。鱼不要和鸡肉一起吃，免动风热。此条宜活看。鱼肉不要和鸬鹚肉一同食用，鸬鹚乃嗜鱼之野禽，因其相制而相犯，故两物不宜合食。此条亦当活看。鲤鱼鲊与小豆叶（藿），其味皆咸，咸能胜血，若合食之则成消渴；鲤鱼子也不要合着猪肝吃，若合食之，则伤人神。此条宜活看。鲤鱼性热，不要和生的狗肉一起吃，免生热毒之患。此条宜活看。鲫鱼不要同猴肉、野鸡肉一起吃，吃了易发疮、肠结或吐泻。又有一说，不能同猪肝一起吃，免生痈疽。此条仍宜活看。鳀鱼本有治风冷冷痹之功，但若与鹿肉一起生吃，反易引动风病，伤及筋脉，致筋脉爪甲挛缩。青鱼鲊不可和生芜荽、生葵菜、麦酱等（《外台》"麦中"作"麦酱"可从）合食，免得动风热、发痼疾、作消渴、生虫积。鳅，即泥鳅，有暖胃壮阳之功；鳝鱼甘热，"多食动风，发疥"（见《随息居饮食谱》）；白犬血性热动火。故三者不宜合食，否则易动风热。龟性潜，酒性散，果子多酸敛，其性有异，食之令人生寒热，故不可合吃。鳖鱼两眼凹陷，和腹下靥（鳖甲）上的纹呈王字形的，属怪异之形，有毒，食之有害。本条尚待进一步研究。鳖肉多食，滞脾恋湿，鸡蛋过食生热动风，鸭蛋多食滞气滑肠，故三者不宜合食。此条宜活看。龟肉和鳖肉，其性涩敛；苋菜，其性滑利，因其性相反，故不要合在一起吃。古人经验，可供研究，但不可尽信。虾子没有须，失虾之形，腹下面是乌黑的，必虾之毒，经过煮后，又变成白色，反虾之色，物既反常，绝不是一般的菜虾，必有毒气内聚，不要随便吃。本条尚待进一步研究。生鲙味腥，乳酪酸寒黏滞（若消毒不好），食之最容易使人感染寄生虫，严重的还可能变成瘕聚证（胃肠痉挛似瘕块）。后引华佗诊陈登案可证。

【原文】治食鲙不化成癥病方　鲙食之，在心胸间不化，吐复不出，速下除之，久成癥病，治之方。

橘皮一两　大黄二两　朴硝二两

上三味，以水一大升，煮至小升，顿服即消。

【注释】① 癥病：此处指体内的结块。

② 朴硝：为硫酸盐类芒硝族矿物芒硝或人工制品芒硝的粗制品，有泻热通便的作用。

【白话解】治疗吃生鱼片后不消化而成癥病的方法。吃了生鱼片后，积滞在腹中不消化，又吐不出来，应赶快攻下，否则久而久之会生发癥病，治疗的方法是：将橘皮、大黄、朴硝这三味药，用一大升水，煎煮到还剩下一小升的时候，一次喝完，癥病很快就会痊愈。

【解析】本条论述食生鱼引起积滞的治法。食鲙过多，生冷鱼毒停聚胃脘，食积气滞，久成癥瘕，故主以行气解毒、消食导滞、攻下瘕块之药，用橘皮行气并解鱼毒，朴硝（或芒硝）、大黄攻下癥块而消食积，使不消化之食从大便而去。

【原文】**食鲙多不消结为癥病治之方**

马鞭草

上一味，捣汁饮之，或以姜叶汁饮之一升，亦消。又可服吐药吐之。

【注释】① 马鞭草：为马鞭草科马鞭属植物马鞭草的全草。有活血消癥、解毒杀虫的作用。《高注金匮要略》："马鞭草，味苦辛而性凉，能破癥散瘕，故捣汁饮之，可消脍积。"

② 姜叶：为姜科姜属植物姜的茎叶。有解鱼毒的功能。

【白话解】吃了过多的生鱼片不消化以至于生出癥病，治疗方法为：将马鞭草这一味药，捣取汁，饮用，或者用姜叶捣汁，饮用一升，也可以消除。还可以用催吐药催吐。

【解析】本条论述食鲙过多导致癥病的治法。食鲙过多，鱼毒结聚不消而成癥瘕，以马鞭草之苦寒破血消癥、解毒杀虫，或以姜汁解鱼毒而理气消积，或用瓜蒂散之类引吐所食之物。

【原文】**食鱼后中毒两种烦乱治之方**

橘皮

浓煎汁，服之即解。

【注释】① 食鱼后中毒两种烦乱：《千金要方》作："治食鱼中毒，面肿烦乱……方。""两种"作"面肿"，当是。

② 浓：俞本前有"右"字。

【白话解】吃鱼后中毒，出现两颊肿胀、烦乱的症状，治疗的方法：橘皮煎取浓汁服用，即可解毒。

【解析】本条论述食鱼中毒的治方。食鱼后中毒出现两颊肿胀、烦乱逆气者，以橘皮治之，有消食解毒、除烦降逆之功。

【原文】食鲩鮧鱼中毒方

芦根

煮汁，服之即解。

【注释】① 鲩鮧(hóu yí)鱼：河豚，为鲀科东方鲀属动物弓斑东方鲀、暗纹东方鲀及虫纹东方鲀以及同属多种鱼类。含河鲀毒素，以肝脏、卵巢、血液含量最高。《诸病源候论·食鲩鮧鱼中毒候》："此鱼肝及腹内子，有大毒，不可食，食之往往致死。"

② 芦根：可作为鱼、蟹、河豚中毒的解毒剂。《食疗本草》："若中此毒及鲈鱼毒者，便锉芦根煮汁饮，解之。"

【白话解】治疗食用河豚而中毒的方法：用芦根煮汁，喝下就可以解毒。

【解析】本条论述食用河豚中毒的治方。鲩鮧即河豚，有毒，而河豚畏芦根，故芦根汁可解其毒，此法极验，流传很广。《续名医类案·卷二十二》载有吐法（灌麻油）亦解河鲀毒，可供参考。

【原文】蟹目相向，足班目赤者，不可食之。

【注释】① 蟹：为方蟹科绒螯蟹属动物中华绒螯蟹、日本绒螯蟹等。

② 目相向：指两只眼睛相互对着。

③ 足班：《千金要方》作"足斑"，指足上有斑纹。《食疗本草》："足斑，目赤，不可食，杀人。"

【白话解】如果螃蟹的两目相对，足上长有斑纹，且目发红，不可食用。

【解析】本条论述不可食用的螃蟹的识别法。螃蟹的双眼相互对看；足上有斑纹，眼睛又是红的，这都不是一般的蟹，提防中毒，不要吃。

【原文】食蟹中毒治之方

紫苏

煮汁，饮之三升。紫苏子捣汁饮之，亦良。

又方

冬瓜汁，饮二升，食冬瓜亦可。

【注释】① 紫苏：为唇形科紫苏属植物紫苏和野紫苏的叶或嫩枝叶，能解鱼蟹毒。《饮膳正要》："食蟹中毒，饮紫苏汁或生藕汁解之。干蒜汁、芦根汁亦可。"《外台》作"浓煮香苏饮汁一升解"。

② 煮：俞本前有"右"字。

③ 紫苏子：为唇形科紫苏属植物紫苏和野紫苏的果实，与叶同功。

④ 冬瓜：为葫芦科冬瓜属植物冬瓜的果实，能清热利水解毒。

【白话解】治疗吃螃蟹而中毒的方法：紫苏煮汁，饮用三升。用紫苏子捣汁饮用，效果也好。

还有一方：饮用冬瓜汁二升，或者直接吃冬瓜也可以。

【解析】李时珍《本草纲目》载紫苏"解鱼蟹毒"。并引甄权云："以叶生食作羹，杀一切鱼肉毒"，称苏子"利膈宽肠，解鱼蟹毒"。《酉阳杂俎》"蟹腹下有毛，杀人"，可作蟹中毒的参考，其中毒症状见《诸病源候论》。冬瓜汁可解鱼蟹毒及酒毒，体现了利水排毒的治法。

【原文】凡蟹未遇霜，多毒。其熟者，乃可食之。

蜘蛛落食中，有毒，勿食之。

凡蜂、蝇、虫、蚁等多集食上，食之致瘘。

【注释】① 蟹未遇霜，多毒：螃蟹在霜降节前，多有毒，因其食水莨菪之故；霜降后食稻，则少毒。《饮膳正要》："蟹八月后可食，余月勿食。"遇，《肘后》作"经"；《外台》作"被"。

② 其熟者：《外台》作"熟煮"。《高注金匮要略》："盖云霜前总不可食，即遇霜后，亦不可生食之谓。"

③ 蜘蛛：为圆蛛科圆网蛛属动物大腹圆蛛的全体。《金匮要略直解》："蜘蛛有毒，落食中，或有尿有丝粘食上，故不可食。"

④ 凡蜂、蝇、虫、蚁等：《外台》作"凡蝇蜂及蝼蚁"。蜂指蜜蜂，蝇指苍蝇，虫指蟑螂，蚁指蚂蚁。《金匮要略今释》："蜂、蝇、虫、蚁集食上，常为病原菌传染之媒介，致病非一，然非瘘之谓也。"

⑤ 食之致瘘：《外台》作"而食之致瘘病也"。瘘，指瘘疮，类似今之淋巴结炎。

【白话解】凡是未经霜的螃蟹，多有毒，必须得完全做熟才能食用。

蜘蛛落到食物中，会有毒，食物不宜再吃。

若见蜜蜂、苍蝇、虫蚁等积聚在食物上，说明食物已经腐败，食用的话会使人生瘘疮。

【解析】凡是螃蟹没有经（被）霜的，因食水莨菪，多有毒气，霜后食稻则毒小，不要生吃，如果煮了，则无毒，亦可以吃。蜘蛛是毒虫，如果掉在食物中，谨防食物粘上毒气，不要吃。蜂蝇虫蚁，均有毒，又是传染各种疾病的媒介，喜集食物上。人误吃后，湿热之毒流传于肌肉经络，易生瘘疮，更可能发生霍乱等疫疠病。

果实菜谷禁忌并治
第 二十五

【原文】果子生食生疮。

果子落地经宿，虫蚁食之者，人大忌食之。

【注释】果子生食：《高注金匮要略》："果子生食，指未经成熟而言。"

【白话解】没有成熟的果子，吃了之后容易生疮。

果子掉落在地上，经过一夜，被虫子蚂蚁等咬过的，人千万不能再吃了。

【解析】果子生吃，未注意清洁消毒，则感染细菌、病毒的机会较多，易发生疮疖或湿热疾病。果子落于地上，经过一个晚上就可能腐坏变质，虫蚁咬过的果子有毒，人若食之，恐患淋巴结肿大等疾患，故大忌。

【原文】生米停留多日，有损处，食之伤人。

【注释】生米……有损处：《高注金匮要略》："生米当是新剥取而未经干透之米也。损处，谓湿热霉变之类。"有损处，《金匮要略直解》："谓为虫鼠所食，皆有毒，故伤人。"

【白话解】新米存放的时间长了，有发霉或者被虫子咬过的，吃了之后对人身体有害。

【解析】本条论述米有损处或被虫鼠等吃过的，不可食用。生米存放时间长，如发现有虫鼠叮咬过的痕迹或霉变现象，这种米必有毒，吃了会对人体有害。

【原文】桃子多食，令人热，仍不得入水浴，令人病淋沥寒热病。

杏酪不熟，伤人。

梅多食，坏人齿。

李不可多食，令人肭胀。

林檎不可多食，令人百脉弱。

橘柚多食，令人口爽，不知五味。

梨不可多食，令人寒中。金疮、产妇，亦不宜食。

樱桃、杏，多食伤筋骨。

安石榴不可多食，损人肺。

胡桃不可多食，令人动痰饮。

生枣多食，令人热渴气胀，寒热羸瘦者，弥不可食，伤人。

【注释】① 桃子：为蔷薇科桃属植物桃或山桃的果实，有活血消积、生津润肠的功效。

② 仍不得：《千金要方》作"饱食桃"。仍，即乃。

③ 淋沥：此指寒热持续不退。《金匮玉函要略辑义》："淋沥，寒热连绵不已之谓。"《千金要方》作"成淋"。

④ 杏酪：杏酥，以杏仁为原料加工制成的食品，能润五脏，去咳嗽。

⑤ 梅：梅实，青梅。《食疗本草》："乌梅多食损齿。"《金匮要略今释》："盖其酸能损坏齿面珐琅质故也。"

⑥ 李：《千金要方》作"柰（nài）子"，即花红，又名沙果。

⑦ 肭胀：腹胀。《广韵》："腹前曰肭。"《千金要方》"胀"下有"久病人食之病尤甚"八字。

⑧ 林檎：又名花红、沙果。为蔷薇科苹果属植物花红的果实，有生津止渴的作用。《食疗本草》："食之闭百脉。"《饮膳正要》："林檎，味甘酸涩，不可多食，发热涩气，令人好睡。"

⑨ 橘柚：橘，为芸香科柑橘属植物橘及其栽培变种的成熟果实，有理气和胃、润肺生津的功效。柚，又名文旦，为芸香科柑橘属植物柚的成熟果实，有消食化痰的作用。橘、柚均为常食水果，富含维生素 C。

⑩ 口爽：指味觉差，不能辨别其他的滋味。《金匮要略直

解》："橘柚味酸……令口淡不知味。"《尔雅·释言》："爽，差也。"

⑪梨：为蔷薇科梨属植物白梨、沙梨、秋子梨等的果实，有清热化痰、生津润燥的作用。《本草经疏》："梨能润肺消痰，降火除热，……《本经》言多食，令人寒中者，以其过于冷利也。乳妇、金疮不可食者，以血得寒则凝，而成瘀为病也。"《食疗本草》："金疮及产妇不可食，大忌。"

⑫樱桃、杏：樱桃，为蔷薇科樱属植物樱桃的果实，有补脾益肾的功效。杏，为蔷薇科杏属植物杏或山杏等的果实，有生津止渴、润肺化痰的功效。《医宗金鉴》："樱桃、杏，味酸性寒，若过食则伤筋骨。"《内经》云："酸则伤筋，寒主伤肾，故伤筋骨。"

⑬安石榴：石榴，为石榴科石榴属植物石榴的果实。《医宗金鉴》："安石榴味酸涩，酸涩则气滞。肺主气，宜利而不宜滞，滞则伤损矣，故不可过食也。"

⑭胡桃：又名核桃，为胡桃科核桃属植物胡桃的种仁，有补肾益精的功效。

⑮生枣：《高注金匮要略》："生枣，新枣之生者。"《金匮要略今释》："生枣，即未经晒干者……晒干者为大枣。"《食疗本草》："生者，食之过多，令人腹胀。"

【白话解】 桃子吃多了会让人发热，吃完桃不能洗澡，否则会使人得寒热持续不退的病。

杏仁的加工品，没有熟的话，吃了对人身体有害。

青梅吃多了，会损害人的牙齿。

李子不能多吃，否则会使人腹胀。

林檎不能多吃，否则会使人百脉闭塞，全身无力。

橘子、柚子吃多了，会使人口舌不能辨别气味。

梨不能多吃，否则令人中焦虚寒。患金疮的人、产妇都不宜吃。

樱桃、杏吃多了，对筋骨不利。

安石榴不能多吃，否则损伤人的肺气。

胡桃不能多吃，否则会引发体内痰饮。

生枣吃多了，会使人感到烦热口渴而且腹胀，寒热消瘦的人，更不能吃，否则伤害身体。

【解析】酸甘性热的桃子吃多了，消化不良，心里纵然烦热，仍不要去洗冷水澡，以免再患感冒，卫气与水寒相争，会使人长期缠绵不已地恶寒发热，或兼湿热内郁膀胱而患淋病。杏酪又名杏酥，是以杏仁为原料加工制成的，能润五脏，清肺燥，去痰喘，但若杏酥没有酿造成熟（杏仁浸泡透，其味苦涩），因苦杏仁有毒，过量食用后会出现果仁中毒症状（如恶心、头昏眼花、呼吸困难、口唇发绀、突然昏倒等），损害健康，甚至中毒而死。临床可用杏树根皮60～90g，煎水口服。梅子味酸，能损坏齿面牙釉质，因此多食最易蚀坏牙齿。李子甘酸苦涩而走肝，若食入过多，则肝气郁滞、脾气失运而满中，会使肚腹膨胀。林檎味酸涩，多食则令百脉不得宣，故脉弱。橘子或柚子肉皆性寒味酸，能恋膈生痰聚饮，饮聚膈上则令人口淡，味觉差，不能辨别其他滋味。梨子甘酸而性凉，有缓泻作用，脾胃虚寒者不应多吃，吃多了会令人患中焦寒饮病证；由于梨寒而凝滞血脉，故有创伤的人、产妇因其气血不足，也不宜吃。但肺胃燥热者除外。樱桃和杏子都是酸寒的水果，过酸则伤筋，过寒则伤骨，故过食之则伤筋骨。安石榴味酸涩，酸涩滞气生痰，肺气宜利不宜滞，滞则损伤肺气，又能损齿令黑，故不宜多食。胡桃本能润肺消痰，但以其性热而味腻滞，多食则动火煎熬津液而为痰饮，出现恶心、吐水诸症。生枣即新枣之生者，味甘辛而气热，过食之，辛热则令人渴，甘则令人气胀。至于时作寒热而又肌肉消瘦者，往往多脾胃阴虚，虚热更甚，更不可食，吃了可增热渴诸症，损害健康。

【原文】食诸果中毒治之方

猪骨_{烧过}

上一味，末之，水服方寸匕。亦治马肝、漏脯等毒。

【注释】猪骨烧过：猪骨为猪科猪属动物猪的骨骼。烧过，俞本无此二字，赵本作"烧灰"。《本草纲目》："豕骨，中马肝、漏脯、果、菜诸毒，烧灰，水服方寸匕，日三服。"

【白话解】吃各种果子导致中毒的救治方法：将烧过的猪骨

这一味药，打成粉末，用水送服一方寸匕。也可以救治因为吃了马肝、漏脯等中毒的。

【解析】本条论述果子中毒的解毒法。《医宗金鉴》谓："以猪骨治果子毒，物性相制使然。治马肝毒者，以猪畜属水，马畜属火，此水克火之义也。治漏脯毒者，亦骨肉相感之义耳。"此多以五行生克说作解，仅供研究参考。

【原文】木耳赤色及仰生者，勿食。
菌仰卷及赤色者，不可食。

【注释】木耳：又名黑木耳，为木耳科木耳属植物真菌木耳、毛木耳及皱木耳的子实体，为常食的蔬中佳品，有活血、补血、止血的功效。但形色异常者不能食。《医宗金鉴》："木耳诸菌，皆覆卷而生。若仰卷而生，形色皆异，必有毒也，故不可食。"

【白话解】红色的以及卷向上的木耳，不能食用。
凡是红色的以及卷向上生的菌类，都不能食用。

【解析】本条论述形色异常的菌类不可食用。木耳及诸菌皆覆卷而生，若仰卷则变异，呈红色者则有毒，均不宜吃。

【原文】食诸菌中毒闷乱欲死治之方
人粪汁，饮一升；土浆，饮一二升；大豆浓煮汁，饮之。服诸吐利药，并解。

【注释】土浆：地浆。《千金要方·解百药毒》："解诸菌毒，掘地作坑，以水沃中搅之，令浊，澄清饮之，名地浆。"

【白话解】误食菌类中毒，出现烦乱胃脘胀闷难受得厉害的救治方法：人粪汁，服用一升；地浆水，服用一二升；大豆煮成浓汁，饮用。用催吐、导泻的方法，毒也会解。

【解析】本条论述食菌中毒的救治法。诸菌中毒，闷乱欲死，则热毒在胃可知，以人粪汁解热毒，并可催吐；以地浆水清暑解毒；以大豆汁消肿毒；或服其他吐利方药，使毒气上下分消。上述诸法，均能解诸菌中毒。

【原文】食枫柱菌而哭不止，治之以前方。

【注释】① 枫柱菌：指枫树上生的菌类。《金匮要略直解》作"枫树菌"。

② 哭：《金匮要略直解》作"笑"。

【白话解】误食枫树上长出来的菌类而出现哭（笑）不止的，用上条的方法治疗。

【解析】吃枫树上所生菌类而笑不止者，因心主笑，毒气入心故也。治用前条所用方，如地浆之类可解其毒。

【原文】误食野芋，烦毒欲死，治之以前方。其野芋根，山东人名魁芋。人种芋，三年不收，亦成野芋，并杀人。

【注释】野芋：为天南星科芋属植物野芋的块茎，味辛冷，有毒。《肘后》："误食野芋欲死，疗同菌法。"

【白话解】误食了野芋，出现身中剧毒，危及生命的，用上条的方法治疗。

【解析】本条论述食野芋中毒的救治方法。野芋辛冷有毒，人若食之，中其毒，则毒气入肺而烦乱欲死。土浆、豆汁、粪汁俱可解其毒。

【原文】蜀椒闭口者有毒，误食之，戟人咽喉，气病欲绝，或吐下白沫，身体痹冷。急治之方

肉桂煎汁饮之。多饮冷水一二升，或食蒜，或饮地浆，或浓煮豉汁饮之，并解。

【注释】① 蜀椒闭口：蜀椒又称花椒，为芸香科花椒属植物花椒、青椒的果壳，辛，大热，有毒；闭口，指果壳的背腹面不开裂，其毒性更大，不能食。误食则辛辣戟人咽喉。中毒症状为口吐白沫，气闭欲绝，四肢厥冷。

② 气病欲绝：《肘后》作"气便欲绝"，《外台》作"使不得出气，便欲绝"。

③ 或吐下白沫：《肘后》作"又令人吐白沫"，《外台》作"又令人吐白沫，并吐下"。

④ 身体痹冷：《肘后》无此四字，《外台》作"身体冷痹"。

⑤ 肉桂煎汁饮之：《肘后》作"多饮桂汁"，《外台》作"煮

桂饮汁多益佳"。

⑥或食蒜：《肘后》作"及多食大蒜，即便愈"，《外台》作"又多食蒜"。蒜，即大蒜。

⑦或浓煮豉汁饮之：《外台》作"又浓煮豉汁，冷饮一二升"。豉汁，为用豆豉加椒、盐、生姜等加工制成的药汁，有解毒作用。

【白话解】蜀椒壳闭口不开裂的有毒，误食以后，会刺激人的咽喉，使人气闭欲绝，或者口吐白沫，四肢厥冷。急救治疗的方法为：肉桂煎汤饮服，再喝一二升放冷的开水。或吃大蒜，或饮服地浆水，或者豆豉煮成浓汁服用，都可以解毒。

【解析】蜀椒的干燥果皮腹面开裂或背面亦稍开裂，呈两瓣状，形如切开之皮球，其味辛辣，性热，有毒，而闭之蜀椒，其毒更胜。凡用蜀椒，须去闭口者，因辛则戟人咽喉，甚则脾肺肠胃气机闭阻，麻辣则令人吐下白沫，气闭营卫阻隔，则身体痹冷，故以冷水、地浆之寒凉以解热毒，饮浓豉汁以去毒。而肉桂与蒜，皆大辛大热之物，乃因其通血脉，以热治热，是从治之法，故合用之解椒毒。

【原文】正月勿食生葱，令人面生游风。
二月勿食蓼，伤人肾。
三月勿食小蒜，伤人志性。
四月、八月勿食胡荽，伤人神。
五月勿食韭，令人乏气力。
五月五日勿食一切生菜，发百病。
六月、七月勿食茱萸，伤神气。
八月、九月勿食姜，伤人神。
十月勿食椒，损人心，伤心脉。
十一月、十二月勿食薤，令人多涕唾。
四季勿食生葵，令人饮食不化，发百病，非但食中，药中皆不可用，深宜慎之。

【注释】①生：《千金要方》作"上起"。

② 游风：中医病名，一种以红色皮疹为主症的急性皮肤病。《金匮玉函要略疏义》："游风，盖风疹、痹疮之类。"

③ 蓼：又名蓼子，为蓼科蓼属植物水蓼的果实，有利水散瘀的功能。古人种蓼为蔬，后世饮食不用。

④ 小蒜：为百合科葱属植物小蒜的鳞茎，形似大蒜而细小，单个鳞球。《食疗本草》："五月五日采者上。"《四时养生论》："啖蒜多，令人眼暗，昏沉好睡。"

⑤ 胡荽：又名芫荽，俗称香菜。其虽能发汗透疹、理气消食，但久食则损人的精神。《千金要方》："叶不可久食，令人多忘。"

⑥ 韭：为百合科葱属植物韭的叶，有温肾助阳的功能。《金匮要略直解》："韭菜，春食则香，夏食则臭，脾恶臭而主四肢，是以令人乏气力。"

⑦ 生菜：指生食蔬菜。《千金要方》作"菜"。

⑧ 椒：指胡椒。为胡椒科胡椒属植物胡椒的果实，有温中理气的功能。

⑨ 十一：《千金要方》上有"十"字。

⑩ 薤：指薤白。《千金要方》作"生薤"。

⑪ 涕唾：痰液。

⑫ 四季：指四时之季月，即三月、六月、九月、十二月。《千金要方》作"四季之月土王时"。

⑬ 生葵：《千金要方》作"生葵菜"，为锦葵科锦葵属植物冬葵的嫩苗或叶。《食疗本草》："四季月，食生葵，令饮食不消化，发宿疾。"

【白话解】 正月间不要吃生葱，吃后会使人面部出现红色皮疹。

二月不要吃蓼，吃了容易损害肾阳。

三月不要吃小蒜，吃了会影响人的神志。

四月、八月不要吃香菜，吃了容易伤精神。

五月不要吃韭菜，吃了会使人感到疲乏无力。

五月初五不要吃一切生菜，否则会产生各种疾病。

六月、七月不要吃茱萸，否则伤人神气。

八月、九月不要吃生姜，否则伤人神。

十月不要吃胡椒，否则伤人心脉。

十一月、十二月不要吃薤白，食后使人多痰液。

四时之月不要吃生葵，食后会引起消化不良，引发各种疾病。不仅在饮食中不宜吃，就是药物中也不能用，应小心谨慎。

【解析】正月间，风气发动，不要多吃生葱，因葱味辛散，通阳气而走头面，食生葱过于发散，反引动风邪，而病头面生游风。蓼味辛散，辛能走肾，二月卯木主令，肾主闭藏，若食之则伤肾，故曰：勿食。小蒜辛热臭浊有毒，夺气伤神，三月阳气盛，志根于肾，性统于心，食之则伤人肾志心性。四月阳气盛而心火正旺，八月阴气敛而肺气主旺，胡荽辛温，芳香走窍，若此时食之，必伤人神，损胆气，令人喘悸、胁肋气急，以心藏神而肺藏魄故也。韭菜春食则香，五月臭味很重，夏食则臭，最好不要吃，古人认为脾恶臭而主四肢，以其辛温升发太过，故令人乏气力。但韭乃常食之菜，此谓不宜过食之意。五月五日端午节，是阳盛之时，人当养阳以顺时令，若食生菜，则苦寒伤中，百病易生。此条当活看。六月阳气盛张，七月阴微将敛，若食辛热走气之"食茱萸"（功同吴茱萸而力弱），则损伤神气，"咽喉不通彻"（《备急千金要方》）。八月、九月当秋，主收敛清肃，而姜辛热而辣，多食则辛散泻肺而伤人神，使"心中洞洞然"（《高注金匮要略》）。十月正是心阳主持卫气之时，而胡椒热而辛辣，走气伤心，过食之则损伤心阳和卫气，耗及心脉。生薤气味冷滑，辛散走泄肺胃气，故过食之则令人多鼻涕口唾，十一月、十二月正当寒冷季节，更不相宜。脾旺寄于四时之季月，此时勿食生葵，因其滑利伤脾，若食之则消化不良，还会发生其他疾病，不仅在饮食里不宜吃，就是作为药用，也应审慎。

【原文】时病差未健，食生菜，手足必肿。

夜食生菜，不利人。

十月勿食被霜生菜，令人面无光，目涩，心痛，腰疼，或发心疟。疟发时，手足十指爪皆青，困委。

【注释】① 差未健，食生菜：《千金要方》作"差后未健，食生青菜者"。

②肿：《千金要方》作"青肿"。

③被霜生菜，令人面无光：《千金要方》作"被霜菜，令人面上无光泽"。

④目涩，心痛：《千金要方》作"目涩痛，又疟发心痛"。

⑤心疟：中医病名，五脏疟之一。《素问·刺疟》："心疟者，令人烦心甚，欲得清水，反寒多，不甚热。"

⑥委：《千金要方》作"萎"。

【白话解】外感热病后，脾胃功能尚未健运，吃了生菜会引发手足肿胀。

夜间吃生菜，对身体健康不利。

十月不要吃经霜打的生菜，否则会令人面无光泽，两眼干涩，心痛，腰痛，或者发生心疟病。疟病发作时患者手足十指爪甲出现青紫色，精神也困倦委顿。

【解析】患时行热病刚愈，但脾胃功能尚未健运，便吃了许多生菜，生冷损伤脾阳，脾阳不运，水湿留滞肌肤，势必手足浮肿。示人病后，应知将息。晚上多吃了苦寒的生菜，脾阳难运，不易消化。十月初冬之季，也是心阳主持卫气之时，不宜吃被寒霜打过的生菜，因生菜性冷，经霜更寒，寒冷之物，能伤心阳，故致颜面血色不荣而无光彩，两目干涩，心胸和腰部疼痛，客寒与心阳相争，甚至可以发生心疟病证，发作时，手足十指（趾）头和爪甲呈青紫色，精神亦困倦委顿。

【原文】葱、韭初生芽者，食之伤人心气。

饮白酒，食生韭，令人病增。

生葱不可共蜜食之，杀人。独颗蒜弥忌。

枣合生葱食之，令人病。

生葱和雄鸡、雉、白犬肉食之，令人七窍经年流血。

食糖、蜜后四日内，食生葱、韭，令人心痛。

夜食诸姜、蒜、葱等，伤人心。

【注释】①心气：胃气。

②和雄鸡、雉、白犬肉食之：《千金要方》作"共鸡犬肉

食"。白大肉，赵本作"白犬肉"，当是。

③ 七窍经年：《千金要方》作"谷道终身"。七窍，指口鼻耳目七孔。

④ 糖：《金匮玉函要略辑义》："糖，《说文》：'饴也'，《方言》：'饧谓之糖'，明是糖与蜜各别。"

⑤ 韭：俞本、赵本作"蒜"。

【白话解】吃了刚发芽的葱和韭菜以后容易损伤人的心气。

喝白酒，吃生韭菜，会令病情加重。

生葱不能和蜂蜜一同食用，吃了会有害于人体。独颗蒜更是食用禁忌。

大枣和生葱一同食用，会令人生病。

生葱和公鸡、野鸡、白狗肉一同食用，会令人常年七窍出血。

吃饴糖、蜂蜜以后，在四日内食用生葱、韭菜，会使人心痛。

夜间食用生姜、大蒜、葱等，会损伤人的心气。

【解析】辛热之葱和韭菜本为心之所恶，而初生之芽还没有长成熟，其被郁之气未伸，食之能使人神明涣散，故损伤人的心气。白酒生湿，韭菜动热，白酒和生韭菜同吃，湿热相合，容易使人增加湿热病情，可致喘咳、眩晕、冲气之类。生葱不要和蜂蜜一起吃，吃了令人下利，对身体有影响，而辛臭之独颗蒜更应忌与蜂蜜一起吃。此条生葱与蜜共"杀人"之说，不可尽信，临床实践中有用蜂蜜半斤，鲜葱适量切碎调匀，每次口服二两，有补虚和胃、温通理气、诱蛔下行的作用，可治疗蛔虫性不完全肠梗阻。生枣辛热而甘，多食助湿热，若与辛温之生葱合食之，则令人五脏不和。生葱和雄鸡、雉鸟、白狗等肉，皆具辛浮温热之性，乃生风发火之物，合食则血气不和，易动风热，可能使人心窍经常出血，凡阴虚阳旺之人尤当忌之。糖（饴、饧）、蜜和生葱、韭菜均相反，所以吃了糖或蜂蜜后的4日内，如果吃了生葱和韭菜，可能使人心腹疼痛，说明古人食忌之慎。人之气昼行于阳而夜行于阴，晚上多吃了生姜、大蒜、葱等辛热性的食物，最容易损伤阴血，扰动心阳，起刺激兴奋作用，使人不寐。

【原文】芜菁根多食，令人气胀。

【注释】芜（wú）菁根：又称"蔓菁"，俗称"大头菜"。为十字花科芸薹属植物芜菁的块根，能开胃下气，利湿解毒。

【白话解】芜菁根吃多了，会令人腹胀。

【解析】芜菁，又名蔓菁、诸葛菜，其根叶苦温辛甘，和羊肉食之甚美，本可常食，但多食则动气壅中，而令人气胀。

【原文】薤不可共牛肉作羹，食之成瘕病，韭亦然。

【注释】瘕病：中医病名，腹中气滞结块，但聚散无常，痛无定处的一种病。病，《千金要方》作"疾"。

【白话解】薤白不宜和牛肉一起做羹食用，否则食用后容易得瘕积病。韭菜也是这样（不能和牛肉一起做羹）。

【解析】本条论述薤白和韭菜的配食禁忌。薤白、韭菜、牛肉不宜一起做成肉羹食，否则难以消化，易引起瘕积病证。

【原文】莼多病，动痔疾。

【注释】①莼：莼菜，又名水葵，为睡莲科莼菜属植物莼菜的茎叶。嫩时作蔬菜食用，有清热利水作用。《医宗金鉴》："莼性滑，有毒，滑而易下。故发痔病。"

②病：俞本、《千金要方》作"食"。

③疾：《千金要方》作"病"。

【白话解】莼菜吃多了，会引发痔疮这类的疾病。

【解析】本条论述莼菜不宜多食。莼菜性甘寒而极滞腻，多使人气壅，甚至败动胃气，腹冷痛，导致广肠血脉瘀滞而发痔疾。

【原文】野苣不可同蜜食之，作内痔。
白苣不可共酪同食，必作䘌虫。

【注释】①野苣：苦荬、苦苣，为菊科苦荬菜属植物苦苣的全草或根。夏季宜食，有清热、凉血、解毒的作用。煮汁，原本可熏洗痔疾。与蜜同食，则会使人下利，易生内痔。

②内：《千金要方》无"内"字。

③ 白苣：又名生菜，为菊科莴苣属植物生菜的茎叶，为常食蔬菜，有解毒止渴的作用。《金匮要略直解》："白苣苦寒，乳酪甘寒，合食停于胃中，则生蛕虫。"《植物名实图考》："剥其叶生食之，故俗呼生菜。"

④ 同：《千金要方》无"同"字。

【白话解】野苣不能和蜂蜜一同食用，否则会生内痔。

白苣不能和酪一同食用，否则会导致寄生虫感染。

【解析】野苣苦寒无毒能疗内痔，而蜂蜜熟则性温，多食之则易生诸风湿热，若野苣与蜜同食，则物性相忌，逼迫阳热下达广肠，易生内痔。白苣，似莴苣而叶色白（莴苣茎用名莴笋），性味苦寒；乳酪味甘性热，若合食之，一寒一热而成湿，湿成则成蛕蠹，故不可共食。

【原文】黄瓜食之，发热病。

【注释】① 黄瓜食之：黄瓜，《千金方》作"胡瓜"。为葫芦科香瓜属植物黄瓜的果实，有清热利水的作用。食之，《千金要方》作"不可多食"。之，《金匮要略论注》疑为"多"。《食疗本草》："寒，不可多食，动风及寒热。"《金匮要略直解》："黄瓜，动寒热虚热，天行热病后，皆不可食。"

② 发热病：《千金要方》作"动寒热"。

【白话解】黄瓜吃多了，容易得发热病。

【解析】本条论述黄瓜不宜多食。黄瓜，又名胡瓜，甘寒有小毒，生熟均可食，但不可多食，多食则动寒热，损阴血，积瘀热，令人虚热上逆少气。今人以黄瓜为普遍食用瓜菜，切不宜过量。

【原文】葵心不可食，伤人，叶尤冷，黄背赤茎者，勿食之。

【注释】葵心：葵菜心。

【白话解】葵心不能食用，有害于人体；葵叶更寒，叶背是黄色，茎是红色的，不能食用。

【解析】本条论述葵心及葵叶异常的不可食用。冬葵叶的嫩心、黄背之叶及赤茎均有毒，因其苦冷，谓食后损伤脾胃与心之阳气，故不宜食。

【原文】胡荽久食之，令人多忘。

病人不可食胡荽及黄花菜。

【注释】① 胡荽：《外台》下有"芹菜"二字。

② 黄花菜：俞本作"黄花菜"。黄花菜，又名金针菜。为百合科萱草属植物黄花菜的花蕾。

【白话解】长期食用香菜，会使人记忆力减退而健忘。

患病的人不能吃香菜和黄花菜。

【解析】本条论述病人忌食胡荽及黄花菜。胡荽辛温熏臭，散气开窍，久食之则伤耗心血，使人记忆力减退，故令人多忘。病人气血虚弱，故不宜吃破气耗气耗血的胡荽与黄花菜，否则会加重病情。

【原文】芋不可多食，动病。

【注释】① 芋：芋芳，又称芋魁、芋奶。为天南星科芋属植物芋的根茎，有补虚散结的功效。多食则难以消化，令人腹部胀满。

② 病：《千金要方》作"宿冷"。

【白话解】芋头不能多吃，容易诱发旧病。

【解析】本条论述芋芳不可多食。芋难消化，若多食之，则滞气困脾生胀满，容易患肠胃病。

【原文】妊妇食姜，令子余指。

【注释】余指：多生的第六指（或趾）。

【白话解】怀孕的妇人吃姜，生出的孩子会多一根手指。

【解析】本条论述孕妇食姜，生出六指（趾）的胎儿，这是古人的臆想。本条实属妊娠"胎教""胎养"的内容，孕妇的所视、所思及其他心理状态会作用于胎儿，影响其先天发育，故古人非常强调孕妇的精神心理因素。当孕妇食姜时，心感此物有如枝指，会联想到其指（趾）有如姜形，此虽非必然造成胎儿发育畸形，但不可不注意妊娠期间的饮食营养，故后世医家多把生姜列为妊娠禁忌药，有一定研究价值。

【原文】蓼多食，发心痛。
蓼和生鱼食之，令人夺气，阴咳疼痛。

【注释】① 多食：《千金要方》作"食过多有毒"。

② 夺：《千金要方》作"脱"。

③ 阴：吴本、《千金要方》、《外台》作"阴"，即睾丸。《千金要方》下有"求死"二字。

④ 阴咳：据《备急千金要方》卷二十六引黄帝作"阴核"。阴咳，谓肺气夺失（据《备急千金要方》卷二十六引黄帝"夺"作"脱"。"夺"通"脱"）之咳，若气壅逆则为"阳咳"。"阴核"，即睾丸也。

【白话解】蓼吃多了，会引发心痛。

蓼和生鱼一同食用，会令人脱气，阴囊疼痛。

【解析】蓼实辛温，吃多了，伤及心气心血，使人发心气痛。蓼子和生鱼一起多吃，因子降气，生鱼寒冷，使人肺气脱失，气脱失则为阴咳疼痛。

【原文】芥菜不可共兔肉食之，成恶邪病。

【注释】① 芥菜：赵本、《千金要方》作"芥菜"。又名雪里蕻，为十字花科芸薹属植物芥菜、油芥菜的嫩茎和叶。

② 邪：《广韵·麻·第九》"邪，鬼病"。《诸病源候论·卷二·鬼邪候》曰："凡邪气鬼物所为病也，其状不同，或言语错谬，或啼哭惊走，或癫狂昏乱，或喜怒悲笑，或大怖惧如人来逐，或歌谣咏啸，或不肯语。"

【白话解】芥菜不能和兔肉一同食用，否则会得难治的疾病。

【解析】芥菜气味辛热，香烈发散，过食之则耗人真气元神；兔肉酸冷甘寒，因其物性相反，故不可合食，否则发生恶邪病。

【原文】小蒜多食，伤人心力。

【注释】① 小蒜：又称山蒜、野蒜。为百合科植物小根蒜的全株，形似大蒜，细小如薤，鳞茎为薤白，有通阳散结、行气导

滞的作用。《金匮要略直解》："小蒜辛温，有小毒，发痼疾，多食气散，则伤心力。"

② 多食，伤人：《千金要方》作"不可久食，损人"。

【白话解】 小蒜吃多了，会损伤人的心神。

【解析】 本条论述小蒜的配食禁忌。小蒜辛温散气，多吃会损害人的心力。

【原文】食躁式躁方

豉

浓煮汁饮之。

【注释】 ① 式：俞本、徐本作"或"。《金匮要略语译》："'式'字亦可作'制'字解，'式躁'即制止烦躁的意思。"《金匮玉函要略述义》："食躁式躁者，系于文字讹脱，或是'食菜烦躁'四字之误也。"

② 浓：俞本前有"右"字。

【白话解】 由于进食或者其他原因引起的烦躁的治疗方法：豆豉浓煮成汁，饮服。

【解析】 本条论述食物中毒的解救法。"食躁"谓因食菜中毒及食腥臊之物而见烦躁、嘈杂闷乱之状，乃因食入于胃，胃中虚火上浮于膈脘所致。所谓"或躁"者，可不必因食而自作烦躁得平。

【原文】误食钩吻杀人解之方

钩吻与芹菜相似，误食之杀人，解之方 《肘后》云：与茱萸、食芹相似。

荠苨八两

上一味，水六升，煮取二升，分温二服。钩吻生地傍无他草，其茎有毛，以此别之。

【注释】 ① 钩吻：又名野葛，为马钱科胡蔓藤属植物胡蔓藤的全草。有剧毒，只能外用。《本草纲目》："钩吻虽名野葛，非葛根的野者也。"

② 与芹菜：《肘后》作"叶与芥"。

③ 相似：《外台》下有"因其所生之地旁无他草，茎有毛"句。

④ 荠苨：又名甜桔梗，为桔梗科沙参属植物荠苨、薄叶荠苨的根，有清热解毒的功效。

⑤ 上一味：《肘后》无此三字，《外台》作"哎咀以"。

⑥ 二升：《肘后》、《外台》作"三升"。

⑦ 分温二服：《肘后》作"服五合，日三服"，《外台》作"服之"。

【白话解】治疗钩吻中毒伤人的方法。钩吻与芹菜长得相似，如果误食钩吻会害人性命，解救的方法如下：用六升水，煎煮荠苨，到还剩下两升水的时候，分两次温服。

【解析】钩吻辛温，有大毒。钩吻者，言其入口即钩人喉吻也。别名毛莨、水莽草、野葛、胡蔓草、断肠草。蔓生植物，多产在岭南。其毒据《备急千金要方》云有困欲死、面青口噤、逆冷身痹等症状。荠苨为山野多年生草，俗名甜桔梗，《本草纲目》称其疗疮毒、疗肿、蛇蛊咬伤，解蛊毒、箭毒、钩吻毒、百药毒、五石毒，可见荠苨是解毒药，甘寒生津，清热解毒。

【原文】治误食水莨菪中毒方　菜中有水莨菪，叶圆而光，有毒。误食之，令人狂乱，状如中风，或吐血。治之方

甘草

煮汁，服之即解。

【注释】① 水莨菪：又称石龙芮，生于水边的一种毒草，为毛莨科毛莨属植物石龙芮的全草。

② 煮：俞本前有"右"字。

【白话解】治疗因误食水莨菪而中毒的方法。有一种叫水莨菪的菜，长得叶圆并且光滑，有毒，如果误食，会使人精神烦乱，好像中风的样子，或者可能吐血。救治的方法：用甘草煮成药汁，服下去就会解。

【解析】本条论述误食水莨菪的解救法。误食菜中的莨菪苗叶，热毒大发，昏人神明而散心气，故令人狂乱，如中风魔发狂之状，血随气涌而吐血。甘草能解毒清热，故以之解莨菪毒。

【原文】治食芹菜中龙精毒方　春秋二时，龙带精入芹菜中，人偶食之为病。发时手青腹满，痛不可忍，名蛟龙病。治之方

硬糖二三升

上一味，日两度服之，吐出如蜥蜴三五枚，差。

【注释】①龙带精：指虫卵。龙，原指蛟龙，古代传说中的动物。此指形如蜥蜴的一种寄生虫。

②偶：《肘后》作"遇"。

③腹：《肘后》作"肚"。

④名：徐本误作"各"，《肘后》作"作"。

⑤硬糖二三升：硬糖，即饧、饴糖。为米、大麦、小麦、粟等粮食经发酵、糖化制成的糖类食品。有软硬之分。《高注金匮要略》："硬糖当是胶饴之稠硬者。"此句《肘后》作"服硬糖三二升"。

⑥五枚：《肘后》作"二个，便"。

【白话解】治疗因食用芹菜而中虫卵毒的方法：春秋两季，有虫卵在芹菜中，人偶然把虫卵吃入腹中而得病。发病时手青腹满，疼痛难以忍受，这叫作蛟龙病。救治的方法：用一味硬糖，每日两次服用，能吐出像蜥蜴状的虫子三五条来，病就好了。

【解析】本条论述误食菜中的虫子而得病的救治法。自古传说蛟龙，不过是想象中的神话。据本条原文，服硬糖后，吐出如蜥蜴三五条，亦可证并非所谓蛟龙，蛟龙，实际不过是如蜥蜴类的一种寄生虫，大抵是蜥蜴虺蛇之类，遗精于芹菜中，寄生虫病发时则见手青腹满，痛不可忍之状，故用甘缓解毒之硬糖治之而瘥。

【原文】食苦瓠中毒治之方

黍穰

煮汁，数服之，解。

【注释】①苦瓠（hù）：又名葫芦、苦匏、苦壶芦，为葫芦科葫芦属植物瓠子的果实。有小毒，能利水消肿，食后会呕吐。

②食苦瓠中毒治之方：《肘后》作"苦瓠毒"，《外台》作"又疗中苦瓠毒方"。

③ 黍穰：赵本误作"黎穰"。《高注金匮要略》："黍穰，系高粱茎子之去皮，而其中之软白者，为真也。"《肘后》、《外台》前均有"煮"字。

④ 煮汁，数服之，解：《肘后》作"令浓饮汁数升佳"。《外台》作"浓汁饮之数升，此物苦则不可食，恐作药中毒也"。

【白话解】吃苦瓠中毒的救治方法：黍穰煮成汁，多次饮服，就可解毒。

【解析】本条论述苦瓠中毒的解救方法。苦瓠，即苦壶芦，其瓢及子，苦寒有毒。过食之，令吐利不止。黍穰茎并根，辛热有小毒，以其物性相畏，故煮黍穰汁饮之，能解苦瓠毒。

【原文】扁豆，寒热者不可食之。

久食小豆，令人枯燥。

食大豆屑，忌啖猪肉。

【注释】① 扁豆：为豆科扁豆族植物扁豆的白色成熟种子，有健脾化湿的作用。《金匮要略今释》："患疟者，食扁豆则疟不差，疟乍愈者，食扁豆即复发。"

② 小豆：赤小豆。《千金要方》作"赤豆，不可久服"。《金匮要略直解》："小豆，逐津液，利小便，津液消减，故令肌肤枯燥。"

③ 食大豆屑：食，《千金要方》作"服"。屑，赵本误作"等"。《食疗本草》："大豆黄屑，忌猪肉。小儿不得与炒豆食之。若食之。忽食猪肉，必壅气致死，十有八九。"《金匮要略直解》："大豆壅气，猪肉滞膈，故忌之。小儿十岁以下尤忌。"

④ 啖：《千金要方》作"食"。

【白话解】有寒热病的人不能吃扁豆。

长时间吃赤小豆，会令人肌肤干燥。

吃大豆屑末时，不能同时再吃猪肉。

【解析】扁豆性滞而补，故患有发热恶寒表证者不要吃，以免留恋外邪。久食赤小豆，过分利水，津血渗泄，则人肌瘦，皮肤枯燥，或身重。吃了大豆（即黄豆）壅气，故切忌同时再吃腻膈的猪肉，否则难以消化，小儿尤忌。

【原文】大麦久食，令人作癣。

【注释】① 大麦：为禾本科大麦属植物大麦的颖果，有消食和中的作用。

② 癣：疥之俗字也。

【白话解】大麦长期食用，使人懈怠乏力。

【解析】久食大麦则心气盛而内热，诸疮疡皆属心火，故作癣。

【原文】白黍米不可同饴蜜食，亦不可合葵食之。

【注释】白黍米：为禾本科黍属植物黍的种子，《外台》无"米"字。《高注金匮要略》："黍米多红色，白黍米今关东最多，而北平州县亦间种之。饭色如粳，黍之粘糯者也，其性肩饥难化，饴蜜留缓。葵菜冷滑，盖留而不化，则成坚积于脘膈；滑而不化，则致洞泄于广肠，故皆不可合食也。"《食疗本草》："合葵菜食之，成痼疾。"

【白话解】白黍米不能和饴糖、蜂蜜一同食用，也不能和葵菜一起吃。

【解析】白黍米气味甘温，久食令人多热烦，饴糖、蜂蜜味甘，令人中满，更不可同食，否则引动宿热；有痼疾的人，亦不要把物性相反的白黍米和冷滑的葵菜放在一起吃，否则痼疾更难治疗。

【原文】荞麦面多食之，令人发落。

【注释】① 荞麦：为蓼科荞麦属植物荞麦的种子，能宽中下气。《食疗本草》："久食动风，令人头眩，和猪肉食之，患热风，脱人眉须。"《金匮玉函要略辑义》："今荞麦面，人多食之，未有发落者，此必脱'和猪、羊肉'等字。"

② 食之：俞本、赵本作"食"。

③ 发：《千金要方》作"眉须"。

【白话解】荞麦面长期食用，会使人须发脱落。

【解析】本条论述荞麦面不可多食。荞麦，酸而微寒，食之难消，久食动风，令人头眩，若与猪羊肉合食，可致须眉脱落。

又李时珍曰："荞麦，最降气宽肠，故能炼肠胃滓滞，而治浊带泄痢、腹痛上气之疾。气盛有湿热者宜之。若脾胃虚寒人食之，则大脱元气而落须眉，非所宜矣。"可参。

【原文】盐多食，伤人肺。

【注释】① 盐：为海水或盐井、盐地、盐泉中的盐水经煎晒而成的结晶体。《本草纲目》："西北方人食不耐咸，而多寿，少病，好颜色；东南方人食绝欲咸，而少寿，多病，便是损人伤肺之效。"

② 多：《千金要方》作"不可"。

③ 伤人肺：《千金要方》作"肺喜咳，令人色肤黑，损筋力"。

【白话解】吃盐太多，会损伤人的肺气。

【解析】本条论述盐不可多食。盐味咸而走血，多食则聚饮生湿入肾，肾与肺相通，肺恶饮与湿，故亦伤肺，善咳而发哮喘。盐令人失色肤黑，损筋骨，水肿消渴者亦当忌之。

【原文】食冷物，冰人齿。
食热物，勿饮冷水。

【注释】冷物：《金匮要略今释》："食冰结涟，齿面骤冷而收缩，最易损坏珐琅质。"

【白话解】吃冷的东西，使人牙齿感到冷痛。
吃热的东西，不要喝冷水。

【解析】吃了过冷的食物，齿面骤冷而收缩，最易损坏人的牙齿。才吃了热烫的食物，不要立即又喝冷水，寒热相搏，脾胃乃伤，可致吐泻或痰湿证。

【原文】饮酒食生苍耳，令人心痛。
夏月大醉汗流，不得冷水洗着身，及使扇，即成病。
饮酒大忌灸腹背，令人肠结。
醉后勿饱食，发寒热。
饮酒食猪肉，卧秫稻穰中，则发黄。
食饴，多饮酒，大忌。

凡水及酒，照见人影动者，不可饮之。

【注释】① 苍耳：指干及炮制的鲜苍耳。为菊科苍耳属植物苍耳或蒙古苍耳带总苞的果实，有毒，有祛风的功能。

② 饮酒大忌灸腹背：《千金要方》作"食生菜、饮酒莫灸腹"。

③ 肠结：两肠燥结。肠，指大小肠。《金匮要略直解》："毋灸大醉人，此灸家必避忌也。"

④ 卧秫稻穰：秫，指高粱；稻，指稻米。二者泛指稻草之类。《外台》上有"不可"二字，无"秫"字。俞本"秫"作"禾"。

⑤ 凡水：《外台》作"饮水浆"。

⑥ 照见人影动者：《外台》作"不见影者"，当是。

【白话解】饮酒时，吃生苍耳，会令人心痛。

夏天醉酒后大汗出，不能用冷水洗澡，也不能扇扇子，否则就会立即生病。

饮酒后最忌艾灸腹部和背部，会使人胃肠燥结。

醉酒后不宜多吃食物，容易使人发寒热病。

饮酒又吃猪肉，并且睡在稻草中，容易发生黄疸。

吃饴糖，又大量饮酒，这是大忌。

凡是饮水和酒，照不见人影动的，不能饮用。

【解析】苍耳，即枲耳，又名胡菜、卷耳、喝起草。酒性纯阳，苍耳苦温有毒，苦先入心，故喝了酒又食生苍耳，酒能托引苍耳毒性危害心脏，使人发心痛。夏季天热醉酒大汗，不要洗冷水澡，否则易患黄汗病，因"黄汗之为病……以汗出入水中浴，水从汗孔入得之"；或者任性地扇风取凉，即成漏风病，正如《素问·风论》所云"饮酒中风，则为漏风。……漏风之状，或多汗，常不可单衣，食则汗出，甚则身汗，喘息恶风，衣常濡，口干善渴，不能劳事"，可参。腹部多募穴，乃经气结聚之处，背部多腧穴，是经气转输之处，酒性热而畅血行，灸用苦辛温之艾，能通十二经，利气血，故饮酒后血热妄行，此时再灸腹背经穴，火力虽微，内攻有力。两阳相熏灼，热燥留结肠胃，则令人肠结，甚者可致阴虚阳亢、精神错乱。醉后已经大伤肝气，不要再吃得太饱了，以免肝胆之气肆行，木来侮土，损伤脾胃，导致发热恶寒等病证发作。饮酒时吃猪肉，饱醉之后睡卧在高粱和稻草中，腠理开而湿热内入脾胃，浸淫血分，瘀热以行，导致周身发黄。吃大甘之饴糖，又饮酒过多，湿热易留恋中焦，或生呕闷满冒诸症，当大忌，所谓"酒家忌甘"是也。此与《伤寒论》17条所云"若酒客病，不可与桂枝汤，得之则呕，以酒客不喜甘故也"理相似。无论是水或酒，如照见人影，人没有动而影自摇动的，是这人已经有病，毒气流溢而发生错觉，其理与杯弓蛇影相似，不能再饮酒了。

【原文】醋合酪食之，令人血瘕。

【注释】血瘕：瘕属积聚的气分病，肿块时聚时散，疼痛转移不定。血瘕则又波及血分，据本条则与大酸伤肝而血溢有关。

【白话解】醋与酪一同食用的话，会令人发生血瘕病。

【解析】醋主酸敛，乳酪黏滞，两者合食必然伤肝，血注不畅而作血瘕，《备急千金要方》云："食甜酪竟，即食大酢者，变作血瘕及尿血。"可知血瘕与大酸伤肝而血溢有关。

【原文】食白米粥，勿食生苍耳，成走疰。
食甜粥已，食盐即吐。

【注释】① 白米：《千金要方》作"甜"。

② 勿食生苍耳：《千金要方》作"复以苍耳甲下之"。

③ 走疰：中医病证名，也称流注。外邪随血流窜，随处可生脓肿的一种病证。

④ 甜粥已：《肘后》作"甜瓜竟"。

⑤ 食盐：《高注金匮要略》："食盐非指咸豉、咸菜。盖谓整块食盐及盐汤也。"《金匮要略直解》："甘者令人中满，食甜物必泥于膈上，随食以盐，得咸则涌泄也。"

⑥ 即吐：《肘后》作"成霍乱"。

【白话解】吃白米粥时不要吃生苍耳，否则容易得流注。
吃完甜粥，再吃盐，就会发生呕吐。

【解析】白米粥甘温，气薄味淡，淡渗利小便；生苍耳茎叶苦辛微寒，有搜风之功。经络虚损招引邪气，反致走注疼痛。甜稀粥令人中满而恋膈，若又食以过量的盐，咸则涌泄，可能立即发生呕吐。

【原文】犀角箸搅饮食，沫出及浇地坟起者，食之杀人。

【注释】① 犀角箸：指用犀牛角制成的筷子。箸，底本作"筋"，当为"筯"之形讹，据赵本改。

② 浇地坟起者：指把食物倒在地上，便像煮沸似地喷出气体。《金匮要略今释》："是毒质与土化合生气之故。"

【白话解】用犀角制作的筷子搅拌食物，出现白色的泡沫，或者把食物倒在地上起白沫的，食之对人体有害。

【解析】本条论述毒物的鉴别法。如果用犀角筷子捣饮食，便产生白色泡沫，是筋欲化毒之象。或者将饮食倒在地上，好像煮沸似地喷起很高，说明这饮食里有毒质，吃了会伤害人体。此系古代鉴别饮食中毒的一种方法，可供参考。

【原文】饮食中毒烦满治之方

苦参三两　苦酒一升半

上二味，煮三沸，三上、三下，服之，吐食出即差。或以水煮亦得。

又方

犀角汤亦佳。

【注释】① 饮：《肘后》、《千金要方》上有"治"字。

② 烦满：《肘后》作"鱼肉菜等"；《千金要方》作"烦懑"，懑，闷也。

③ 苦参：为豆科槐属植物苦参的根，有清热利水的功能。现代实验研究显示，苦参对治疗中毒引起的心律失常有效。

④ 三两：《千金要方》下有"㕮咀"二字。

⑤ 苦酒一升半：《肘后》作"以苦酒一升"，《千金要方》作"以酒二升半"。

⑥ 三上、三下：指煮沸三次。《高注金匮要略》："三上火而令沸扬，三下火而令滚落之煮法。"《千金要方》无此四字，《肘

后》作"煎三五沸"。

⑦ 服：《肘后》作"去滓服"，《千金要方》作"顿服"。

⑧ 犀角汤：《肘后》作"或取煮犀角汁一升"。犀角为犀科犀牛属动物印度犀、爪哇犀、苏门犀等的角，有清热定惊、凉血解毒的作用。《医宗金鉴》："中毒烦满，毒在胃中，犀角解胃中毒。"

【白话解】饮食中毒出现心烦胸满症状，救治的方法：用苦参、苦酒这两味药，煮沸三次。上火三次，下火三次，服用之后，吐出食物，病就好了。或者用水煮也可以。

另一种方法：用犀角汤，效果也很好。

【解析】饮食中毒，热则烦，毒则胀闷而满，酸苦涌泄，故用苦参之苦，苦酒之酸以治之。醋能"杀鱼肉菜及诸虫毒气"，本为"措置食毒"之佳品，故苦参、苦酒合用以涌泄烦满、解热消胀，可除饮食中毒。关于本方配及"三上、三下"的煎煮法，高学山有较中肯的分析，谓："毒性多热，故烦；毒气多胀，故满。苦参寒能清热，苦酒酸能敛胀，故煮服之。然妙在三上火而令沸扬，三下火而令滚落之煮法。盖三上则浮冒之性已成，三下则留恋之情自在。服之是使先留恋于胃，而后浮冒以涌出之，故吐食而差也"（《高注金匮要略》）。可参。犀角为犀之精华所聚，为足阳明清胃解毒之要药。胃为水谷之海，饮食药物必先入胃，故犀角能解胃中诸毒。

【原文】贪食食多不消心腹坚满痛治之方

盐一升　水三升

上二味，煮令盐消，分三服，当吐出食，便差。

【注释】① 心腹坚满痛：由于贪食过多，难以运化，食积在胃。外症见脘腹坚硬，内症觉胀满而疼痛。

② 盐：有软坚、解毒及涌吐的作用。

【白话解】由于贪食，进食过多，食积不消，出现脘腹坚硬、胀满疼痛的，救治的方法为：用盐和水这两味同煮，使盐溶化。分三次服用，吐出食物，就会好了。

【解析】本条论述食积在胃的治方。食盐咸寒微辛，李时珍谓："吐药用之者，咸引水聚也，能收豆腐与此同义。"以食盐涌泄之功，吐出宿食，故食多不消而心腹坚满痛者，一吐便瘥。

【原文】矾石，生入腹，破人心肝，亦禁水。

【注释】① 矾石：又称明矾、白矾，为硫酸盐类明矾石属矿物明矾石经加工提炼而成的结晶。多为外用。内服则刺激胃黏膜而引起反射性呕吐。

② 生入腹……亦禁水：《高注金匮要略》："'生入腹'谓干吞生矾入腹，'禁水'言亦且禁服矾水也。"

【白话解】生矾石吞入腹中，损伤人的心肝，亦禁服矾水。

【解析】本条论述矾石不可服。生明矾酸涩寒，若干吞入腹，其刺激性很强，大大损伤心肝之气，同时，亦禁服矾水，因矾水伤耗人体津液，于健康不利。

【原文】商陆，以水服，杀人。

葶苈子傅头疮，药成入脑，杀人。

水银入人耳及六畜等，皆死。以金银着耳边，水银则吐。

苦楝无子者，杀人。

【注释】① 葶苈子傅头疮：葶苈子内服可泻肺行水，外用能祛邪解毒，故可敷头疮。傅，通"敷"，涂也。

② 水银：为自然元素类液态矿物自然汞，主要从辰砂矿经加工提炼制成。有大毒，不宜内服。少量外用有攻毒杀虫的功效，但不可过量或久用。《医宗金鉴》："水银大毒，入耳则沉经坠结，皆能死人。"

③ 苦楝：为楝科楝属植物楝的果实。苦寒，有毒，理气杀虫。《金匮要略直解》："苦楝有雌雄两种。雄者无子，根赤有毒，服之使人吐不能止，时有至死者。雌者有子，根白微毒，可入药用。"

【白话解】商陆用水送服，会危及性命。

葶苈子外用可以敷头疮，如果药进入脑，会危及生命。

水银进入人耳或者动物六畜体内，皆可致死。可取金银在耳边，水银就会出来。

没有籽的苦楝，能毒死人。

【解析】《本草纲目·商陆》引恭曰："此有赤白二种，白者入药用，赤者见鬼神，甚有毒。"李时珍亦曰："商陆，昔人亦种之为蔬，取白根及紫色者擘破，作畦栽之，亦可种子。根苗茎并可洗蒸食，或用灰汁煮过亦良，服丹砂、乳石人食之尤利。其赤与黄色者有毒，不可食"（《本草纲目·草部第十七卷》）。商陆苦寒，沉降下行，专于行水，功同大戟、甘遂，故脾虚水肿者忌用，煎水吃多了，可引起中毒，甚至死亡。葶苈子固然可以外用敷疮，但是性能下走，如头上生疮敷葶苈子，等药气到达时，疮毒有进入脑内，妨害生命的可能，宜慎用。水银进入耳里，或者六畜吃了，因其中毒，都可导致死亡，但若及时把金银首饰放在耳边，犹磁石之引针，可以把水银吸引出来。苦楝，其实名金铃子，古人认为，苦楝子结子实的，其毒性大，更易中毒，如苏恭曰："此物有两种，有雄有雌，雄者根赤，无子，有毒，服之多使人吐不能止，时有至死者，雌者根白，有子，微毒，用当取雌者。"意即当用结实的苦楝树白色根皮作药用，毒性较小。

【原文】凡诸毒，多是假毒以投，无知时，宜煮甘草荠苨汁饮之，通除诸毒药。

【注释】① 假毒以投：言人假（借）以毒药投食里而杀人。

② 无知：《肘后》、《外台》作"不知"。

【白话解】凡是各种中毒，多是在不知不觉中中毒的，可以用甘草荠苨煮汁饮服，可通治各种中毒。

【解析】一般饮食物，不会引起中毒，如果中毒，多是人为，即趁食者不知，投毒药于食物中所致。如发现中毒，但又不知所受何毒时，便可将甘草和荠苨煮汁服用，因两物为通治诸毒之药，可消除一切禽兽鱼虫、果实菜谷的中毒反应。

参 考 文 献

［1］ 王庆国，刘燕华．金匮要略诠解．北京：人民卫生出版社，2013.

［2］ 任应秋，孙燕．金匮要略语译．2 版．北京：中国中医药出版社，2019.

［3］ 宋俊生．《金匮要略》方循证医学研究．北京：中国中医药出版社，2017.

［4］ 范永升，姜德友．金匮要略．北京：中国中医药出版社，2016.

方剂索引